"十三五"
规划教材

"十三五"高等教育医药院校规划教材/多媒体融合创新教材

供临床医学类、护理学类（含助产）、医学技术类、预防医学、检验医学、药学等专业使用

预防医学

YUFANG YIXUE

主编 ◎ 王颖芳　李宏彬

U0340552

郑州大学出版社

郑　州

图书在版编目(CIP)数据

预防医学/王颖芳,李宏彬主编. —郑州:郑州大学
出版社,2018.1
ISBN 978-7-5645-4983-1

Ⅰ.①预… Ⅱ.①王…②李… Ⅲ.①预防医学
Ⅳ.①R1

中国版本图书馆 CIP 数据核字(2017)第 277548 号

郑州大学出版社出版发行

郑州市大学路 40 号	邮政编码:450052
出版人:张功员	发行电话:0371-66966070

全国新华书店经销

河南龙华印务有限公司印制

开本:850 mm×1 168 mm　1/16

印张:17

字数:414 千字

版次:2018 年 1 月第 1 版	印次:2018 年 1 月第 1 次印刷

书号:ISBN 978-7-5645-4983-1　　　　定价:37.00 元

作者名单

主　编　王颖芳　李宏彬
副主编　白雪飞　李海斌
编　委　（按姓氏笔画排序）
　　　　王鹏飞　王颖芳　白雪飞
　　　　任静朝　刘晓蕙　李玉春
　　　　李宏彬　李海斌　席金彦

"十三五"高等教育医药院校规划教材/多媒体融合创新教材

建设单位

（以单位名称首字拼音排序）

安徽医科大学	济宁医学院
安徽中医药大学	嘉应学院
蚌埠医学院	井冈山大学
承德医学院	九江学院
大理学院	南华大学
赣南医学院	平顶山学院
广东医科大学	山西医科大学
广州医科大学	陕西中医药大学
贵阳中医学院	邵阳学院
贵州医科大学	泰山医学院
桂林医学院	西安医学院
河南大学	新乡医学院
河南大学民生学院	新乡医学院三全学院
河南广播电视大学	徐州医科大学
河南科技大学	许昌学院医学院
河南理工大学	延安大学
河南中医药大学	延边大学
湖南医药学院	右江民族医学院
黄河科技学院	郑州大学
江汉大学	郑州工业应用技术学院
吉林医药学院	

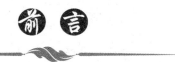

前言

　　为了进一步推动高等院校医药卫生类专业教学改革与发展,积极探索创新教学模式,根据医药高等院校护理及相关医学专业人才培养要求,使学生明确学习预防医学的目的、了解预防医学与其他医学学科的关系,树立预防为主的思想,给今后实施预防医学服务奠定基础,我们组织全国20余所优秀医学院校编写了这本《预防医学》,供全国卫生高职院校医药卫生类专业使用。本版教材以环境对人群健康的影响、人群健康研究的流行病学方法、疾病的预防保健策略与措施为主线,强化了预防医学的基础理论、基本知识和基本技能,注重教材的整体优化及编写的标准化、规范化,内容更加强调贴近教学、贴近工作,力求做到能力培养与素质提高为一体,使学生对预防医学有一个整体概念,毕业后能将所学的预防医学知识应用于本专业工作中去。本教材是护理及相关医学专业的专业课之一,课程的总任务是使学生树立正确的健康观,具有预防为主的卫生观念,学会基本的疾病与健康统计方法及人群健康研究方法。

　　本书除绪论外,按照预防医学工作性质类别分为15章。绪论重点阐述了预防医学的概念、特点及研究内容、医学模式和健康观、疾病的三级预防、预防医学的现状及发展方向;在环境与健康篇章里主要包括环境与健康的概述、生活环境与健康、生产环境与健康、食品卫生与健康、社会环境与健康、学校卫生与健康、医院环境与健康等内容,阐述了环境与健康的关系;在人群健康研究的流行病学方法篇章里主要包括描述性研究、分析性研究、实验性研究、病因及其推断方法,阐述了常用的流行病学研究和病因推断的方法;在预防保健策略与措施篇章里主要包括预防保健策略、社区卫生服务和临床预防保健、疾病的预防控制及健康教育等内容,阐述了疾病预防控制与公共卫生服务。教材在内容上注重教师教学的方便性和学生学习的实用性,每一章节除主要内容外均设置有学习目标和问题分析与能力提升,将重点、难点和考点均一一呈现,方便教师教学和学生自学。

　　在教材的编写过程中,得到了各编者所在院校及郑州大学出版社的大力支持和帮助,在此表示衷心的感谢。此外,本教材在内容上参考了有关教材和专著的部分资料和图表,在此一并表示衷心的感谢。

　　由于编者水平有限,本教材在内容上难免有不妥和疏漏之处,恳请广大师生和读者批评指正。

编者

2018 年 1 月

目 录

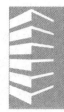

绪 论

学习目标

1. 掌握预防医学的定义、特点和疾病的三级预防策略。
2. 熟悉医学模式和健康观。
3. 了解预防医学的现状和发展方向。

第一节 概 述

（一）预防医学的定义

预防医学（preventive medicine）是一门医学应用学科，它以个体和确定的群体为研究对象，应用生物医学、环境医学和社会医学的理论，宏观与微观相结合，研究疾病的发生、分布及影响因素，并制定疾病预防策略和措施，旨在保护、促进和维护健康，预防疾病、失能和早逝。

与预防医学密切相关的学科是公共卫生（public health），二者常作为同义词伴随出现，交叉使用。公共卫生学倡导者美国耶鲁大学教授温斯洛（Winslow）在20世纪20年代提出公共卫生学的定义："公共卫生是通过有组织的社会的努力，来改善环境、控制感染、进行健康教育、规范医疗，从而达到预防疾病、促进健康目的的一门科学与艺术。"

（二）预防医学的分支和研究内容

1. 预防医学的分支　根据《中华人民共和国学科分类与代码国家标准》（GB/T 13745—2009），预防医学与公共卫生学为一级学科，其二级学科包括：营养学、毒理学、消毒学、流行病学、传染病学、媒介生物控制学、环境医学、职业病学、地方病学、热带医学、社会医学、卫生检验学、食品卫生学、儿少与学校卫生学、妇幼卫生学、环境卫生学、劳动卫生学、放射卫生学、卫生工程学、卫生经济学、卫生统计学、优生学、健康促进与健康教育学、卫生管理学、预防医学与公共卫生学其他学科。本书主要就环境与健康的关系（包括生活环境与健康、生产环境与健康、食品卫生与健康、社会环境与健康、学校卫生与健康及医院环境与健康）、人群健康研究的流行病学研究方法、预防保健

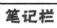

策略与措施几方面对预防医学进行阐述。

2. 预防医学的研究内容　预防医学研究的核心内容是通过疾病监测及对健康行为、社区和环境的改善来预防和管理疾病、伤害和其他健康状态。最终目的是通过健康教育、立法、服务管理、科学研究等预防将要发生的或重新出现的健康问题。

（1）研究环境因素对人群健康的影响　研究生活环境,包括空气、饮用水、住宅环境与土壤环境等与健康的关系;职业有害因素,如生产性粉尘、毒物、职业物理因素等与健康的关系;食品卫生与健康的关系;社会环境因素,如社会因素、心理因素、行为因素等与健康的关系;学校卫生,包括学习环境、营养、锻炼等与健康的关系;医院环境,包括医院环境、医院护理防护等与健康的关系等。

（2）研究人群中疾病和健康状态分布及其影响因素　利用流行病学的方法,如观察性研究、实验性研究和理论性研究等,分析人群中疾病和健康状态的分布及影响因素,了解疾病谱、死亡谱的分布及变化规律,从而制定预防疾病、促进健康的策略和措施。

（3）制定预防疾病、促进健康的策略和措施　根据存在的人群疾病和健康状态的问题,提出针对疾病和健康状态的预防保健的策略和措施,并进一步探讨卫生保健与疾病防治的组织和管理办法。

（三）预防医学的特点

预防医学是医学的一个重要组成部分,它不同于临床医学,主要特点为:①研究对象包括个体及确定的群体,主要着眼于健康者和无症状患者;②研究方法注重宏观与微观相结合;③研究重点是影响疾病或健康状态的因素与健康的关系;④采用的策略措施有积极的预防作用,较临床有更大的人群健康收益。

第二节　医学模式和健康观

一、医学模式

医学模式(medical modle)是指人类在与疾病做斗争和认识自身生命过程中得出的对医学本质的概括和对医学总的看法,是人们考虑和研究医学问题时所遵循的总的原则和总的出发点,即是人们从总体上认识健康和疾病及相互转化的哲学观点。医学模式又称医学观,包括健康观、疾病观、诊断观及治疗观等。医学模式在医学的发展进程中大体经历了四种医学模式。

1. 神灵主义的医学模式　神灵主义医学模式是远古时代的医学模式。由于当时的生产力水平极为低下,人们认知水平有限,人们认为世间的一切是由超自然的神灵主宰,疾病乃是神灵的惩罚或者是妖魔鬼怪附身。人们治疗疾病的手段依赖于祈祷神灵的保佑或宽恕,或依赖巫术驱凶祛邪以求免除疾病。这种把人类的健康与疾病,生与死都归之于无所不在的神灵,就是人类早期的健康与疾病观,即神灵主义医学模式。

2. 自然哲学的医学模式　于公元前3000年左右出现,随着社会生产的发展,人类逐渐认识自然现象,开始认识到人体的物质基础和疾病的客观属性,并努力用自然主义的观点解释疾病的病因、病机,并且积累了大量有药理作用的动植物、矿物治疗疾病的经验,这就是经验主义的医学模式——自然哲学的医学模式。以古代中医提出的"天人合一"的思想及古希腊希波克拉底等人提出的"体液学说"等为代表。这一模式的哲学观以朴素的唯物论、整体观和心身一元论为基础。

3.生物医学模式 公元十四、十五世纪后,西方文艺复兴运动极大地促进了医学科学的发展。哈维(Harvey)创立了血液循环说并建立了实验生理学的基础,魏尔啸(Virchow)创立了细胞病理学,摩尔根尼(Morgani)的关于疾病的器官定位的研究等一系列成果奠定了现代医学的基石。科学的研究方式为现代医学认识疾病的发生、发展机制提供了有力的工具,对整个医学的发展有过重大贡献,标志着生物医学模式的建立。人们开始运用生物与医学联系的观点认识健康与疾病,人们认为健康是宿主(人体)、环境与病因三者之间的动态平衡,这种平衡被破坏便发生疾病。这种以维持动态平衡的医学观所形成的医学模式,即生物医学模式。

生物医学模式对医学的发展和人类健康事业产生了巨大的推动作用,为人类的健康事业做出了伟大贡献。但生物医学模式使心身二元论和机械唯物论的哲学观成为主导,只注重人的生物学指标的测量,忽视了疾病与健康的相对性及人的生物、心理、社会诸因素间的联系及相互影响。它认为任何疾病(包括精神病)都能用生物机制的紊乱来解释,都可以在器官、组织和生物大分子上找到形态、结构和生物指标的特定变化。

4.生物-心理-社会医学模式 1977年美国罗彻斯特大学医学院精神病学和内科教授恩格尔(Engel. GL)在《科学》杂志上发表了题为《需要新的医学模式——对生物医学的挑战》的文章,批评了生物医学模式"还原论"和"心身二元论"的局限,指出这个模式不能解释并解决所有的医学问题,并提出了一个新的医学模式,即生物-心理-社会医学模式。他指出:生物医学模式关注导致疾病的生物化学因素,而忽视社会、心理的维度,是一个简化的、近似的观点。为理解疾病的决定因素,以及达到合理的治疗和卫生保健模式,医学模式必须考虑到患者、患者生活在其中的环境及医生的作用和卫生保健制度。这一模式既考虑了患者发病的生物学因素,又考虑了有关的心理因素及环境和社会因素。

二、健康观

健康观指人们对健康的看法。传统人们对于健康的理解仅为没有疾病,牛津英语大词典对健康的定义则是:处于没有疾病与伤害的状态。1946年,世界卫生组织(World Health Organization,WHO)提出:健康不仅是躯体没有疾病,还要具备心理健康、良好的社会适应能力和有道德。所以,现代健康观是指一个人在身体、精神、社会、道德等方面都处于良好的状态。

现代健康观指什么?

健康包括两个主要内容:一是主要脏器无疾病,身体形态发育良好,体形均匀,人体各系统具有良好的生理功能,有较强的身体活动能力和劳动能力,这是对健康最基本的要求;二是对疾病的抵抗能力较强,能够适应环境变化,各种生理刺激及致病因素对身体的作用。

健康决定因素指决定个体和人群健康状态的因素。1974年,加拿大卫生与福利部前部长Mare Lalonde提出影响健康的主要因素包括四大类:生物学因素、行为和生活方式、环境因素及卫生医疗服务。

1.生物学因素　如遗传因素和婴幼儿发育状态。据调查,目前全国出生婴儿缺陷总发生率为13.7%,其中严重智力低下者每年有200万人。遗传还与糖尿病、高血压、肿瘤等疾病的发生有关。良好健康的人生早期阶段(包括围产期和婴幼儿期)是将来健康的基础。低出生体重儿除了免疫系统发育不成熟,更容易患各种传染病外,将来患慢性病如糖尿病的概率也较高。

健康决定因素有哪些?

2.行为和生活方式　不良行为和生活方式会直接或间接给健康带来不利影响。近年来,由于不良行为和生活方式导致慢性非传染性疾病及性病、艾滋病的发病率迅速上升。如不合理饮食、缺乏体育锻炼、吸烟、酗酒和滥用药物等与糖尿病、高血压、肺癌、结肠癌、缺血性心脏病、性传播疾病等均有关。

3.环境因素　人体健康受自然环境和社会环境的影响。保持自然环境与人类的和谐,对维护、促进健康有着十分重要的意义。良好的社会环境包括社会制度、经济、文化、法律、教育等,是健康的保障。有研究表明收入和社会地位是重要的健康影响因素。在一个繁荣和社会福利公平的社会,人们健康水平普遍偏高。文化背景和社会支持网络也会潜移默化地影响人们的健康。就业和工作条件对健康的影响也是显而易见的。失业明显与不良健康有关。职业环境中的物理、化学、生物等有害因素是影响健康的重要因素。除社会环境、生产环境外,家庭环境也是一个影响健康的重要组成部分。家庭环境中的建筑材料的安全性及家庭关系是否和谐都会影响健康。

4.卫生医疗服务　指社会卫生医疗设施和制度的完善状况。健全的卫生机构、完备的服务网络、公平合理的卫生资源配置、保证卫生服务的可及性对人群健康有着重要的促进作用。

第三节　三级预防策略

人的健康问题的出现是从接触健康危险因素、机体逐渐发生病理变化,最后导致临床疾病发生和发展的过程。根据健康决定因素的特点和疾病发生发展过程,把预防策略按等级分类,称为三级预防策略。

一、一级预防

三级预防中哪级预防是最根本的?

一级预防(primary prevention)又称初级预防或病因预防,主要是针对致病因素(或危险因素)采取的措施,即在致病因素(或危险因素)尚没有侵入前采取的预防措施,通过减少致病因素(或危险因素),防止或减少疾病的发生,是预防疾病的发生和消灭疾病的根本措施,又称根本性预防。一级预防采取的措施主要包括针对健康个体的措施和针对公众的社会措施。

(一)个体措施

1.健康教育　积极开展健康教育工作,尤其要加强对社区广大群众进行健康教育,大力宣传健康对人们的重大意义,普及卫生知识,把健康教育融入社区医疗保健工作之中,以提高广大社区人群的自我保健意识和技能。注重合理营养和体育锻炼,同时创造良好的工作和生活条件,指导群众从少年儿童开始培养良好的行为习惯,推广健康的生活方式。

2. 健康筛查　定期开展适当的健康筛查工作,筛查危险因素,保护高危人群。健康筛查也包括婚前检查,禁止近亲结婚。

3. 健康咨询　密切关注从儿童期到老年期不同年龄阶段人群的健康状况,针对个体发育过程不同阶段以个人给予相应的健康指导。

4. 卫生保健　做好妊娠期和儿童期的卫生保健。

5. 预防接种　有组织、有计划地按照正规的预防接种方案进行预防接种,提高人群免疫水平,预防疾病。

6. 化学预防　某些疾病的高危个体服用药物来预防疾病的发生。

(二)公众措施

公众措施主要指针对公众健康所采取的社会和环境措施,包括社会措施和环境措施。

1. 社会措施

(1)制定法律法规　制定和执行各种与健康有关的法律及规章制度,提出有益于人群健康的公共政策。

(2)健康教育　利用各种媒体对公众开展健康教育,提高公众健康意识。

2. 环境措施

(1)环境保护　对空气、土壤和水的环境保护措施。

(2)饮用水安全措施　提供安全、清洁的饮用水。

(3)食品安全　保障公众摄入安全的食品。

(4)公共场所修建　如在小区中修建健身器材、公众体育场所等。

从某种意义讲,一级预防是真正的预防,是最积极、最主动的预防。

二、二级预防

二级预防(secondary prevention)又称"三早"预防,即早发现、早诊断、早治疗,它是发病期所进行的阻止病程进展、防止蔓延或减缓发展的主要措施,以获得良好的预后并防止复发。"三早"预防的重点是早期发现疾病。早期发现疾病的手段包括普查、筛检、定期健康检查、高危人群重点项目检查和设立专科门诊等。达到"三早"预防的根本办法是宣传教育,提高医务人员诊断水平和建立真实、可靠的疾病监测系统。对于传染病除"三早"预防外,还应包括早报告、早隔离,共"五早"。二级预防采取的措施主要包括:

1. 普查　在人群中为了某种特定的健康目的而专门组织的一次性的全面调查。

2. 筛检　运用快速简便的实验检查或其他手段,从表面健康的人群中去发现那些未被识别的可疑患者或有缺陷者。

3. 定期健康检查　定期对居民进行健康调查,指导居民按社区医护人员的要求进行健康的自我评定,提高居民早期识别疾病的能力,尽早发现异常者。

4. 高危人群重点项目检查　高危人群是指社会上的一些具有某种危险性高的特征(多指疾病)的人群组合,而这种疾病不仅包括生理上的,也包括心理上的。高危人群重点项目检查指对接触危险因素的高危人群进行危险因素相关的重点项目检查。如针对铅作业工人建立健康监护档案,进行血铅、尿铅水平等的测定,防止铅中毒。

5. 健康教育宣传、健康指导 积极开展健康教育宣传工作,对可能患有疾病的人,指导其及时就诊,接受咨询和治疗。卫生人员要定期进行家庭访问,提供相应的指导和必要的干预,教会家庭成员观察病情。

6. 临床治疗 设立专科门诊,提高医务人员诊断水平,给予疾病患者及时有效的药物和心理治疗及护理,尽可能缩短住院时间,使患者尽早地返回家庭和社会。

7. 疾病监测 建立真实、可靠的疾病监测系统。

二级预防主要是指征性预防干预(indicated preventive interventions),服务的对象是具有疾病的早期表现或具有疾病危险因素,但尚不符合诊断标准的个体。二级预防所施行的早发现、早诊断及早治疗对于某些可逆转、停止或延迟发展的疾病的转归尤为重要。如在残疾形成和发展过程中限制(或逆转)由残损所造成的残疾,即防止残损发展为残疾。如为防止智力残疾而对新生儿采取的各类筛查及对某些人群的筛查均属于此范围。二级预防是防残中不可缺少的措施。

三、三级预防

三级预防(tertiary prevention)主要为对症治疗,即采取及时有效的治疗措施,防止病情恶化,减少疾病的不良作用,防止复发转移,预防并发症和伤残;对已丧失劳动力或残废者通过康复医疗,促进其身心方面早日康复,使其恢复劳动力,病而不残或残而不废,保存其创造经济价值和社会劳动价值的能力。

三级预防对哪种疾病显得格外重要?

1. 防止恶化 使患者在家庭和社会生活中能继续得到治疗,督促患者按时按量服药和接受治疗,帮助患者创造良好的治疗和生活环境,增强患者接受治疗的依从性,配合治疗和康复工作。在医护过程中要尽可能防止或减轻病残的发生,使患者最大限度恢复心理和社会功能,为此必须采取各种有效措施减少后遗症及并发症。

2. 积极康复 对患者进行各种康复训练,结合进行健康教育和疾病咨询等,使患者早日恢复家庭生活和回归社会。指导并协助家庭成员为患者制订生活计划,努力解决患者的健康问题和日常生活中的实际困难。

3. 妥善管理 包括康复之家、患者公寓和患者的医疗护理文件等的管理,努力减轻医院及家庭负担。同时,结合工作中获得的信息,分析社区服务对象的健康问题,制定出比较完善的社区医疗、护理、管理内容及相关制度,使整个社区的患者都能得到良好的服务。

三级预防是指积极康复及防止残疾向残障转变。对致残则是尽力使其不发展成重度或极重度致残。康复训练,是防残工作中不可缺少的,对于各类残疾人都是非常必须的,这需要多方通力协作,需要社会保障,应由医生、护士、特教教师、康复工作者及家庭的参与。

其实,对于不同类型的疾病有不同的三级预防策略,但大多数疾病无论致病因子是否明确都应采取一级预防,如对一些病因未明疾病包括克山病、大骨节病等的一级预防。而对于肿瘤一级预防和二级预防都很重要。而针对那些慢性非传染性疾病如心脑血管疾病则除采取一级预防外还应兼顾二级、三级预防。综上所述,疾病的三级预防策略简要概括如表1。

表1　三级预防策略

分级	阶段	措施
一级预防	病因	在致病因子还没有进入环境之前就采取预防性措施
二级预防	临床前期	非传染病:"三早"(早发现、早诊断、早治疗) 传染病:"五早"(早发现、早诊断、早治疗、早报告、早隔离)
三级预防	临床期	及时、有效的治疗和康复措施

2002年,曾光主编的《现代流行病学》一书中还提出零级预防,又称病源预防,即把预防工作的关口前移,比一级预防更为提前,从源头抓起。通过政府制定政策、措施,防止疾病源头进入国家,进入社会,防止公共卫生突发事件的因子出现。

第四节　预防医学的现状及发展方向

一、预防医学的现状

(一)预防为主

现代预防医学大致经历了3个阶段:个体预防阶段、群体预防阶段和社会预防阶段。

1. 个体预防阶段　也称经验预防阶段,是预防医学的初级阶段,此时的社会发展水平较低,预防措施多针对个人。个体预防的优点:①医患双方都能够积极参与;②不干扰非高危人群;③具有现成的组织;④在有些情况下,个体预防策略成本效益好;⑤危险效益比高。缺点:①把预防变成了治疗;②取得的效应逐渐减弱,成功是暂时的;③对控制整个人群的健康问题贡献小。

2. 群体预防阶段　也称实验预防医学阶段,是疾病预防的一种策略,与个体预防相对应,简称"群防"。群体预防(colony prevention)是指包括健康人在内的整个人群的疾病预防。工业革命以后,自然科学的发展推动了医学科学的发展,也为预防医学的发展提供了理论基础和实验手段。同时,由于生产的进一步社会化,城市人口大量增加,造成职业病、传染病剧增,人们在与传染病的斗争中,逐渐认识到群体预防的重要性,从而完成了从个体预防向群体预防的转变。群体预防主要通过改善社会环境、消除潜在危险因素等方式,达到保持健康、预防疾病的目标。群体预防的优点:①群体预防策略具有根本性;②群体预防策略是强有力的;③群体预防策略具有适宜性。缺点:①群体预防策略的可接受性问题;②群体预防策略的可行性问题;③群体预防策略的成本和安全性问题。

3. 社会预防阶段　也称社会及人类预防阶段,是通过制定和执行适当的公共政策和社会政策,发展经济,完善制度与文化,组织和管理社会,避免和解决社会问题,从而减少疾病的发生。20世纪下半叶以来,人类疾病谱发生了明显变化,影响人类健康的主要疾病由传染病转变为心脑血管疾病、恶性肿瘤和糖尿病等非传染性疾病。另外,伤害包括意外伤害如交通事故、溺水、中毒等;故意伤害如自杀、战争等问题逐渐突出。人类的健康观念也发生了重大改变,从"健康就是无病"转变为"不但身体无病还要有健全的心理状态和良好的社会适应能力",疾病的预防也从而向着社会预防为主的方向转变。

（二）预防医学的模式逐渐转变

预防医学的研究模式随着疾病模式的转变和相关基础科学的发展而逐渐转变。现代医学模式已从单纯的生物医学模式向生物-心理-社会医学模式转变。预防医学作为医学的一个重要分支，其研究模式也发生了重要转变。现代预防医学不仅研究人的生物属性，更要研究人的社会属性，除关注生物因素对人群健康的影响，更要关注各种社会、心理因素对人群健康的影响。

（三）研究范围更加广泛

随着预防医学的发展，现代预防医学研究的范围更为广泛，不但包括预防传染病、寄生虫病和地方病，还包括预防职业病、伤害和慢性非传染性疾病，并开展对环境、饮水、食品、药品等各项卫生监督工作。预防医学的研究领域日益拓展，研究方法不断发展完善，循证医学的观念深入人心。

（四）预防医学所取得的主要成就

预防医学对保护全世界人民健康做出了不可磨灭的贡献，如在全世界范围内消灭天花，推广计划免疫和扩大免疫计划等。由于预防疾病发生或终止、减缓了可预防疾病的费用支出，从而提高了社会生产力。所以，预防医学无论对于个人或社会都有重要的社会和经济效益。预防医学在我国卫生工作中取得的主要成就有以下两个方面。

1. 人民健康水平不断提高 在新中国成立前，瘟疫流行、战乱不断、到处饥荒，人群健康状况极差，人均期望寿命仅仅 35 岁。新中国成立后，认真贯彻了"预防为主"的卫生工作方针，制定并执行了一系列卫生法律、法规、条例、标准和管理办法。通过改善环境、提高食物和饮用水安全保障、消毒隔离、免疫接种、检疫监测等综合性的预防措施，我国在疾病预防控制方面取得了举世瞩目的成就。20 世纪 60 年代初期第一个宣布消灭天花，比世界范围灭绝天花提前了 16 年；消灭野毒株引起的麻痹型脊髓灰质炎已得到证实；有效控制了鼠疫、古典生物型霍乱、黑热病、回归热、斑疹伤寒等严重危害人民健康的传染病；疟疾、血吸虫病、丝虫病等地方病已得到基本控制。婴儿死亡率或人口期望寿命等已基本达到发达国家水平。婴儿死亡率也由新中国成立前的20% 下降到 2016 年的 0.75%。2016 年，我国人均预期寿命已达到 76.34 岁。

2. 卫生服务体系逐渐完善 我国各级医疗卫生机构都有了巨大的发展，卫生管理机构和人员队伍已具一定规模。国家、省、市、区、县不同级别的疾病预防控制中心和卫生监督所相继建立。全国范围的卫生服务体系——三级医疗预防保健网络已基本形成。三级医疗预防保健网指城乡医疗预防保健机构，及按照各自功能构建的医疗、预防、保健服务网络。在城市为街道卫生院、区、市医院三级医疗预防保健网，在农村为县、乡、村三级医疗预防保健网。

（五）预防医学面临的挑战

随着社会的发展和人类对健康的要求逐渐提高，经济发展带来的环境污染，生活水平提高、饮食无节制造成的人体营养过剩，生存压力、工作压力增大，生活节奏加快带来一系列心理卫生问题等，现代预防医学也面临着前所未有的挑战。

1. 传染性疾病 由于生物自身的变异，自然、社会环境的变化及人类行为生活方式的改变，传染病总体发病有上升趋势，传染病仍然严重威胁人民群众生命健康。

（1）新的传染病不断出现 20 世纪 70 年代以来，全球新发传染病近 40 种。艾滋病和埃博拉病毒病病死率高,危害非常严重。O139 霍乱和大肠杆菌 O157：H7 感染在全球多个地区造成了大规模的暴发、流行。2017 年 5 月 17 日,世界卫生组织发布了《2017 世界卫生统计报告》(World Health Statistics 2017)。报告中指出,2015 年估计全球有 210 万人新感染了人类免疫缺陷病毒(human immunodeficiency virus,HIV),又称为艾滋病病毒,110 万人死于 HIV 相关疾病。到 2015 年底,估计全球共有 3 670 万人感染了 HIV,其中非洲地区最为严重,15 ~ 49 岁人群约 4.4% 感染了 HIV。

(2)传染病的再燃　许多已得到有效控制的传染病如结核、霍乱、鼠疫和性传播疾病,又死灰复燃。20 世纪中期以来,结核病疫情不断出现,在全世界呈现失控态势。1993 年世界卫生组织就宣布"全球进入结核病紧急状态"。世界卫生组织发布的《2017 世界卫生统计报告》指出,全球估计有 1 040 万新发结核病例和 140 万结核死亡病例。2015 年,我国的结核发病率为 67/10 万。

(3)常见和多发的传染病　目前,常见和多发的传染病仍然是危害我国人民健康的主要原因之一,如感染性腹泻、霍乱、病毒性肝炎、流行性感冒、疟疾等。我国仅乙型肝炎携带者就达到 1 亿以上。世界卫生组织发布的《2017 世界卫生统计报告》指出,2015 年全球估计有 2.12 亿例疟疾病例,发病率为 94/1 000。2015 年,估计有 2.57 亿人感染乙型肝炎病毒(hepatitis B virus,HBV),7 100 万人感染丙型肝炎病毒(hepatitis C virus,HCV)。全球估计有 130 万人死于肝炎,包括急性肝炎和肝炎所致的肝硬化及肝癌所导致的死亡。

2. 慢性非传染性疾病　慢性非传染性疾病威胁加重,对非传染性疾病的研究和防治是预防医学面临的又一难题。随着人口老龄化、人群危险行为生活方式频率增加,慢性非传染性疾病已成为危害人群健康的主要原因。不良生活方式如吸烟、酗酒等导致严重的健康问题,已成为人类死亡最重要的原因之一。2015 年,估计有 4 000 万人死于非传染性疾病,占据总死亡人数(5 600 万)的 70%。主要有四大疾病所致:心血管疾病,1 770 万人死亡(占所有非传染性疾病的 45%);癌症,880 万人死亡(占所有非传染性疾病的 22%);慢性呼吸系统疾病,390 万人死亡(占所有非传染性疾病的 10%);糖尿病,160 万人死亡(占所有非传染性疾病的 4%)。2015 年,我国 30 ~ 70 岁人群死于脑血管疾病、恶性肿瘤、糖尿病和慢性呼吸系统疾病的可能性为 18.1%。

3. 伤害　意外伤害和故意伤害的发生率均不断上升。

(1)意外伤害　意外伤害如交通事故、溺水、中毒等事故频发。道路交通伤害是 15 ~ 29 岁人群死亡的主要原因。2000—2013 年,全球道路交通所致死亡率增加了约 13%。2013 年,全球约有 125 万人死于道路交通伤害。2015 年,我国道路交通死亡率为 18.8/10 万。2015 年,约有 108 000 人死亡是因意外中毒造成的,常发生在 5 岁以下儿童和 ≥60 岁的人群,男性高于女性。在高收入国家,主要为一氧化碳、药品、家用清洁品和个人护理产品。在低收入和中等收入国家,农药、煤油、一氧化碳和家用化学品是常见的中毒原因。2015 年,我国归因于意外中毒的死亡率为 1.6/10 万。

(2)故意伤害　故意伤害如虐待、自杀、他杀、战争等问题也逐渐突出。虐待妇女、儿童也是伤害主要组成部分。最新估计显示,全球约 1/4(23%)成人在儿童期遭受过身体虐待,约有 1/3(35%)的女性经历过来自于伴侣或非伴侣的身体虐待/性暴力。2015 年,全球约有 80 万人死于自杀,成为伤害所致死亡的第二大死因,仅次于道路交通伤害。男性自杀死亡的发生率高于女性。2015 年,我国自杀死亡率为 10/10

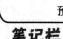

万。2015年,估计有468 000起谋杀,4/5的凶杀案受害者为男性。2015年,我国凶杀死亡率为0.9/10万。

4.环境恶化　全球范围内的空气、水、食物等都正在遭受严重的污染,环境恶化日益严重。随着经济快速发展,导致能源和资源过度消耗,生态环境已超过负荷,全球范围的能源危机正逐渐加重。不可持续的发展和不负责任的能源利用破坏了环境,导致气候变化,威胁人类健康。如全球气候变暖、海平面上升、洪水、风暴、干旱等极端天气越来越频繁。气候变化增加了疾病发生和传播的机会,灾害过后往往会伴随疫情出现。如洪涝灾害后,感染性腹泻往往会大幅增加。2014年,92%的世界人口所在地的空气质量未达到世界卫生组织空气质量标准。2012年,城市和农村地区的室外空气污染造成了约300万人死亡,87%发生在低收入和中等收入国家。此外,约有30亿人仍然使用固体燃料(即农作物废料、木材、木炭、煤炭等)在室内进行取暖和烹饪。2012年,这种室内空气污染造成了全球430万人死亡。妇女和儿童暴露于室内空气污染时患病风险高,占此类污染所致死亡的60%。2015年,我国归因于室内和大气污染的死亡率为161.1/10万。

5.人口老龄化问题　人口老龄化是指人口生育率降低和人均寿命延长导致的总人口中因年轻人口数量减少、年长人口数量增加而导致的老年人口比例相应增长的动态变化。人口老龄化包含两个含义:①指老年人口相对增多,在总人口中所占比例不断上升;②指社会人口结构呈现老年状态,进入老龄化社会。国际上通常认为,当一个国家或地区60岁以上老年人口占人口总数超过10%,或65岁以上老年人口占人口总数超过7%,即意味着这个国家或地区的人口处于老龄化社会。据统计,我国2015年60岁及以上人口达到2.22亿,占总人口的16.15%。预计到2020年,老年人口将达到2.48亿,老龄化水平达到17.17%,其中80岁以上老年人口将达到3 067万人;到2025年,60岁以上人口将达到3亿,我国将成为超老年型国家。老年人口的增多导致许多慢性非传染性疾病、心理疾病、跌倒摔伤及一些传染病随之增加。人口老龄化带来的问题日趋严重,预防老年性疾病,促进老年人的健康已成为当务之急。

6.食品安全　食源性疾病是致病因子通过摄食进入人体所导致的疾病,通常伴有感染或中毒。近年来,食源性疾病屡屡出现,对人类健康造成严重的危害,使人民的财产造成巨大损失。随着三聚氰胺事件、瘦肉精事件、苏丹红事件等的影响,食品安全越来越受到政府和民众的重视,中国食品安全仍面临严峻的考验。

7.医院感染　随着医学的发展,医疗活动中侵入性操作越来越多,如泌尿系导管、动静脉插管、气管切开、气管插管等,在诊治疾病的同时,可能会把外界的微生物带入体内,从而造成感染。为疾病治疗的需要,大量使用激素或免疫抑制剂,放化疗后,患者自身免疫下降成为易感者。抗生素的大量开发和使用,使患者体内正常菌群失调,耐药菌株增加,感染机会增多。随着医疗技术的进步,患者的生存时间延长,住院患者中老年患者、慢性疾病、恶性疾病所占比例增加,这些患者抵抗感染能力很低,导致医院感染机会增加。我国医院感染的发生率为10%左右,其中无法避免的内源性感染大约占30%,外源性感染大约占70%。

二、预防医学的发展方向

1.建立健全信息网络　随着信息时代的到来,计算机与通信技术的广泛应用,正

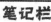

改变着科学研究和人们的生活、工作方式。医学信息网络的建立,使个人、医疗机构与国际上相关的医疗研究机构能够进行快速联网,为世界范围的文献检索、疫情通报查询、信息交流、远程会诊和专题讨论等提供了极大的方便,促进了预防医学的发展。

2. 精准预防　近年来,分子生物学和生物信息学得到了突飞猛进的发展,与预防医学的结合越来越紧密,开辟了疾病控制的新途径。分子生物学是在分子水平上研究生命现象的科学。通过研究生物大分子的结构、功能和生物合成等方面来阐明各种生命现象的本质。生物信息学是研究生物信息的采集、处理、存储、传播、分析和解释等各方面的学科,是生命科学和计算机科学相结合形成的一门新学科。在分子生物学和生物信息学迅猛发展的前提下精准医疗的概念被提出,以 2015 年 1 月 20 日,美国总统奥巴马在国情咨文中提出"精准医学计划"为精准医疗的开端。精准医疗是以个人基因组信息为基础,结合蛋白质组、代谢组等相关内环境信息,为患者量身设计出最佳治疗方案,以期达到治疗效果最大化和副作用最小化的一门医疗定制模式。精准预防是在疾病发生之前,利用生物信息学和分子生物学检测技术分析个体基因信息,预测个体患病风险以及未来的健康趋势,在疾病未发病之前做好预防。

3. 多学科综合,微观与宏观并重　人体是一个非常复杂的开放性系统,人类对疾病的易感性取决于遗传因素和环境因素。且在复杂多变的自然环境和社会环境影响下,健康受到多层次多因素的影响,由单一学科已经很难揭示疾病的病因和发病机制,需要预防医学与基础医学和临床医学的紧密结合。预防疾病、促进健康也不能停留在割裂的微观研究和笼统的语言描述上,宏观的综合研究和分析仍至关重要。人类对许多疾病的认识,往往先由流行病学研究发现其危险因素,然后由基础医学阐明其作用机制,最后在临床实践中得到证实。在这个过程中,预防医学、基础医学和临床医学的研究往往交替进行,相互交融、相互促进。研究方法上则是微观与宏观并重,推动着预防医学全面发展。

4. 防病与保健相结合　预防医学的研究已不局限于疾病的预防,而是以增加体质、提高生命质量和人口素质为主,更加重视促进健康、提高生命质量和延长寿命,因此食品与营养卫生学和环境医学的研究在预防医学研究中占有重要地位。由于工业的迅速发展,环境污染日益严重,导致呼吸系统疾病、恶性肿瘤等发病率提高,先天性畸形发生率上升。因此,研究环境变化对人群健康的影响及其预防策略,是一个重要的课题。此外,随着生活水平的提高,人们的行为生活方式的改变,导致糖尿病、心脑血管疾病等慢性非传染性疾病发病率逐年增高,进行适当的健康教育,指导人们健康的行为生活方式势在必行。

5. 向社会预防为主的方向发展　要实现"人人享有卫生保健"的目标,必须使医学更加社会化,让全社会都把健康作为社会目标和人的基本权利。目前,许多疾病单靠医学预防仍然无能为力,社会预防能起到至关重要的作用。我国开展的爱国卫生运动,实际上就是贯彻"大卫生"观念和医学预防走向社会预防的具体行动。

预防医学是医学的重要分支,在预防控制疾病,保护人民健康方面起到了举足轻重的作用。该学科应用现代医学技术手段研究人体健康与环境因素之间的关系,制定疾病防制策略与措施,以达到预防控制疾病,保障人民健康,延长人类寿命的目的。现代预防医学的研究范围越来越广泛,研究手段越来越先进,并逐渐向着社会化、国际化、多元化的方向发展。随着医学模式的转变,该学科日益彰显出其在医学科学中地位的重要性。

问题分析与能力提升

一、选择题

1. 预防医学相比临床医学,其学科特点说法不正确的是 （　）
   A. 研究对象包括个体及确定的群体   B. 注重宏观与微观相结合
   C. 较临床有更大的人群健康受益   D. 研究重点是疾病的治疗

2. 第一级预防是 （　）
   A. 病因预防   B. 指征性干预
   C. 对症治疗   D. 病源预防

3. 以生物医学为概念框架、以身心一元论为基本的指导思想,既考虑了患者发病的生物学因素,又考虑了有关的心理因素及环境和社会因素的医学模式是 （　）
   A. 神灵主义的医学模式   B. 自然哲学的医学模式
   C. 生物医学模式   D. 生物-心理-社会医学模式

4. 低出生体重儿免疫低,更容易患各种传染病,这种影响健康的因素属于 （　）
   A. 生物学因素   B. 行为和生活方式
   C. 环境因素   D. 卫生医疗服务

5. 疾病从发生到结局(死亡或痊愈等)的全过程称为 （　）
   A. 疾病自然史   B. 健康疾病连续带
   C. 疾病谱   D. 疾病的分布

6. "三早"预防属于 （　）
   A. 一级预防   B. 二级预防
   C. 三级预防   D. 零级预防

7. 通过制定和执行适当的公共政策和社会政策,发展经济,完善制度与文化,组织和管理社会,避免和解决社会问题,从而减少疾病的发生属于现代预防医学的哪个阶段 （　）
   A. 个体预防阶段   B. 群体预防阶段
   C. 社会预防阶段   D. 实验预防医学阶段

8. 国际上通常认为,当一个国家或地区60岁以上老年人口占人口总数超过10%,或65岁以上老年人口占人口总数超过(　　　),即意味着这个国家或地区的人口处于老龄化社会
   A. 5%   B. 6%
   C. 7%   D. 8%

9. 我国在20世纪60年代初期第一个宣布消灭(　　　),比世界范围提前了16年
   A. 霍乱   B. 天花
   C. 鼠疫   D. 脊髓灰质炎

二、问答题

1. 简述医学模式的发展进程。
2. 简述三级预防策略和采取的相应措施。
3. 预防医学面临的挑战有哪些?
4. 简述现代预防医学经历了哪几个阶段。
5. 简述预防医学的发展方向。

（河南科技大学　王颖芳）

环境与健康概述

学习目标

1.掌握环境的概念和分类、环境的构成因素;环境污染的概念、种类和来源;环境污染对健康的危害。

2.熟悉人与环境的关系、环境污染物的迁移与自净、环境污染物对健康危害的影响因素。

3.了解环境污染的控制策略。

第一节 人与环境的关系

环境是人类赖以生存的物质基础。人和环境之间始终保持着紧密的联系,既相互对立、相互依存又相互转化,形成对立统一的整体。当这种动态平衡关系被打破时,即会对环境带来如全球气候变暖、臭氧层破坏、酸雨、生物多样性锐减等全球性环境问题,也会对人体健康造成严重危害。

一、环境及其构成因素

(一)环境的概念与分类

1. 环境的概念 环境(environment)是指以人为主体的外部空间,是地球表面的物质和现象与人类发生相互作用的各种自然及社会要素构成的统一体。具体来说,人类的环境是指围绕于地球上的人类空间及其中可以直接、间接影响人类生活和发展的各种物质因素及社会因素的总体。

2. 环境的分类 环境是一个非常复杂的体系,其分类方法较多,常用的分类方法有两种。一是按照环境要素的属性及特征,将人类的环境分为自然环境、人为环境和社会环境。自然环境是指天然形成的,在人类出现之前已经存在的各种事物,包括大气圈、水圈、土壤岩石圈和生物圈。人为环境是指经过人类加工改造,改变其原有面貌、结构特征的物质环境,如教学楼、图书馆、体育馆等。社会环境是指在人类通过长期有意识的社会劳动所创造的环境,由政治、经济、文化、教育、人口、风俗习惯等构成。二是按照人类对环境的影响程度,将其分为原生环境和次生环境。原生环境是指天然形成的未受或少受人为因素影响的环境,如原始森林。次生环境是在指人类活动影响下形成的环境,如长城、故宫、龙门石窟等。无论是原生环境还是次生环境都存在大量对人体健康有益的因素和对人体健康有害的因素。

(二)环境的构成因素

1.生物因素　环境中的生物因素包括动物、植物、昆虫、微生物和寄生虫等。其中与人类健康关系密切的生物因素主要有微生物、寄生虫和原虫等。在正常情况下,空气、水和土壤中均存在大量生物因素,对维持生态系统平衡具有重要作用,但当环境中生物种群发生异常变化或受到生物性污染时,这些生物因素可对人体健康造成直接、间接或潜在的危害。例如,2014 年 2 月西非暴发大规模埃博拉病毒疫情,截至 2014 年 12 月 17 日,世界卫生组织发表的数据显示受埃博拉出血热疫情肆虐的利比里亚、塞拉利昂和几内亚等西非三国的感染病例(包括疑似病例)已达 19 031 人,其中死亡人数达到 7 373 人。因此,生物性污染仍然是环境卫生学领域不可忽视的问题之一。

2.化学因素　空气、水、土壤中含有各种无机和有机化学物质,其成分复杂、种类繁多。许多化学物质含量适宜时对人类生存和维持机体健康必不可少。但由于自然或人为的一些原因,可使空气、水、土壤和食物中的化学成分发生变化,超过机体承受的限度时,即可对人类健康造成危害。例如,湖南省浏阳市镇头镇双桥村长期被湘和化工厂污染,致使 2009 年该地区发生镉污染中毒事件,导致 2 人死亡,181 人不同程度中毒。

现在人们研究较多的是环境内分泌干扰物(environmental endocrine disruptors,EEDs)和持久性有机污染物(persistent organic pollutants,POPs)。

3.物理因素　环境中的物理因素主要包括气温、气湿、气流、热辐射、噪声、振动、非电离辐射和电离辐射等。其中前四种物理因素组成室内小气候。非电离辐射是指量子能量<12 eV 的电磁辐射不足以引起生物体电离,包括紫外线、可见光、红外线、射频辐射(高频电磁场和微波)以及激光等。电离辐射是指能使受作用物质发生电离现象,包括 X 射线、γ 射线、α 粒子、β 粒子和中子(n)等。适宜的物理因素对人类生活和健康是有益的。但如果机体过高或过低强度接触物理因素可能会受到健康损害。

4.社会因素　社会因素是指社会环境的各种构成要素,主要包括政治体制、经济状况、文化教育、科学技术、卫生服务、生活方式、风俗习惯等一系列与生产力和生产关系有密切联系的因素。社会因素对机体健康的影响既可以是有益的也可以是有害的,如地中海地区的居民习惯每天喝适量红酒对机体健康是有益的,医疗条件差对机体健康是有害的。

二、生态系统与生态平衡

(一)生态系统

生态系统(ecosystem)是指在一定空间范围内,由生物群落及其环境组成,借助于物质循环(生物群落与无机环境间进行的各种物质循环)、能量流动(能量输入、传递和丧失)和信息传递(物理信息、化学信息和行为信息)所联结的稳态系统。生态系统的范围可大可小,相互交错,最大的生态系统是生物圈,最为复杂的生态系统是热带雨林生态系统。

生态系统由四部分组成,分别是无机环境、生产者、消费者和分解者。

1. 无机环境　无机环境(inorganic environment)是指生态系统的非生物组成部分,包括阳光、空气、水、岩石、无机盐和有机质等。无机环境是生物不可缺少的物质基础,提供了绝大多数生态系统的直接能量。

2. 生产者　生产者(producer)主要是各种绿色植物,也包括化能合成细菌和光合细菌,它们均是自养生物。生产者能利用简单的无机物合成有机物,不仅供给自身的生长发育,也为其他生物提供物质和能量。

3. 消费者　消费者(consumer)包括几乎所有动物和部分微生物(主要是真菌),属于异养生物,需要通过捕食和寄生关系传递能量。以生产者为食的消费者称为初级消费者,以初级消费者为食的称为次级消费者,其后还有三级消费者和四级消费者,人是高级消费者。

4. 分解者　分解者(decomposer)主要是各种细菌和真菌,属于异养生物。分解者可将生态系统中无生命的复杂有机质如尸体、粪便等分解成水、二氧化碳和铵盐等可被生产者重新利用的无机物质,从而完成物质循环。

(二)生态平衡

生态平衡(ecological equilibrium)是指在一定时间内,生态系统中生物和环境之间、生物种群之间通过能量流动、物质循环和信息传递彼此达到高度适应、协调统一的状态。生态平衡是生物生存、繁衍正常进行的基础。当自然灾害和不适当人类活动导致生态系统失衡时将会给包括人类在内的生物界带来一系列危害。

(三)生物圈

生物圈(biosphere)是指地球上所有生命物质及其生存环境的整体。其范围包括海平面以下约 12 km 深度和海平面以上约 10 km 高度。但绝大多数生物通常生存于海平面以下和陆地以上各约 100 m 厚的范围。

生物圈中的各种生物通过食物链、食物网彼此联系。生态系统中一种生物被另一种生物所食,后者再被第三种生物所食,彼此以食物连接起来的链锁关系称为食物链(food chain)。食物链上的每一个环节或各生物的位置称为营养级。生态系统中食物关系错综复杂,多条食物链相互交织,彼此形成的网状结构称为食物网(food web)。复杂的食物网是维持生态系统稳定的重要条件。

食物链可影响环境中的物质转移和蓄积。大部分环境污染物被生物体吸收后,在酶的催化下进行分解,成为毒性降低的小分子物质,易于排出体外。少部分重金属和难分解的有机化学物可在生物体内蓄积,使生物体内的浓度远远高于其在环境中的浓度,这种作用称为生物富集(bioconcentration)作用。生物放大(biological magnification)作用是指在自然界不能降解或难降解的化学物质沿食物链在生物体之间转移和蓄积,使高位营养级生物体内浓度高于低位营养级生物体内浓度的现象。

三、人与环境的辩证统一关系

早在两千多年前就有人提出"天人合一"、"人与日月相应,与天地相参"的观点,指出人与自然的辨证统一关系,人与自然应和谐共处。但由于客观环境的多样性、复杂性以及人类特有的改造和利用环境的主观能动性,使环境和人体呈现出极其复杂的关系。

1.人与环境在物质上的统一性　人体和外界环境中各种物质都是由化学元素所组成。人体通过新陈代谢与外界环境不断进行物质循环、能量流动与信息传递,使得机体的结构组分与环境的物质成分保持着动态平衡,成为不可分割的统一体。人类通过不断从环境中摄入某些元素以满足自身生存、繁衍的需要。英国地球化学家Hamilton 分析 220 名英国人血液与地壳中化学元素的含量,发现六十多种化学元素在两者之间存在着明显的丰度相关,说明人与环境之间存在高度的物质统一性。

2.人对环境的适应性　在人类长期进化发展过程中,各种环境条件是经常变动的。当环境条件变化在一定限度时,人体通过长期发展过程中形成的正常生理调节能力适应环境的变化。但环境条件变化超出人体正常生理调节限度时,则可能引起机体某些结构和功能异常,甚至出现病理性改变。例如,人体受到热应激时体内出现热应激蛋白表达水平升高,使机体热适应能力增强。人类的行为特征、形态结构和生理功能即是机体长期适应周围环境变化的结果。

3.人与环境的相互作用　人类在适应环境变化的同时又充分利用环境中有利因素,避免不利因素,主动改造环境,为自身的生存创造更加适宜的环境条件,这就是人类与其他生物的本质区别。人类在适应和改造环境的过程中形成自身的遗传学特征。但在相同的环境暴露条件下,个体反应的性质和强度各不相同。科学家提出环境基因组计划(environmental genome project,EGP),该计划着重研究环境暴露与疾病的相互影响,主要目标就是要鉴定对环境因素应答基因中有重要功能基因的多态性并确定其在环境暴露致病危险度上的差异。目前初步确定的环境应答基因(environmental response gene)包括:外来化合物在生物体内代谢和解毒基因、激素代谢基因、受体基因、DNA 修复基因、细胞周期相关基因、细胞死亡的控制基因、参与免疫和感染反应的基因、参与营养的基因、参与氧化过程的基因及信号转导有关的基因等。基因多态性(gene polymorphism)是指处于随机婚配的群体中,同一基因位点可存在两种以上的基因型。基因多态性的存在决定了个体对疾病的易感性不同。

4.环境因素对健康影响的双重性　环境中存在许多对人体健康有利和不利的因素。而且大量研究发现,针对某一种环境因素而言,机体暴露的剂量不同,对健康的影响既有有利的也有有害的。例如,必需微量元素,机体摄入量适宜对健康有利,机体过高或过低摄入则可引起中毒或缺乏。此外,近来的研究发现,即使传统意义上有毒的物质,在极低剂量时也会对机体产生有益效应,这就是毒物兴奋效应(Hormesis 效应)。例如,较大量的长期饮酒可增加食管癌、肝硬化和肝癌的危险性,而少量饮酒可减少冠心病和脑卒中的发生。

第二节　环境污染及其对健康的危害

随着经济的发展、城市不断扩建和人群的集聚,人类生存的环境发生了巨大的变化。人类在充分利用自然资源,创造新的生存环境的同时,又将生产、生活活动中产生的废弃物排入环境,导致环境质量下降甚至恶化。因此,保护环境、防治污染刻不容缓。

一、环境污染与环境污染物

环境污染(environmental pollution)是指由于自然或人为原因引起环境中某种物质超过环境的自净能力,造成环境质量下降,破坏生态平衡,对人类健康产生直接、间接或潜在的有害影响。严重的环境污染称为公害(public nuisance)。环境污染物(environmental pollutant)是指进入环境后使环境的正常组成和性质发生变化,直接或间接有害于人类与其他生物的物质。

(一)环境污染物的来源

1.生产性污染 生产性污染来源于工业性污染和农业性污染。工业性污染即废气、废水、废渣,又称为"工业性三废"。农业性污染主要指的是各类农药(杀虫剂、杀菌剂、除草剂、植物生长调节剂等)和化肥。生产性污染一般属于有组织排放,虽然污染物量大、成分复杂、毒性强,但相对较容易治理。

2.生活性污染 生活性污染现已成为城市污染的主要来源,主要指的是生活污水、生活垃圾、人畜粪便即"生活性三废"。其中生活污水引起的水体富营养化已成为研究的重点。生活性污染一般属于无组织排放,虽然污染物成分相对简单、毒性相对较低,但治理较难。

3.其他污染 随着全球经济的迅猛发展,交通运输工具所产生的尾气、噪声及振动已成为城市环境污染物的主要来源。此外,电子废弃物俗称"电子垃圾",主要包括家用电器、电脑、通信设备、办公设备等电子科技淘汰品,其造成的环境污染严重威胁着人类健康。电子垃圾在拆解过程中排出大量有毒重金属和有机化合物,导致空气、水体和土壤的重金属含量严重超标,机体患皮肤系统、神经系统、呼吸系统和消化系统等疾病。

(二)环境污染物的分类

环境污染物按其形态可分为气体污染物、液体污染物和固体污染物;按其性质可分为化学污染物、物理污染物和生物污染物;按其进入环境后理化性质是否改变,可分为一次污染物(primary pollutant)和二次污染物(secondary pollutant)。一次污染物又称"原生污染物",是指从污染源直接排入环境未发生变化的污染物;二次污染物又称"继发性污染物",是指排入环境的一次污染物在物理、化学或生物学作用下发生变化,或与其他物质发生反应而形成的新污染物。

二、环境污染物的转归

(一)环境污染物的迁移

污染物迁移(transport of pollutant)是指污染物在环境中发生空间位置的相对移动过程。污染物一经排放,先进入一种环境介质,通过自然界的水循环、食物链和食物网,迁移到其他环境介质。

空气中污染物的迁移主要通过扩散和对流两种方式,也可经沉降和降水进入水体

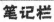

和土壤;水中污染物的迁移主要通过扩散、弥散和水体流动,也可通过浇灌和径流、饮用进入土壤和生物体;土壤中污染物的迁移主要借助水在土壤颗粒空隙间的流动实现,也可通过吸收进入生物体;生物间污染物的迁移可通过食物链和食物网实现,在迁移过程中,污染物可在生物体内蓄积。

(二)环境污染物的转化

污染物转化(transformation of pollutant)是指污染物在环境中通过物理、化学和生物学作用改变其形态或转变为另一种物质的过程。各种污染物的转化过程取决于自身的物理化学性质和环境条件。

污染物的物理转化主要通过挥发、凝聚及放射性元素的衰变等作用完成。如二氧化硫由气态转化为液态硫酸或固态硫酸盐。污染物的化学转化主要通过水解、化合、氧化还原等作用来实现。如在氧化条件下三价铬可转化变为六价铬。污染物的生物转化主要通过生物相应酶系统的催化作用。如硫酸盐还原菌可使土壤中的硫酸盐还原为硫化氢气体进入大气。

环境中大部分污染物通过转化分解成无害或危害较小的简单化合物,少部分污染物可转化为毒性更大的新污染物。如无机汞在厌氧菌作用下发生甲基化生成毒性更大的甲基汞。

迁移和转化关系密切,迁移为转化提供环境条件,转化为新的迁移途径提供基础。

三、环境污染物对健康损害的影响因素

环境污染物对健康损害受到诸多因素的影响,概括为环境污染物的化学结构与理化性质、暴露条件(暴露剂量、暴露时间、环境条件)、环境污染物的联合作用和个体易感性。

(一)环境污染物的化学结构与理化性质

环境污染物的化学结构不同,决定了其进入机体发生的代谢转化类型不同,可能参与和干扰的生化过程不同,导致其毒作用性质和毒效应大小也不相同。例如,在氯代饱和烃类化合物中,氯取代氢原子越多肝毒性越大,$CCl_4 > CHCl_3 > CH_2Cl_2 > CH_3Cl > CH_4$。环境污染物的理化性质可影响其吸收、分布、代谢和排泄,还可影响靶部位浓度,以致影响污染物的毒作用性质和毒效应大小。例如,刺激性气体中二氧化硫较易溶于水,主要作用于上呼吸道,引起上呼吸道黏膜损害;而二氧化氮水溶性较低,主要作用于下呼吸道,可到达肺泡,引起肺水肿。

(二)暴露条件

1. 暴露剂量 暴露(exposure)是指人体接触某一有害环境因素的过程。环境暴露是环境污染物对机体健康产生损害的先决条件。环境暴露水平(environmental exposure level)是指人群接触某一有害环境因素的浓度或剂量。环境暴露水平与环境污染物对机体健康损害效应的大小有关。暴露剂量(exposure dose)分为外暴露剂量、内暴露剂量和生物有效剂量。

(1)外暴露剂量 外暴露剂量(external exposure dose)是指人群接触的环境介质中某种环境因素的浓度或含量,即环境暴露剂量。分为人群暴露剂量和个体暴露剂量。人群暴露剂量在测量时,依据调查研究计划和要求在不同环境暴露区域进行不同

时间或空间的抽样测量,基于实测结果计算出平均值,该值为人群暴露剂量。但是由于个人活动、饮食习惯和环境条件不同,用这种抽样测量常常很难精确地估计个体暴露剂量。因此在进行个体暴露剂量测量时,采用个体空气采样器能较精确地估计个体空气污染物的暴露量。而且,通过分析个体多种途径的暴露量也可估计个体的总暴露量。

(2)内暴露剂量 内暴露剂量(internal exposure dose)是指在过去一段时间内机体已吸收入体内的污染物的量。可通过测定生物材料(血液、尿液、唾液等)中某污染物或其代谢产物的含量来确定。例如,血液中汞的含量代表汞的暴露剂量。内暴露剂量不仅能真实地反映机体多种途径暴露的总水平,而且还能避免由外暴露剂量估计暴露水平时吸收率的个体差异性的影响。因此,内暴露剂量与其产生的效应间有较好的关联性。

(3)生物有效剂量 生物有效剂量(biologically effective dose)是指环境污染物经吸收、代谢活化、转运,最终到达器官、组织、细胞、亚细胞或分子等靶部位或替代性靶部位的量。例如,多环芳烃和芳香胺等化学物的活化产物与DNA或血红蛋白形成的加合物的含量。生物有效剂量与环境污染物的有害效应直接相关,但样品的采集和检测方法比较困难。

2. 暴露时间 环境污染物的暴露可以是一次短时间的,也可以是多次长时间的甚至是无限期持续性的。通常情况下,环境污染物的暴露是较低剂量下的重复暴露。重复暴露的时间包括暴露频度和暴露持续期两个因素。

许多环境污染物可在体内蓄积,蓄积量的大小受摄入量、生物半衰期和作用时间三个因素的影响。当摄入量、作用时间恒定不变时,生物半衰期越长的环境污染物越容易在体内发生蓄积。除此之外,从理论上讲,环境污染物进入机体经历六个生物半衰期后,在体内最大可能的蓄积量趋于稳定,此后,摄入量与排出量趋于平衡。

3. 环境条件 气温、气湿、气压、季节或昼夜节律等环境条件发生改变可以影响环境污染物的吸收、代谢或毒性。例如,引起代谢增加的化学物如五氯酚在8 ℃毒性最低,而引起体温下降的化学物如氯丙嗪在8 ℃时毒性最高;给予大鼠苯巴比妥的睡眠时间春季最长,秋季最短。

(三)环境污染物的联合作用

环境污染物是多样的,每一种环境污染物可经不同途径进入机体,多种环境污染物存在于环境中,往往是两种或两种以上通过不同途径进入并综合作用于机体,呈现十分复杂的交互作用。联合作用(combined effect)是指两种或两种以上的环境污染物同时或短期内先后作用于机体所产生的综合作用。联合作用可分为五种类型:

1. 相加作用 相加作用(additive effect)是指多种化合物作用于机体,如果在化学结构上为同系物,或其毒作用的靶器官相同,则其对机体产生的总效应等于各个化合物单独效应的总和。例如,多氯联苯和二噁英的联合毒性,多呈相加作用。

2. 独立作用 独立作用(independent effect)是指多种化合物作用于机体,由于其各自作用的受体、部位、靶细胞或靶器官等不同,所产生的生物学效应彼此互不干扰,表现出各自的毒效应。例如,铅作业工人在暴露于铅的同时往往还暴露于镉,铅主要损害神经系统、消化系统和血液系统,而镉主要损害肾和骨骼,它们的联合作用表现为独立作用。

3. 协同作用　协同作用(synergistic effect)是指多种化合物作用于机体,其产生的总效应大于各个化合物单独效应的总和。例如,四氯化碳与乙醇都是肝毒物,同时暴露于这两种化合物的肝毒性明显大于二者单独暴露所致肝毒性之和。

4. 增强作用　增强作用(potentiation)是指一种化合物对某器官或系统并无毒性,但与另一种化合物同时或先后暴露时使其毒效应增强。例如,异丙醇本身对肝无毒,但当其与肝毒物四氯化碳同时作用于机体时,可使四氯化碳的肝毒性比其单独作用更强。

5. 拮抗作用　拮抗作用(antagonism)是指多种化合物作用于机体,其产生的总效应低于各个化合物单独效应的总和。其作用机制可能是功能拮抗、化学拮抗、受体拮抗和配置拮抗。例如,治疗有机磷农药中毒的阿托品,实际就是有机磷化合物毒性的拮抗剂。

(四)个体易感性

在相同环境暴露条件下,人体对环境有害因素的反应强度及性质不同。依据反应强度从弱到强可分为五级:①环境污染物在体内负荷增加,但不引起生理功能和生化代谢的改变。②出现某些生理功能和生化代谢的改变,这些改变多为生理性代偿。③引起某些生理功能或生化代谢的异常改变,这些改变具有病理学意义,已能说明对健康产生不良影响。但是机体处于病理性代偿,无明显临床表现,可视为亚临床状态。④机体生理功能和生化代谢失调,出现临床表现,患临床性疾病。⑤出现严重损害,导致死亡。每一级别效应的人群占总体人群的比例是不同的。最严重的效应死亡所占的比例最小,最弱的效应生理负荷增加所占的比例最大。不同级别的效应在人群中的分布称为健康效应谱(health effects spectrum)。图形类似于金字塔,见图1-1。

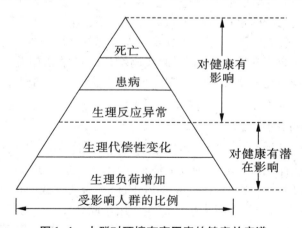

图1-1　人群对环境有害因素的健康效应谱

人群对环境有害因素的反应存在差异。通常把那些对环境有害因素反应更为敏感和强烈的人群(如婴幼儿、老人、孕妇等)称为易感人群(susceptible population)或敏感人群(sensitive population)。造成人群易感性差异的因素很多,包括遗传因素和非遗传因素。

1. 遗传因素　影响人群易感性的遗传因素主要包括性别、种族、遗传缺陷和环境应答基因多态性等。如女性对铅、苯等毒物的敏感性高于男性;有DNA损伤修复缺陷的群体对紫外线、烷化剂和某些致癌物的作用敏感性增高。

2.非遗传因素　影响人群易感性的非遗传因素主要包括年龄、健康状况、营养状态、生活习惯、心理状态等。不同年龄段的人群易感性差异较大。婴幼儿和老人对环境有害因素的作用具有更高的易感性。婴儿和老人肾小球滤过作用和肾小管分泌功能都较低,其结果是减少化合物从身体内排出,延长接触时间,易引起中毒。

四、环境污染对人体健康的影响

(一)环境污染对人体健康影响的特点

1.广泛性　环境污染对人体健康的影响既可危及一个地区人群,也可危及多个地区人群;既可使老、弱、病、残、孕、幼人群受累,也可使青壮年人群受累。

2.多样性　环境污染物对人体健康损害的类型是多样的。既可对人体产生急性危害,也可对人体产生慢性危害;既可对人体产生局部作用,也可对人体产生全身作用;既可对人体产生近期危害,也可对人体产生远期危害。

3.复杂性　环境中的污染物种类繁多,对人体健康的损害主要表现为联合作用。而且同一种环境污染物经不同途径进入人体首先损害的部位不同。除此之外,环境污染物对人体健康损害还受到暴露剂量、人群易感性和环境条件等因素影响。

4.长期性　人体往往是长期低剂量暴露于环境污染物,短时间内不易产生明显的健康问题,需要几年、十几年甚至几十年才表现出健康危害效应。

(二)环境污染对人体健康的危害

1.急性危害　急性危害(acute hazard)是指环境污染物在短时间内大量进入环境,可使暴露人群在较短时间内出现不良反应、急性中毒甚至死亡。主要包括三种类型:

(1)烟雾事件　世界上的发达国家,在工业化进程中,由于未重视环境保护,曾多次发生工业污染所致的烟雾事件。例如,英国多次发生的伦敦烟雾事件、美国和东京发生的光化学烟雾事件等。这些事件均可引起暴露者呼吸系统症状,心、肺疾病患者成为敏感人群。除此之外,研究发现烟雾事件的发生除了存在严重的大气污染之外,还同时存在不利于环境污染物扩散的气象条件或特殊的地形条件。

(2)过量排放和生产性事故　20世纪80年代以来,发展中国家工业化进程步伐加快,因工业设计上的不合理、生产负荷过重或事故性泄露有毒有害物质,导致污染区的居民发生急性中毒。

1)过量排放　因工业设计不合理或生产负荷过重导致 Cl_2、NH_3、H_2S、HF 和 CO 等有害物质进入大气,或废水中的农药、氟化物、铬化物和砷化物等排入地表水或地下水而引起人、畜急性中毒的事件屡有发生。例如,2009年2月,江苏省盐城市因自来水水源受到某化工厂大量排放的含酚类化合物废水污染,导致该城市近67 h大面积断水,20万市民生活受到影响。

2)生产事故　有毒有害的化工原料、中间产品、产品等在生产、储存和运输过程中由于意外事故而大量进入环境造成污染事件。例如,2015年8月12日天津港瑞海公司发生危险品仓库特别重大火灾爆炸事故,据调查瑞海公司危险货物集装箱堆场内共储存危险货物七大类、111种,共计11 383.79 t,其中数量大的有硝酸铵800 t,氰化钠 680.5 t,硝化棉、硝化棉溶液及硝基漆片 229.37 t。本次事故中爆炸总能量约为 450 t TNT 当量。而且从土壤和地下水环境污染情况看,事故中心区土壤和地下水受到严重污染,氰化物、砷等污染物明显超标。

(3)生物性污染　水体受到病原微生物污染,会使饮用者、接触者发生急性传染性疾病。例如,2003 年春季世界范围内的重症急性呼吸综合征(severe acute respiratory syndrome,SARS)大流行。

2. 慢性危害　慢性危害(chronic hazard)是指环境污染物以低浓度、长时间反复作用于人体所产生的危害。主要包括三种类型:

(1)非特异性损害　环境污染物对人体的慢性危害通常不是以某种典型的临床表现方式出现。较多的表现为暴露人群免疫力降低、常见疾病患病率和死亡率增加、人群感染性疾病患病率增高、儿童生长发育受到影响等。

(2)慢性疾患　环境污染物长期低剂量作用于人体可引起慢性疾病。例如,慢性阻塞性肺疾病(chronic obstructive pulmonary disease,COPD),包括慢性支气管炎和肺气肿,是以不完全可逆的气流受限为特征的疾病,与大气污染物长期作用和气象因素变化有关。

(3)持续性蓄积危害　环境中有些污染物进入人体后能在体内发生蓄积,当机体出现生理或病理变化时,这些污染物能从蓄积部位释放出来造成机体健康损害。能产生持续性蓄积危害的污染物主要有两类:一类是铅、镉、汞等重金属及其化合物,它们在体内的生物半衰期很长。另一类是脂溶性强、不易降解的有机化合物,能在环境中长期残留持久存在。这类有机化合物被称为持久性有机污染物(POPs)。

3. 致突变作用　遗传和变异是生物在世代繁衍中普遍存在的生命现象。遗传是保持生物种族特性的根本,变异是生物物种推陈出新的来源。污染物或其他环境因素引起生物体细胞遗传物质发生改变,而且这种改变可随细胞分裂过程传递给子代细胞,使其具有新的遗传特性,这种作用称为致突变作用(mutagenesis)。具有这种致突变作用的物质,称为致突变物(mutagens),又叫诱变剂。突变是致突变作用的结果,包括基因突变(gene mutation)和染色体畸变(chromosome aberration)。基因突变是指基因在结构上发生碱基对组成或排列顺序的改变。染色体畸变是指染色体发生数目或结构上的改变。环境污染物的致突变作用既可发生在生殖细胞,也可发生在体细胞。突变发生在生殖细胞除可以引起遗传病外,还可造成生殖毒性,表现为胚胎死亡、畸胎、胚胎功能不全及生长迟缓。突变发生在体细胞可引起肿瘤、衰老、动脉粥样硬化及畸形等。突变在致癌作用的引发和进展阶段均有作用。

4. 致癌作用　国家癌症中心、卫生部疾病预防控制局发布《2015 中国肿瘤登记年报》,提到每一分钟,全国有 6 人被诊断为恶性肿瘤,有 5 人死于癌症。人们一生中患癌概率为 22%。其中,肺癌、胃癌、肝癌成为发病与死亡率最高的癌症,而乳腺癌、结直肠癌、宫颈癌使女性健康受到威胁,这些高发癌症与不健康的生活方式息息相关。从中可以看出相对于种族和遗传因素,环境因素与肿瘤发生的关系越来越密切。有人认为 80% 以上的肿瘤发生与环境因素有关,肿瘤已是一种与环境因素相关的疾病。

国际癌症研究中心(International Agency for Research on Cancer,IARC)公布的《化学物对人类的致癌危险性综合评价》是迄今最为权威的评估化学物致癌性的资料,评价范围包括化学物、复杂混合物、职业暴露、物理和生物因素及生活方式等。2015 年

10 月,IARC 根据对人的致癌危险将已有资料报告的 985 种化学物分为四类:

1 类:对人类致癌(carcinogenic to humans),118 种。确证人类致癌物的要求是:①有设计严格、方法可靠、能排除混杂因素的流行病学调查;② 有剂量–反应关系;③另有调查资料验证或动物实验支持。

2A 类:对人类很可能致癌(probably carcinogenic to humans),75 种。此类致癌物对人类致癌性证据有限,对实验动物致癌性证据充分。

2B 类:对人类可能致癌(possibly carcinogenic to humans),288 种。此类致癌物对人类致癌性证据有限,对实验动物致癌性证据并不充分;或对人类致癌性证据不足,对实验动物致癌性证据充分。

3 类:现有的证据不能对人类致癌性进行分类(not classifiable as to its carcinogenicity to humans),即对人类致癌可疑,503 种。

4 类:对人类可能不致癌(probably not carcinogenic to humans),仅 1 种。

这次新发布的数据中,将加工肉制品列为 1 类致癌物。加工肉制品是指经过熏制、腌渍、风干或其他为增加口味或利于保存而处理过的肉类,如火腿、热狗肠、肉干、肉罐头、含肉调料及血和内脏等。红肉则归于 2A 类致癌物。红肉是指哺乳动物的肌肉,如猪牛羊肉。各类别常见化学物见表 1-1。

表 1-1　各类别常见化学物

类别	化学物举例
1	甲醛、甲醇、苯、多环芳烃(来自烹调油烟和汽车排放物等)、尼古丁、苯并(a)芘、镉、焦油、二噁英、砷及其无机化合物(包括砒霜)、室外空气污染、加工肉类
2A	硝酸盐和亚硝酸盐、滴滴涕、无机铅化合物、红肉、丙烯酰胺
2B	手机电磁波、上夜班、汽油、柴油、沥青、滑石粉、咖啡、韩国泡菜
3	汞、苏丹红、三聚氰胺、二氧化硫、印刷油墨(报纸)、氨苄西林、聚乙烯、聚丙烯
4	己内酰胺

5. 致畸作用　发育毒性(developmental toxicity)是指外来化合物对发育生物体从受精卵直到出生后性功能成熟整个发育过程产生的毒作用,包括结构畸形、生长迟缓、功能障碍及死亡。致畸作用是发育毒性的一种表现。致畸作用(teratogenic effect)是指妊娠期接触外源性理化因素引起后代形态结构异常的作用。能产生致畸作用的环境因素称为致畸物(teratogen)。

早在 20 世纪 30 年代,科学家发现某些环境因素能诱发哺乳动物胎仔畸形。但是,真正引起人们关注外来化合物致畸作用的是 20 世纪 60 年代发生的"反应停"事件。"反应停"即沙利度胺,可以减轻孕妇初期常见的呕吐反应,因此被广泛用于欧洲、南美洲、加拿大及其他国家和地区。该药从 1957 年 10 月 1 日正式推向市场到 1961 年年底退出市场,短短几年间导致 1 万 ~ 1.2 万名海豹畸形儿的出生,其中 40% 的婴儿生存期没有超过一年。直到今天仍有约 2 800 名幸存者,但他们却在承受着心理与生理的折磨。"反应停"事件是人类历史上的一个悲剧,由此揭开了人类研究外来化合物致畸作用的序幕,并推动了实验致畸学的发展。

（1）环境致畸因素　目前,随着工业的发展、工作环境及生活方式的改变,环境致畸因素越来越受到人们的关注。现在能确证对人类有致畸作用的因素见表1-2。

表1-2　确证人类致畸因素

类型	致畸因素
辐射	原子武器、放射性碘、放射线治疗
感染	巨细胞病毒、单纯疱疹病毒1型和2型、微细病毒B-19、风疹病毒、梅毒螺旋体、弓形虫、水痘病毒、委内瑞拉马脑炎病毒
母体损伤和代谢失衡	酒精中毒、绒毛采样(前60 d)、地方性克汀病、糖尿病、叶酸缺乏、高温、苯丙酮尿症、斯耶格伦综合征、风湿病和心传导阻滞
药物和环境化学物	氨蝶呤和甲氨蝶呤、促雄性激素、白消安、巯甲丙脯酸、氯联苯、可卡因、香豆素抗凝剂、环磷酰胺、己烯雌酚、苯妥英、埃那普利、苯壬四烯酯、碘化物、锂、汞和有机汞、羊膜内注射亚甲蓝、甲巯基咪唑、青霉胺、13-顺维生素A酸、四环素、反应停、甲苯、三甲双酮、丙戊酸、落叶剂2,4,5-涕、二噁英、部分农药、氯乙烯

注:摘自人民卫生出版社第七版《环境卫生学》

（2）致畸作用的基本特点　外来化合物的致畸作用具有三个基本特点:①具有敏感期,器官形成期特别容易感受致畸物的作用而诱发器官结构的畸形,故将该期称为致畸敏感期。而且不同器官致畸高峰时间不同,在器官形成期的不同时间给予致畸物会诱发不同器官畸形,同一天染毒可引起多个器官受损。例如,大鼠胚胎眼的致畸最敏感期为受精后第9天,心脏和主动脉弓致畸最敏感期为受精后第9～10天,脑致畸最敏感期约为受精后第10天。②具有剂量-反应关系,在特定条件下外来化合物的致畸作用可呈现一定的剂量-反应关系。③种属、种间差异明显,任何外来化合物的毒性作用都存在种属、种间和个体差异,致畸作用更为明显。例如,"反应停"对人类和其他灵长类动物有强烈致畸作用,而对家兔和小鼠则需较大剂量才能诱发轻度畸形,对其他大多数哺乳动物(包括大鼠)则不敏感。同一种属不同品系致畸易感性也不相同。例如,偶氮燃料台盼蓝引起三种品系小鼠胚胎的露脑畸形率分别为17%、50%和97%。个体之间致畸易感性也存在明显差异。例如,实验发现一胎多仔的动物,有时只出现一个或两个胚胎畸形。

6.对免疫功能的影响　当环境污染物长期作用于人体时,机体的免疫功能会出现失调或病理反应,主要表现为三种类型:①对免疫功能的抑制作用,某些环境污染物可使机体的体液免疫、细胞免疫和单核吞噬细胞系统等免疫过程中的某一个或多个环节发生障碍而出现免疫抑制作用。②引起机体发生变态反应,某些环境污染物进入机体可与组织蛋白结合形成抗原,机体受抗原刺激后,产生相应的致敏淋巴细胞或抗体,使机体处于致敏状态,如机体再次接触同一抗原则引起变态反应。环境污染物可以引起Ⅰ～Ⅳ型变态反应。③引起机体自身免疫反应,健康机体内存在一定量的自身反应性T细胞和自身抗体。当环境污染物进入机体导致过度的自身免疫反应时引起自身免疫性疾病。

7.对内分泌功能的影响　研究发现,野生生物和人类的内分泌系统正受到环境中一些化学物质的扰乱,造成体内天然激素水平的失衡。环境内分泌干扰物(environmental endocrine disruptors,EEDs)是指可通过干扰生物或人体内保持自身平衡和调节发育过程天然激素的合成、分泌、运输、结合、反应和代谢等,从而对生物或人体的生殖、神经和免疫系统等的功能产生影响的外源性化学物质。

目前认为环境内分泌干扰物与生殖障碍、出生缺陷、发育异常、代谢紊乱及某些癌症(如乳腺癌、睾丸癌、卵巢癌等)的发生发展有关。例如,具有雌激素样作用的环境内分泌干扰物可使男性女性化,精子数目减少乃至无精,性欲降低和不育症;可使女孩青春期提前,子宫内膜异位症发病率增加,月经周期改变等。

第三节　环境污染的控制措施

从 18 世纪末 19 世纪初的产业革命到 20 世纪后化学和石油工业的迅猛发展,环境污染日趋严重。环境问题越来越受到人们的关注。当务之急需要政府严格执法、地方政府竭力支持、全民积极参与,采取组织措施、规划措施、技术措施相结合的预防治理工程,为保护和改善环境,防治污染和其他公害,保障公众健康,推进生态文明建设,促进经济社会可持续发展而努力。

一、组织措施

(一)健全环境保护的法律法规与标准

环境保护是我国的一项基本国策,也是立国之策、治国之策、兴国之策,是关系全局,涉及国家可持续发展的重大政策。为了建设一个最适宜人类生活的"蓝天、碧水、绿地、宁静、和谐"的环境,需要逐步完善环境保护相关的法律、法规和标准体系,做到有法可依、有法必依、执法必严、违法必究。我国部分环境保护法律、法规规章和标准见表1-3。

(二)加强卫生监督和卫生管理

在健全环境保护的法律法规与标准的基础上,卫生部门和相关职能部门应密切配合、通力合作,积极开展预防性卫生监督和经常性卫生监督,使管辖的地区各项环境工作达标。

1. 预防性卫生监督　预防性卫生监督是对新建、改建、扩建、续建的城市、居民区、各项大型设施、工厂、矿山企业等在规划、设计、建设、投产验收阶段进行的。监督工作中以预防为主,坚持"三同时"(同时设计、同时施工、同时投产)制度和环境影响评价制度相辅相成。

2. 经常性卫生监督　经常性卫生监督是卫生部门对目前集中式给水、食品行业、工业"三废"处理、城市和医院的污水处理等,定期、有计划、有重点地通过环境监督监测,以保证安全供水、控制和消除环境污染,同时对相关人群进行健康监测,建立健康档案。

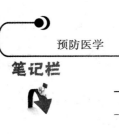

笔记栏

表1-3 环境保护法律、法规规章和标准(节选)

类别	名称	实施日期
环境保护法律	《中华人民共和国环境噪声污染防治法》	1997.03.01
	《中华人民共和国防沙治沙法》	2002.01.01
	《中华人民共和国草原法》	2003.03.01
	《中华人民共和国放射性污染防治法》	2003.10.01
	《中华人民共和国土地管理法》	2004.08.28
	《中华人民共和国水污染防治法》	2008.06.01
	《中华人民共和国循环经济促进法》	2009.01.01
	《中华人民共和国森林法》	2009.08.27(修订版)
	《中华人民共和国可再生能源法》	2010.04.01(修订版)
	《中华人民共和国水土保持法》	2011.03.01(修订版)
	《中华人民共和国清洁生产促进法》	2012.07.01(修订版)
	《中华人民共和国渔业法》	2013.12.28(修订版)
	《中华人民共和国海洋环境保护法》	2013.12.28(修订版)
	《中华人民共和国环境保护法》	2015.01.01(修订版)
	《中华人民共和国城乡规划法》	2015.04.24(修订版)
	《中华人民共和国固体废物污染环境防治法》	2015.04.24(修订版)
	《中华人民共和国大气污染防治法》	2016.01.01(修订版)
	《中华人民共和国水法》	2016.07.02(修订版)
	《中华人民共和国节约能源法》	2016.07.02(修订版)
	《中华人民共和国环境影响评价法》	2016.09.01(修订版)
	《中华人民共和国野生动物保护法》	2017.01.01(修订版)
环境保护法规规章	《建设项目环境保护管理条例》	1998.11.29
	《中华人民共和国水污染防治法实施细则》	2000.03.20
	《医疗废物管理条例》	2003.06.16
	《危险化学品安全管理条例》	2013.12.07(修订版)
	《国家突发环境事件应急预案》	2014.12.29
	《突发环境事件应急管理办法》	2015.06.05
	《放射性物品运输安全监督管理办法》	2016.05.01
环境标准	《地下水环境质量标准》(GB/T 14848—1993)	1994.10.01
	《地表水环境质量标准》(GB 3838—2002)	2002.06.01
	《环境质量标准》(GB 3096—2008)	2008.10.01
	《工业企业设计卫生标准》(GBZ 1—2010)	2010.08.01
	《污水排入城镇下水道水质标准》(CJ 343—2010)	2011.01.01
	《环境空气质量标准》(GB 3095—2012)	2016.01.01

二、规划措施

环境规划(environmental planning)是人类为使环境与经济社会协调发展而预先对自身活动和环境做出的时间和空间的合理安排,是一种带有指令性的环境保护方案。环境规划按照性质划分,可分为生态规划、污染综合防治规划、自然保护规划和环境科学技术与产业发展规划。

1.生态规划　生态规划是指在综合分析各种土地利用的"生态适宜度"的基础上,制定的土地利用规划。该规划的制定不仅考虑经济因素,而且还考虑当地的地理系统、生态系统和社会经济系统。

2.污染综合防治规划　这种规划也称为污染控制规划,是当前环境规划的重点。根据范围和性质不同可分为区域污染综合防治规划和部门污染综合防治规划。根据内容不同可分为工业污染控制规划、农业污染控制规划和城市污染控制规划。

3.自然保护规划　自然保护规划主要保护生物资源和其他可更新资源,文物古迹、有特殊价值的水源地和地貌景观等也属于保护范围。

4.环境科学技术与产业发展规划　环境科学技术与产业发展规划主要内容包括:为实现上述规划所需要的科学技术研究、发展环境科学体系所需要的基础理论研究、环境管理现代化的研究、环境保护产业发展研究及循环经济发展模式研究。

三、技术措施

环境保护技术措施可减少或消除污染物,从而创造出适合人类工作和生活的环境。

1.清洁生产　1976年,"无废工艺和无废生产国际研讨会"在巴黎举行,会上提出"消除造成污染的根源"的思想,成为"清洁生产"概念的雏形。1979年,欧共体理事会宣布推行清洁生产政策。清洁生产(cleaner production)是指能够减少资源、能源消耗,有效预防和控制污染物生成的工艺技术过程,包括清洁的能源、清洁的生产过程和清洁的产品。清洁生产是实施可持续发展的重要手段。

2.节约和高效利用资源　树立循环发展理念。按照减量化、再利用、资源化的要求,从源头上减少生产、流通、消费各环节能源资源消耗和废弃物产生。建立以政府为主导、以企业为主体、全社会共同推进的节能工作格局。

3.废弃物的处理　废弃物(waste)是指在生产建设、日常生活和其他社会活动中产生的,在一定时间和空间范围内基本或者完全失去使用价值,无法回收和利用的排放物。其分类方法很多,按照化学性质可分为有机废物和无机废物,按照来源可分为工业废物、矿业废物、农业废物、城市垃圾和放射性废物等。对其处理在传统方法基础上应借鉴国外先进技术,力求废弃物无害化。

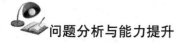 问题分析与能力提升

一、选择题

1.生态系统具有开放性、自调控、可持续性和下列哪项特征　　　　　　　　(　　)

笔记栏

A. 稳定性   B. 复杂性

C. 多样性   D. 整体性

2. 下列属于二次污染物的是   (　　)

A. 一氧化碳   B. 酸雨

C. 颗粒物   D. 汞

3. Hormesis 效应多译成   (　　)

A. 易感效应   B. 兴奋效应

C. 过敏效应   D. 有害效应

4. 下列哪项污染物在环境中不易引起持续性蓄积危害   (　　)

A. 镉   B. 氮氧化物

C. 铅   D. PCBs

5. 血铅的含量代表铅的   (　　)

A. 内暴露剂量   B. 外暴露剂量

C. 环境暴露剂量   D. DNA 加合物的含量

6. 从理论上讲,化学污染物进入机体经历几个生物半衰期后,在体内最大可能的蓄积量趋于稳定   (　　)

A. 4   B. 6

C. 7   D. 5

7. 2+4>6 公式反映联合作用中的   (　　)

A. 相加作用   B. 独立作用

C. 协同作用   D. 增强作用

8. 下列哪项不属于影响人群易感性的非遗传因素   (　　)

A. 年龄   B. 营养状态

C. 性别   D. 心理状态

9. 哪期是对致畸物最为敏感的时期   (　　)

A. 孕中期   B. 孕早期

C. 孕后期   D. 以上是

10. 下列哪项不属于清洁生产   (　　)

A. 清洁的能源   B. 清洁的工作服

C. 清洁的产品   D. 清洁的生产过程

二、问答题

1. 试述人与环境的辩证统一关系。

2. 当某种环境污染物引起机体健康损害时,从哪几个方面进行该污染物的暴露测量?

3. 环境污染物对机体健康的损害效应从弱到强可分为哪几个级别?

4. 环境污染可对机体健康带来哪些方面的损害?

5. 试述环境污染物的转归。

(河南中医药大学　刘晓蕙)

生活环境与健康

学习目标

　　1.掌握空气污染对健康的影响,饮用水的四大指标,住宅内空气污染对健康的影响和土壤污染对健康的影响。

　　2.熟悉空气污染的防治,饮用水安全的卫生防范措施,住宅空气污染的防治和土壤污染的防治。

　　3.了解空气污染来源,饮用水的卫生要求,住宅的卫生要求,土壤污染状况以及土壤污染防治行动计划。

第一节　空气与健康

一、空气与空气污染

(一)空气

　　空气是包围地球表面并随地球旋转的混合气体,其可分为对流层、平流层、中间层、热层等。空气中带有阴电荷的负离子越多,空气也就越清洁,空气中负离子对机体具有镇静、增强注意力、提高工作效率的良好生理作用。目前全球性环境问题,全球气候变暖、平流层臭氧层破坏、酸雨等均与空气污染有关。

(二)空气污染

　　空气污染,又称为大气污染,按照国际标准化组织(International Standards Organization,ISO)的定义,空气污染通常是指由于人类活动或自然过程导致大气中出现某些物质,呈现出足够的浓度及达到足够的时间,对人类的舒适、健康和福利或环境产生了危害。其来源包括以下方面。

　　1.工业排放　工业上废气、烟尘的排放是空气污染的一个重要来源,工业生产过程中排放的污染物种类繁多,包括烟尘、硫的氧化物、氮的氧化物、有机化合物、卤化物等。

　　2.生活炉灶与采暖锅炉　城市中大量民用生活炉灶和采暖锅炉需要消耗大量煤炭,煤炭在燃烧过程中要释放大量的灰尘、二氧化硫、一氧化碳等有害物质污染大气。

特别是在冬季采暖时,往往使污染地区烟雾弥漫,产生比较严重的霾。

3. 交通运输 汽车、火车、飞机、轮船是当代的主要运输工具,它们烧煤或石油产生的废气也是重要的污染物。汽车排放的废气主要有一氧化碳、二氧化硫、氮氧化物和碳氢化合物等。

4. 其他 森林火灾产生的烟雾等。

(三)空气污染指数

空气污染指数与空气质量状况之间有什么联系?

空气污染指数(air pollution index,API)是将几种空气污染物浓度通过常规监测后,将其简化成单一的、概念性指数值的一种形式,并分级表征空气质量状况和空气污染程度,其适合用来表示城市中短期的空气质量状况及变化趋势。空气污染指数划分为6档,分别是:0～50、51～100、101～150、151～200、201～300及大于300,相对应于空气质量中的6个级别。空气污染指数越大,空气质量级别越高,说明空气污染越严重,对人体健康的影响也就更为明显。

1. API:0～50 对应的空气质量级别为Ⅰ级,也就是说空气质量状况属于优。

2. API:51～100 对应的空气质量级别为Ⅱ级,也就是说空气质量状况属于良。

3. API:101～150 对应的空气质量级别为Ⅲ(1)级,也就是说空气质量状况属于轻微污染。

4. API:151～200 对应的空气质量级别为Ⅲ(2)级,也就是说空气质量状况属于轻度污染。

5. API:201～300 对应的空气质量级别为Ⅳ级,也就是说空气质量状况属于中度重污染。

6. API:>300 对应的空气质量级别为Ⅴ级,也就是说空气质量状况属于重度污染。

二、空气污染对健康的影响

(一)气态污染物与健康

造成空气污染的气态污染物,主要有氮氧化物、硫氧化物、臭氧和一氧化碳。

1. 氮氧化物 包含多种化合物,其中 NO 和 NO_2 是代表性气体,是常见的大气污染物,二氧化氮毒性比一氧化氮的毒性高 4～5 倍。NO_2 难溶于水,侵入人体主要经过呼吸道吸入,主要损害深部呼吸道,在高浓度时亦可引起肺水肿。

2. 硫氧化物 硫氧化物主要是 SO_2,SO_2 是易溶于水、有刺激性臭味的气体。浓度过高时可引起溃疡和肺水肿直至窒息死亡。另外,二氧化硫还与大气中的烟尘具有协同作用。二氧化硫对人体的危害除了刺激呼吸道及协同作用,还可引起促癌作用,造成体内维生素 C 的平衡失调,引起糖和蛋白质代谢的紊乱,影响机体的生长发育。

3. 臭氧 是光化学烟雾中最主要的氧化剂。臭氧具有强氧化性,这是其毒性所在,可以破坏细胞壁,易引起急性损伤。对于臭氧的安全浓度,我国卫生部在 1979 年《工业卫生标准》中进行了规定,臭氧的安全标准为 0.15 ppm(0.3 mg/m³)。

一氧化碳吸入后应如何处置呢?

4. 一氧化碳 主要由碳物质不完全燃烧产生的,无色、无味、无臭、无刺激性的有毒气体,难溶于水,具有可燃性、还原性和毒性作用。一氧化碳吸入后的应急处置措施为:迅速将吸入一氧化碳者拖离现场并转移至空气新鲜处,保持呼吸道的通畅,如有必要,可吸氧、输氧治疗;若发生呼吸、心跳停止状况,要立即进行人工呼吸和胸外心脏按压,并就近治疗。

（二）空气颗粒物的污染与健康

在空气中以颗粒状态存在的物质统称为颗粒物（particulate matter，PM），包括固体和液体颗粒。颗粒物进入肺部组织后，会对局部产生堵塞作用，会损伤肺的通气和换气功能；颗粒物还会作为某些有害气体和液体的载体，将其带入肺深部，引起慢性阻塞性肺疾病。近年来，国际上将可吸入性颗粒物按照动力学当量直径进一步划分为 10 μm 以下的粗颗粒物和 2.5 μm 以下的细颗粒物，即 PM10 和 PM2.5，粗、细颗粒物的来源形成机制不同，对人体影响也不同。

1. PM10　主要成分是铝硅土地壳元素氧化物，来自固体粉碎、燃烧的飞灰、建筑工地等。通常把粒径在 10 μm 以下的颗粒物称为可吸入颗粒物，又称为 PM10。颗粒物的直径越小，进入呼吸道的部位越深，引发的危害就会越严重。

2. PM2.5　主要成分包含有机物、金属、氮氧化物等。颗粒物粒径越小，污染的可能性越大，健康危害越明显。PM2.5 污染严重对三类人群有很大影响：一类是慢性阻塞性肺疾病患者；一类是支气管哮喘患者，特别是重症哮喘患者；还有一类是变应性鼻炎患者。2013 年 10 月 17 日，世界卫生组织首次指认大气污染对人类致癌，并且视其为比较普遍、主要的环境致癌物，即 PM2.5 可致癌。世界卫生组织 2005 年《空气质量准则》中对于 PM2.5 的年均值准则值为 10 μg/m³，日均值准则值为 25 μg/m³。表 2-1 为环境空气污染物基本项目浓度限值。

表 2-1　环境空气污染物基本项目浓度限值

序号	污染物项目	平均时间	浓度限值 一级	浓度限值 二级	单位
1	二氧化硫（SO₂）	年平均	20	60	μg/m³
		24 h 平均	50	150	
		1 h 平均	150	500	
2	二氧化氮（NO₂）	年平均	40	40	μg/m³
		24 h 平均	80	80	
		1 h 平均	200	200	
3	一氧化碳（CO）	24 h 平均	4	4	mg/m³
		1 h 平均	10	10	
4	臭氧（O₃）	日最大 8 h 平均	100	160	μg/m³
		1 h 平均	160	200	
5	颗粒物（粒径≤10 μm）	年平均	40	70	μg/m³
		24 h 平均	50	150	
6	颗粒物（粒径≤2.5 μm）	年平均	15	35	
		24 h 平均	35	75	

注：本表来自《环境空气质量标准》（GB3095—2012），此标准由环境保护部和国家质量监督检验检疫总局于 2012 年 2 月 29 日联合发布，2016 年 1 月 1 日起在全国实施。环境空气功能区分为两类：一类区为自然保护区、风景名胜区其他需要特殊保护的区域；二类区为居住区、商业交通居民混合区、文化区和农村地区。一类区适用一级浓度限值，二类区适用二级浓度限值

（三）光化学烟雾与健康

光化学烟雾是排入大气的氮氧化物和碳氢化物受阳光（紫外线）作用产生的一种具有刺激性的浅蓝色的烟雾，其包含多种复杂的化合物，这些化合物都是通过光化学反应生成的二次污染物，主要是光化学氧化剂。二次污染物也称继发性污染物，是指进入环境中的一次污染物，在多种因素作用下发生变化或者与环境中的某些物质发生了反应，形成了与一次污染物的物理化学性状不同的新污染物。

刺激人的眼睛和上呼吸道黏膜是光化学烟雾对人体最突出的危害，引起的眼睛红肿和喉炎就有可能与产生的醛类等二次污染物的刺激存在关联。预防光化学烟雾必须采取一系列综合性的措施，其中包括制定相关法律法规，相关部门监测废气排放，要改良汽车排气系统和提高汽油质量及减少挥发性有机物如油漆、涂料的使用等。

三、空气污染的防治

防治空气污染是一个庞大的、综合性的系统工程，涉及的部门与学科比较多，需要个人、集体、国家乃至全球各国的共同努力，积极地行动才能取得效果。

1. 寻求全球的合作　《联合国气候变化框架公约》（United Nations Framework Convention on Climate Change，UNFCCC）是为全面控制二氧化碳等温室气体排放，以应对全球气候变暖给人类经济和社会带来不利影响的国际公约，也是国际社会在对付全球气候变化问题上进行国际合作的一个基本框架。1997年制定的《京都议定书》是《联合国气候变化框架公约》的补充条款。2015年12月12日，在法国巴黎召开的联合国气候大会上达成的《巴黎协定》，是全球对气候变化威胁的全球应对。在2016年杭州的G20峰会前，中国国家主席习近平和时任美国总统奥巴马先后向时任联合国秘书长潘基文交存了中国和美国气候变化《巴黎协定》法律文书，意味着世界前两大经济体在应对气候变化挑战方面发挥的领导作用。

2. 减少污染物排放量　改革当前的能源结构形式，多采用无污染能源（如太阳能、风能、水力发电）和低污染能源（如天然气），对燃料进行预处理（如烧煤前先进行脱硫），改进燃烧技术等均可减少排污量。

3. 控制排放和大气的自净能力　对于不同地区，不同天气，大气的自净能力存在差别，因此要区别对待，控制排放量，使之与周围环境协调。气象条件不同，大气对污染物的容量便不同，对于同样数量的污染物，污染物浓度也不同。对于风力比较大、通风比较好、湍流盛、对流比较强的地区和时段，大气的扩散稀释能力就比较强，就可以接受较多厂矿企业活动。因此应对不同地区、不同时段进行排放量的有效控制。

4. 改变燃料构成，从自己做起　在家庭中，个人要主动实行由煤向燃气的转换。同时，要加紧研究和开辟其他新型能源的使用，如太阳能、氢燃料、地热等，这样也可以大大减轻烟尘污染。不要乱扔废弃物；出行尽量乘坐公交车、地铁，减少私家车使用；多参加植树等绿化活动；私家车要安装尾气处理装置，使用润滑油使燃油充分燃烧，减少有害气体排放。

第二节　饮用水与健康

　　水是生命的源头,是生命的摇篮,也是生命的象征。据世界卫生组织调查显示:全世界 80% 的疾病是因饮用被污染的水造成。据环境保护部于 2011 年对地级以上城市展开的集中式饮用水水源的环境状况调查,约有 35.7 亿立方米的水源水质不达标,占总供水量的 11.4% 。据农村饮用水调查,我国的广大农村有 3 亿多人饮水不安全,其中约 6 300 万人饮用高氟水,约 200 万人饮用高砷水,约 3 800 万人饮用苦咸水,而 1.9 亿人的饮用水有害物质含量超标,并且在血吸虫病区有 1 100 多万人饮水不安全。

一、饮用水的卫生要求

(一)饮用水的基本卫生要求

　　生活饮用水(domestic drinking water)应该符合下列基本的要求,才能保证用户的饮水安全。

　　1. 不得含有病原微生物　　饮水中含有病原微生物、寄生虫及虫卵等会引起介水传染病的发生和传播,因此必须做到消毒处理。

　　2. 化学物质及放射性物质不得危害人体健康　　饮水中适量的人体必需微量元素对人体是有益的,化学物质和放射性物质必须限制在安全值以内,以防对人们造成急性、慢性及任何潜在的远期危害。

　　3. 感官性状良好　　饮水必须透明、无色、无臭,适口而无异味,且无任何肉眼可见物,为人们所乐于饮用。

(二)饮用水的卫生评价

　　判断水质是否适合饮用及查明水质变化的因素,应根据多方面的资料来对水质进行全面综合的分析和评价。

　　1. 流行病学调查　　收集用水地区居民中介水传染病和其他有关疾病与健康的资料,要实地了解广大居民对饮用水的反映和意见。

　　2. 水源的卫生调查　　要对水源周围的卫生状况进行充分的、详细的调查和了解,要重点查清水源周围是否存在污染源及污染源的性质和数量,目标水源自净的条件以及地形、地质状况。同时,要对水源卫生防护措施的具体内容和效果进行详细调查。

　　3. 水质检验监测　　要采集目标水样,依据生活饮用水检验规定项目和其他能反映水样污染情况的指标进行检验,对水样进行综合评价。

二、饮用水的水质规范

　　饮用水的水质关系到每一个人,水质的安全影响人类的健康。卫生部于 2006 年 12 月 29 日发布的《生活饮用水卫生标准》(GB5749—2006)于 2007 年 7 月 1 日起开始实施,其中规定了 38 项水质的常规指标及限值。其可分为微生物指标、毒理学指标、感官性状和一般化学指标及放射性指标四类。

（一）微生物指标

1. 总大肠菌群、耐热大肠菌群和大肠杆菌　总大肠菌群可作为粪便污染的指示菌,水中总大肠菌群不只是来自任何动物的粪便污染,也可能来自植物和土壤的天然存在。耐热大肠杆菌比大肠杆菌更能贴切地反映受到人和动物粪便污染的程度。标准中规定总大肠菌群、耐热大肠菌群和大肠杆菌在任意的100 mL水样中均不得检出,而且也提示若水样中检出总大肠菌群,应进一步检验大肠杆菌或耐热大肠菌群,其意义在于明确肠道致病菌和食物中毒菌对水体污染的可能性。

2. 菌落总数　菌落总数(colonies number)是指1 mL水样在普通琼脂培养基上,于37 ℃条件下培养24 h后所生长的细菌菌落总数。主要用来评价水质的清洁程度和考核净化效果,菌落总数越多说明水污染越严重,表示水被有机物生物学污染的程度,但是不能说明污染的来源和有无病原菌的存在。标准中以菌落形成单位(colony forming unit,CFU)表示菌落总数,规定每100 mL水样中不得超过100 CFU。

（二）毒理学指标

1. 砷、镉、铬(六价)、铅、汞、硒等　这些物质属于重金属物质,具有明显的毒性,水中含量高且长期饮用可造成明显健康损害,出现慢性中毒甚至远期危害的可能性更大。

2. 三氯甲烷、四氯化碳　这两种化合物均具有诱发肿瘤的致癌作用,近些年对氯消毒剂副产物的研究发现,其诱变和致癌效能对人类健康造成长久损害。为了减少此种损害,应重点放在氯化消毒前,提高沉淀和过滤等净化措施的效果。

3. 溴酸盐、甲醛、亚氯酸盐和氯酸盐　溴酸盐和甲醛目前已经得到证实,对动物均有致癌作用,亚氯酸盐和氯酸盐进入人体内会对体内环境造成影响。

4. 氰化物、氟化物、硝酸盐　水中存在适量的氟能够预防龋齿的发生,水中过低则会导致龋齿的发病率增加,长期过量饮用氟水则会对人体的健康造成明显的损害。氰化物是一类高毒物质,人体极易发生急性的中毒表现。硝酸盐在体内可被还原成亚硝酸盐,亚硝酸盐可使人体发生缺氧中毒,轻者如头昏、呕吐等,重者则会出现神志不清、抽搐等,甚至危及生命。

（三）感官性状和一般化学性指标

1. 色度、混浊度、臭和味、肉眼可见物　要求饮用水应呈透明状,不混浊,无肉眼可见物,无异味异臭及令人不愉快的颜色等。标准中规定了饮水中水的色度不超过15,混浊度为1,无异臭、异味,并且无肉眼可见物。若发现水混浊、有颜色或是异常味道,那就表示水已经被污染,应立即调查和处理。

2. pH值和总硬度　过酸的水腐蚀管道影响水质,过碱的则会减低氯消毒效果。水的pH值在6.5～8.5对人体的健康几乎没有影响,标准进行了限值。总硬度是以$CaCO_3$来进行计算的,硬度的突然转变往往提示着水质的污染。水中硬度过高,就会促使水垢形成,引起胃肠道暂时性功能紊乱。标准中对总硬度的限值为450 mg/L。

3. 铝、铁、锰、铜、锌、氯化物、硫酸盐、溶解性总固体、耗氧量、挥发性酚类及阴离子合成洗涤剂　这些指标均能影响水的外观、色、臭和味,因此限定了限值。例如,铁、铜、锰可使物品变色,锌可使水产生金属涩味,酚过高可在氯消毒后产生异臭的氯酚,阴离子洗涤剂超标可使水发生泡沫异味,硫酸盐和氯化物过量可使水具有苦味或咸

烧水后产生的水垢对人体没有影响,这种说法对吗?

味,使人体产生腹泻。耗氧量限值目的在于限制水中有机物含量,减少饮水中氯化副产物。因此,标准中对这些指标进行了严格的限值。

(四)放射性指标

水源中可存在微量的天然本底放射性物质,也可能遭受到放射性的废水、废渣的污染。为了防止放射性损伤,卫生标准中规定了两项放射性物质的指导值:总 α 放射性低于 0.5 Bq/L,总 β 放射性低于 1 Bq/L,见表 2-2。

表 2-2　水质常规指标及限值

指标	限值
1. 微生物指标[a]	
总大肠菌群(MPN/100 mL 或 CFU/100 mL)	不得检出
耐热大肠菌群(MPN/100 mL 或 CFU/100 mL)	不得检出
大肠杆菌(MPN/100 mL 或 CFU/100 mL)	不得检出
菌落总数(CFU/mL)	100
2. 毒理指标	
砷(mg/L)	0.01
镉(mg/L)	0.005
铬(六价)(mg/L)	0.05
铅(mg/L)	0.01
汞(mg/L)	0.001
硒(mg/L)	0.01
氰化物(mg/L)	0.05
氟化物(mg/L)	1.0
硝酸盐(以 N 计)(mg/L)	10(地下水源限制时为 20)
三氯甲烷(mg/L)	0.06
四氯化碳(mg/L)	0.002
溴酸盐(使用臭氧时)(mg/L)	0.01
甲醛(使用臭氧时)(mg/L)	0.9
亚氯酸盐(使用二氧化氯消毒时)(mg/L)	0.7
氯酸盐(使用复合二氧化氯消毒时)(mg/L)	0.7
3. 感官性状和一般化学指标	
色度(铂钴色度单位)	15
混浊度(散射混浊度单位)/NTU	1(水源与净水技术条件限制时为 3)
臭和味	无异臭、异味
肉眼可见物	无

笔记栏

指标	限值
pH 值	不小于 6.5 且不大于 8.5
铝（mg/L）	0.2
铁（mg/L）	0.3
锰（mg/L）	0.1
铜（mg/L）	1.0
锌（mg/L）	1.0
氯化物（mg/L）	250
硫酸盐（mg/L）	250
溶解性总固体（mg/L）	1 000
总硬度（以 $CaCO_3$ 计）（mg/L）	450
耗氧量（COD_{Mn} 法，以 O_2 计）（mg/L）	3（水源限制，原水耗氧量>6 mg/L 时为 5）
挥发性酚类（以苯酚计）（mg/L）	0.002
阴离子合成洗涤剂（mg/L）	0.3
4. 放射性指标[b]	指导值
总 α 放射性（Bq/L）	0.5
总 β 放射性（Bq/L）	1

注：a. MPN 表示最可能数；CFU 表示菌落形成单位。当水样检出总大肠菌群时，应进一步检验大肠杆菌或耐热大肠菌群；水样未检出总大肠菌群，不必检验大肠杆菌或耐热大肠菌群

b. 放射性指标超过指导值，应进行核素分析和评价，判定能否饮用

三、饮用水安全的卫生防范措施

1. 以政府为主导进行综合治理　《生活饮用水卫生标准》（GB5749—2006）的颁布，为做好饮用水安全防范提供了法律依据。在卫生标准中，制定的检测指标共包含有 106 项，包括常规的检测指标与非常规的指标。对饮用水治理过程中，政府部门要全面落实饮水安全主体责任，全力推进水质的达标工作。此外，还要完善饮水净化消毒设施，避免出现二次污染。

2. 加强农村自来水普及和健康教育　农民对饮用水卫生意识的淡薄是目前农村饮水卫生监督和疾病控制的薄弱点，因此在农村要采取多样的宣传手段，加强卫生宣教。尤其是在发生洪涝灾害以后，保护饮用水水源安全和及时正确的饮用水消毒处理措施，这些是控制灾区人群传染病流行的重要方法。

3. 要做好饮用水的净化和消毒　为了使水源符合《生活饮用水卫生标准》（GB 5749—2006）中的要求，就要对水源进行净化和消毒处理。净化包括沉淀和过滤。

（1）沉淀　在水中，比较细小的悬浮颗粒不易集合而自身沉淀，因此需要在水中加入混凝剂，混凝剂和悬浮颗粒凝集形成絮状物，可吸附水中的悬浮物质、细菌及其他

的溶解物,加速重力沉降。

(2)过滤　过滤就是使水通过石英砂等多孔滤料层,达到截除悬浮物的净水过程。过滤的作用在于:一个是筛除作用,即将大于孔径的悬浮颗粒留在滤料的上面;另一个是接触凝聚作用,即细小的颗粒被滤料所吸附。在集中式供水系统中,可使用各种形式过滤池;分散式供水,可在地面水岸边修建砂滤进行过滤取水。

(3)消毒　目前,饮用水消毒使用最广泛的是氯化消毒剂。其原理为:在水中水解成次氯酸(HOCl),影响细菌酶体系,造成代谢障碍;并且还是强氧化剂,可损害细菌的细胞膜,改变细菌通透性,致细菌死亡。影响氯化消毒效果的因素:①pH值,水保持弱酸性,能够加强消毒效果;②水温高,杀菌速度快;③水质混浊,细菌包裹在悬浮物内不易被杀灭;④适当增加加氯量和接触时间可提高消毒效果。但是,消毒副产物产生新的污染,对健康的影响越来越引起社会的关注,在武汉市的一项应用回顾性定群研究中,发现人群白血病发病相对危险度与饮用水致突变作用存在正相关,与饮用水中的有机卤代烃污染有关。

氯化消毒剂可消毒饮用水,因此水中可以随便使用,对吗?

第三节　住宅环境与健康

一、住宅的卫生要求

住宅建筑(residential building)指供家庭居住使用的建筑(含与其他功能空间处于同一建筑中的住宅部分),简称住宅,由一个至若干房间共同组成的一个建筑单元,是生活、学习、休息和团聚的综合场所。调查结果表明,居住面积及其卫生条件与居民人群的患病率和死亡率密切相关。住宅环境的各种条件因素综合地作用于机体中,对健康的影响是长期久远的。

1.住宅的基本卫生要求　我国幅员辽阔,南北的地理气候、生活习惯、经济与文化发展水平各异,建筑类型与结构本身也有很大差别。当然,住宅都应当满足一些最基本卫生要求:一是住宅建筑具有良好地段,生活便利,环境优美,空气良好;二是有良好的朝向和间距,平面配置合理,住宅构成恰当,有足够的人均居住面积;三是具有良好的日照条件,光线要充足,冬暖夏凉,利用住宅内的通风换气,保持住宅的适宜的小气候;四是能够防止病媒虫害对人体的侵袭及疾病的传播;五是能够满足人们对个人隐私的社会心理需求。

2.住宅的朝向和间距　住宅的朝向是指建筑物主要窗户所面对的方向,其选择的原则是能使居室在冬季时候得到尽量多的日照,夏季则要避免过多的日照,同时还有利于自然通风的要求。不同地区最佳朝向并不完全相同,一般来说,最佳朝向是南>东南>东>东北。

住宅的间距是指相邻两建筑物之间的距离。依据通风角度出发,呈行列式住宅建筑的正面间距最小应为前排建筑物高度的1.5~2.0倍,侧面应不小于较高住宅高度的1.0~1.5倍。目前,我国住宅建筑日照标准依据气候,城市规模的划分存在不同,其标准符合表2-3,对于特殊情况还应符合下列规定:一是老年人住宅不应低于冬至日日照2h的标准;二是旧区改建的项目内新建住宅日照标准可酌情降低,但不应低于大寒日日照 1 h 的标准。

表 2-3　住宅建筑日照标准

建筑气候区划	Ⅰ、Ⅱ、Ⅲ、Ⅶ气候区		Ⅳ气候区		Ⅴ、Ⅵ气候区
	大城市	中小城市	大城市	中小城市	
日照标准日	大寒日				冬至日
日照时数(h)	≥2		≥3		≥1
有效日照时间带 (当地真太阳时)	8～16				9～15
计算起点	底层窗台面				

注:底层窗台是指距室内地坪 0.9 m 高的外墙位置。该标准来自于《住宅建筑规范》(GB50386—2005)

3.居室的卫生规模

(1)居室容积　居室容积是指每个居住者所占有的居室空间面积。其卫生要求是应能保证室内空气的清洁度。当前,我国卫生标准规定的城镇住宅居室容积为 20 m^3。

(2)居室净高　居室的净高是指室内地板到天花板的高度。净高越高则居室容积也越大,有利于采光和通风,空气易于保持清新。降低净高则使得造价减少,有利于冬季采暖保温。因此对于居室净高,需要综合考虑,一般居室规范净高为 2.8 m,不宜太低。

(3)居室面积　为了保证居室空气清新,有足够的活动范围,能够放置家具,避免拥挤和减少传染病传播的机会,每人居住面积应为 8～10 m^2。

(4)居室进深　居室进深是指窗户到对面内墙的距离。它与室内的采光、日照和换气存在关联。一侧采光的房间,居室进深以不超过地板至窗上缘的 2.0～2.5 倍为宜。

4.住宅的采光及照明　光线来自太阳光谱和人工光源中的可见光,是维持正常视觉功能的条件。室内采光状况可采用采光系数和自然照度系数来评价。采光系数是指窗户玻璃面积与室内地面面积之比,一般居室应在 1/10～1/8。通常规定主室最暗处自然照度系数不应低于 1%。在天然光线不足时应采用人工光源照明。人工照明的卫生要求是照度足够、分布均匀、光谱适宜(接近日光)、避免眩目和使用安全。照度以勒克司(lx)为单位。室内工作面照度应不低于 100 lx,厨房、卧室灯不低于 50～25 lx。

5.住宅小气候　住宅小气候由室温、气流、气湿和热辐射四要素组成,并综合作用于人体。室内小气候必须维持机体的热平衡与体温调节间的正常状态,使人体体验出良好的温热感,汗分泌量、脉搏、皮肤温、体温等一些生理指标的变化需要保持在正常范围内。

住宅微小气候的卫生要求随季节、地区和房间的用途而存在不同。室内不同地点、高度及一日不同时间内,温度均应保持相对稳定,并且温差不应超过 2～3 ℃。室内适宜的微小气候是通过不断地改善围护结构及其建筑材料的组织构成和质地的遮阳性能、保温、隔热,采用通风换气、空气调节和采暖等设施及各种防潮措施来维持的。

二、住宅空气污染

(一)污染来源

住宅狭义上指人们日常生活居室,但从广义上来说,应包括工作的办公室、教室、公共建筑物等公共场所。住宅内空气污染物的来源及种类呈现多样化,根据不同的污染,可分为以下几种。

1.生活中的炉灶及采暖设备 各种的炉灶、火坑、火盆被用来做饭取暖,所用的各种燃料特别是固体燃料,如煤、木柴及植物秸秆,在燃烧过程中均可产生有害物质如 CO、CO_2、SO_2、NO_x、烃类和颗粒物。

2.人体的自我排放 人的呼吸可向空气中排放 CO_2、氨类等多种内源性有害代谢气体、水蒸气等,并使空气中氧含量减少。呼吸道传染病患者及病原携带者谈话、咳嗽、打喷嚏时,随飞沫可排出病原体。

3.烟草烟雾 烟草在抽吸燃烧时局部温度高达 $900\sim1\,000\,℃$,通过热分解与热化合而形成大量有害化合物。烟草烟雾中含有数千种有害成分,其中包括多环芳烃、挥发性亚硝胺、砷、镉等致癌物。

4.建筑材料以及家具的使用 近年来,大量的新化学物质被引入建筑材料及室内装饰和家具制品中,若处理不当则可污染居室。除甲醛外,可能同时还有苯及苯系物,多种卤代烃等,这是一组污染物,多来自溶剂、助剂的挥发,合称为挥发性有机物(volatile organic compound,VOC)。

5.住宅外污染物的进入 室外的工业生产、交通运输等形成的排放物,以及植物花粉、孢子、动物毛屑、昆虫鳞片等变应原都可通过门窗、各种管道缝隙闯入室内造成污染。

6.其他 室内施洒或喷雾各种杀虫剂、清洁剂、除臭剂、化妆品(如发胶)等家用化学品,可造成 VOC 污染。

只要关好门窗,住宅内就不存在空气污染,这种说法对吗?

(二)住宅空气污染的危害

对于现代人来说,全天有约 3/4 的时间是在住宅内度过的,但是住宅内的空气污染物不易扩散,使得住宅内污染的程度远严重于外界空气的污染,其对人体更易造成直接的伤害,也更为严重。住宅室内空气污染物的限值规定见表2-4。

新房子装修好后,是否可以直接入住?

表2-4 住宅室内空气污染物限值

序号	项目	限值
1	氡	$\leq200\,Bq/m^3$
2	游离甲醛	$\leq0.08\,mg/m^3$
3	苯	$\leq0.09\,mg/m^3$
4	氨	$\leq0.2\,mg/m^3$
5	总挥发性有机化合物(TVOC)	$\leq0.5\,mg/m^3$

1.诱发癌症 吸烟者自身肺癌高发是已公认的事实。据日本调查,丈夫每天吸烟

20支者,妻子患肺癌的危险性增加2.1倍。经调查,长期使用无烟囱火塘燃烧烟煤造成室内污染是其肺癌高发的主要危险因素,当地室内苯并(α)芘的浓度超过建议卫生标准的6 000倍。室内空气中常见的致癌物还有氡、苯、甲醛等。

2.引起某些中毒性疾病 由于排烟不畅或燃料燃烧不全,室内出现高浓度CO而引起急性中毒是常见的事故。CO的低浓度污染则与动脉粥样硬化、心肌梗死、心绞痛发病有密切关系。近来发现香烟烟雾还可引起男性精子异常、阳痿、早泄、性功能减退及女性月经异常等生殖系统的毒性作用。

3.引起不良的建筑物综合征 不良建筑物综合征常发生于办公室的工作人员,目前认为这是一种非特异性建筑物相关疾病,显然与空调系统通风不良形成的室内空气污染,特别是VOC、甲醛、环境烟草烟雾污染有关。

4.传播传染病 病原体可随空气中的尘埃、飞沫等进入人体而引起呼吸道传染病,如流行性感冒、流行性脑脊髓膜炎、麻疹、白喉及肺结核等。

5.诱发呼吸道感染 印度1993年调查发现,3岁以下儿童的急性下呼吸道感染率,在使用生物燃料的家庭比使用液化气等清洁燃料的家庭高50%。肯尼亚调查表明负责烹饪的家庭妇女急性下呼吸道感染发生率是男性的2倍。

6.引起某些变态反应 尘螨等多种室内变应原,可引起哮喘、荨麻疹、变应性鼻炎等变态反应症状。

三、住宅空气污染的防治

1.贯彻执行室内空气污染法规 自2003年3月1日实施的《室内空气质量标准》(GB/T 18883—2002)提出了室内空气质量的卫生要求,其中污染物控制指标有19项。①CO_2:室内达1%时,氨类化合物明显增加,空气其他性状也开始恶化,多数人普遍感觉不适,当为0.07%时,少数敏感个体开始有不适感觉。故室内空气中CO_2含量不应超过0.07%,最高不超过0.1%。②甲醛:具有强烈的刺激作用,可引起变态反应,是VOC污染的代表物之一并具有潜在的致癌作用。居室内规定不超过0.10 mg/m³。③菌落总数:通常以空气中细菌总数作为病原菌的指示,室内细菌总数≤2 500 CFU/m³,室内空气质量标准见表2-5。

2.住宅及内部的合理规划

(1)住宅的合理选址 住宅区应远离工业区或交通要道口及其他污染源,在间隔的防护距离内进行绿化。

(2)住宅内的平面配置 房屋内应有不同的功能分隔区室,应防止厨房煤烟、油烟进入卧室;应有足够的室内容积。

3.选择合理产品

(1)改善炉灶以及采暖设备 保证烟道通畅,注意改进燃烧方式、提高燃烧效率,以降低室内污染物的浓度;改进燃料结构,如逐步推广煤气化,电力供应充足地区推广电热烹调,以集中式采暖取代分散式采暖。

(2)选择合格产品 建筑材料和装饰材料等产品的氡、游离甲醛及其他有害物释放量应符合卫生规范和国家标准。

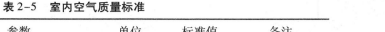
表2-5　室内空气质量标准

序号	参数类别	参数	单位	标准值	备注
1		温度	℃	22～28	夏季空调
				16～24	冬季采暖
2	物理性	相对湿度	%	40～80	夏季空调
				30～60	冬季采暖
3		空气流速	m/s	0.3	夏季空调
				0.2	冬季采暖
4		新风量	$m^3/(h \cdot 人)$	30[a]	
5		二氧化硫（SO_2）	mg/m^3	0.50	1 h 均值
6		二氧化氮（NO_2）	mg/m^3	0.24	1 h 均值
7		一氧化碳（CO）	mg/m^3	10	1 h 均值
8		二氧化碳（CO_2）	%	0.10	日平均值
9		氨（NH_3）	mg/m^3	0.20	1 h 均值
10		臭氧（O_3）	mg/m^3	0.16	1 h 均值
11	化学性	甲醛（HCHO）	mg/m^3	0.10	1 h 均值
12		苯（C_6H_6）	mg/m^3	0.11	1 h 均值
13		甲苯（C_7H_8）	mg/m^3	0.20	1 h 均值
14		二甲苯（C_8H_{10}）	mg/m^3	0.20	1 h 均值
15		苯并（α）芘［B（α）P］	mg/m^3	1.0	日平均值
16		可吸入颗粒物（PM10）	mg/m^3	0.15	日平均值
17		总挥发性有机物（TVOC）	mg/m^3	0.60	8 h 均值
18	生物性	菌落总数	cfu/m^3	2500	依据仪器定[b]
19	放射性	^{222}氡（^{222}Rn）	Bq/m^3	400	年平均值（行动水平[c]）

注：a. 新风量要求≥标准值，除温度、相对温度外的其他参数要求≤标准值；b. 见室内空气质量标准（GB/T 18883—2002）附录 D；c. 达到此水平建议采取干预行动以降低室内氡浓度

4. 改善个人生活习惯

（1）勤通风换气　经常开窗换气，尤其是刚装修的房间或新家具放置后，需经一定时间充分通风后再居住。厨房可安装除油烟机和排风扇，以降低局部污染物浓度。坚持合理清扫制度，必要时进行空气消毒以杀灭病原菌。在空调开启时，应保持一定量的新风。

（2）控烟　立法禁止公共场所吸烟。加强健康教育，推广戒烟方法，劝阻更多的吸烟者戒烟。

第四节 土壤环境与健康

一、土壤及土壤污染的现状

土壤是地球陆地的表面,由多种组分组成,包括无机盐、有机质、水、空气和生物等,也是陆地上具有肥力并能生长植物的疏松表层,土壤是由岩石风化和生物的联合作用形成的。

(一)概述

土壤的化学组成包括:①无机盐,构成的元素主要包括有氧、硅、铁、铝、钙、钠和钾等;②有机质,来自动植物与微生物;③微生物,大多数为非致病菌,可以分解有机质、无机盐,在土壤自净中起着重要的作用;④空气和水,土壤的净化能力比较强,土壤和植物可以富集大量的化学物质。除皮肤可能直接接触外,人类并不直接摄取土壤成分,但是通过间接作用可影响人体健康。

生物富集(bioconcentration),又称生物浓缩,是指某生物体能够通过对环境中的某些元素或是难以分解的化合物的积累,使这些物质在生物体内的浓度超过环境中浓度的现象。符合生物富集作用的污染物需满足三个条件:污染物在环境中比较稳定,必须是生物能够吸收的,不易被生物代谢过程所分解。一般来说,土壤生物富集作用对人体造成的多为慢性危害和远期危害。

(二)土壤污染状况

1. 有机物污染　土壤中的有机物污染主要来自于农药的使用,农药主要包括有机磷和有机氯两类。有机污染物进入土壤中,可以被植物吸附,在生物体内富集,产生严重危害。

2. 固体废弃物　主要指生活垃圾和矿渣、煤渣等工业废渣。这些固体废物占用大量的土地不易处理,同时其中含有大量的污染物,很容易污染、恶化环境。

3. 病原微生物　土壤中的病原微生物主要来自生活污水、医院污水、人畜的粪便等,包括有肠道致病菌、霉菌和病毒等。

4. 放射性污染物　这些污染物主要来自工业、科研及医疗机构产生的放射性废弃物进入土壤,对人体的损伤包括急性和慢性损伤。随着当前我国的经济社会发展,医疗机构中使用的放射性物质增多,科研能力的提升,以及核电站的建设等,这也成为未来需要重视的一个问题。

不容忽视的是,重金属污染及废水废气污染对土壤污染仍比较严重。当然,相对于林地和草地,耕地中受到的污染更为严重。在重污染企业用地、工业废弃地和采矿区,污染比较的严重(超标位点超过30%),当然工业园区、固体废物集中处理处置场地、采油区、污水灌溉区和干线公路两侧,污染相对轻,但超标位点仍超过20%,部分无机污染物与有机污染物超标情况见表2-6。

表 2-6　部分无机污染物与有机污染物超标情况

污染物类型	点位超标率	不同程度污染点位比例（％）			
		轻微	轻度	中毒	重度
镉	7.0	5.2	0.8	0.5	0.5
汞	1.6	1.2	0.2	0.1	0.1
砷	2.7	2.0	0.4	0.2	0.1
铅	1.5	1.1	0.2	0.1	0.1
六六六	0.5	0.3	0.1	0.06	0.04
滴滴涕	1.9	1.1	0.3	0.25	0.25
多环芳烃	1.4	0.8	0.2	0.2	0.2

注：数据来自《全国土壤污染状况调查公报》（2014 年 4 月 17 日公布）；点位超标率是指土壤超标点位的数量占调查点位总数量的比例；土壤污染程度分为 5 级：污染物含量未超过评价标准的，为无污染；在 1 倍至 2 倍（含）之间的，为轻微污染；2 倍至 3 倍（含）之间的，为轻度污染；3 倍至 5 倍（含）之间的，为中度污染；5 倍以上的，为重度污染

（三）土壤污染的特点

1. 隐蔽性及滞后性　土壤污染不同，需要对土壤进行分析化验和农作物的残留检测，而对人体的健康影响则是长期性的。因此土壤污染开始到出现问题就会滞后很长时间。日本的"痛痛病"则是 10 年之后才被认识到，对日本造成严重影响，影响时间更长久。

2. 累积性　土壤中的污染物质不像大气和水中的污染物容易扩散、迁移，土壤中的污染物质能够不断的积累，同时还会有很强的地域性。

3. 不可逆转性　重金属对土壤的污染基本上是一个不可逆转的过程，而有机污染物对土壤的污染则需要较长的时间才能得到降解。

4. 污染难治理　土壤污染的发现需要很长时间，而积累在土壤中的污染物质，比如重金属和有机污染物，是很难依靠土壤的自净能力和微生物的降解作用来消除土壤污染。

二、土壤污染对健康的影响

土壤有一定的自净能力，当有害物质过多，引起土壤结构功能发生变化，土壤的自净能力被破坏，那么有害物质或是其分解产物就会在土壤中逐渐的积累，通过"土壤→植物或水→人体"被人体吸收，对人体健康产生影响。

（一）土壤重金属污染对健康影响

重金属（heavy metal）通常是用来表示十余种金属或类金属。由于重金属不能被降解和破坏，因此成为重要的持久性环境污染物，可以通过食物链的生物富集作用在生物体内达到很高的浓度。对于人来说，进入人体内排出缓慢，生物半衰期较长，具有很强的蓄积性。

笔记栏

1. 砷　砷可以引起皮肤癌,为确认致癌物。砷可引起皮肤的色素沉着过度,角化过度,直至出现皮肤癌。急性中毒表现为胃肠道症状,剧烈腹痛,米汤便,严重时心律失常,并导致心力衰竭。慢性接触可引起神经毒性,如肌肉萎缩、麻痹、黄疸、肝硬化及下肢外周血管病变。

2. 镉　镉接触主要来自食物,经食物链富集能达到非常高的浓度。镉在肝肾中蓄积,生物半衰期长达 30 年。镉可损伤肾近曲小管上皮细胞,表现为蛋白尿,尿钙增多,骨钙析出,而钙的丢失致使机体负钙平衡,导致软骨化或骨质疏松,易诱发骨折。镉还可造成血压升高,是确认致癌物。

铅和汞进入人体内,很容易被排出体外,是吗?

3. 铅　铅是分布最为广泛的有毒金属。成人可经食物摄入铅后有 5% ~ 15% 吸收,儿童可吸收 41.5% ,净保留 31.8% 的铅量。儿童极易发生铅中毒,对于儿童来说,其最敏感的靶器官是神经系统,因此铅中毒易影响儿童的智力发育,运动认知行为,血铅增加与智力下降存在一定的关系。铅还可干扰卟啉代谢,妨碍血红素的合成,造成贫血;铅还能诱发慢性间质性肾病,引起血压增高,母体中血铅的升高可能与妊娠期的缩短和胎儿出生低体重有关。

4. 汞　汞在土壤中广泛存在,本底值并不高,很容易富集于土壤表层中。慢性中毒主要表现为兴奋性增加、震颤及牙龈炎三种典型症状,有时还出现肾病综合征。甲基汞在胃肠道中极易被吸收,对类脂物质有很高的亲和力,易蓄积于脑细胞中,侵害大脑皮质呈神经毒性作用。甲基汞中毒表现为:①感觉异常,手脚麻木、刺痛;②吞咽及说话困难,共济失调;③神经衰弱;④视听觉出现障碍;⑤震颤昏迷以至死亡。甲基汞还可通过胎盘引起胎儿先天性汞中毒,导致胎儿畸形。

(二)土壤有机物污染对健康影响

1. 土壤有机物污染对人群健康影响的特点　影响地区和人群广泛;影响时间长;影响人体健康的作用因素情况复杂;污染对人群产生不同的生物效应,可表现为局部、全身、近期、远期、危及当代或是下一代。

2. 土壤有机物污染对健康的远期危害　土壤污染造成的健康损害是复杂多样的,危害也是受到多种因素的影响。土壤污染对健康的损害多是慢性危害和远期危害,土壤有机物对健康损害多为远期危害。远期危害是指污染物造成的危害潜伏期长,能影响人类当代及其子孙后代的健康,后果严重而又深远,表现为致突变、致癌和致畸作用:致突变作用是指污染因素诱发细胞遗传物质改变而导致的可遗传性变异,常见的诱发因素有苯并(α)芘等多环芳烃化合物、苯等;致癌作用是污染因素引起正常细胞的恶性转化,异常增殖,并发展成为肿瘤的过程,确认致癌物包括有砷、镉等的污染物,还包括苯、氯乙烯等某些有机污染物;致畸作用是指环境因素作用于子宫内胚胎,使其发育缺陷形成畸形的过程,胎儿可能发生四肢、颜面外形异常或是内脏器官结构缺损畸形等,人群流行病调查确认的人类致畸物中有多氯联苯、某些农药等。

(三)土壤病原体污染对健康影响

土壤病原体污染,即土壤生物污染(biological pollution of soil),是指病原体侵入土壤,破坏了土壤生态系统的平衡,引起土壤质量下降的现象。病原体来源于未处理的人畜粪便、生活污水、垃圾、医院污水及病畜尸体处理不当等,这些病原体进入土壤,继而引起人体患有各种细菌性和病毒性的疾病,威胁人类生存环境。目前,土壤中发现的有百余种可引起人类致病的病毒。比如,脊髓灰质炎病毒、柯萨奇病毒、人肠道细胞病变孤儿病毒等,最为危险的是传染性肝炎病毒。

三、土壤污染的防治

在 2016 年 5 月 28 日,由国务院印发实施的《土壤污染防治行动计划》(国发〔2016〕31 号)是为了切实加强土壤的污染防治,逐步的来改善土壤的环境质量而制定的法规,又被称为"土十条"。工作的目标分为不同的 3 个阶段,一是到 2020 年,土壤污染加重趋势得到初步遏制,土壤的环境风险要基本管控;二是到 2030 年,土壤质量稳中向好;三是改变土壤的理化性质和水分条件来控制病原微生物的传播,加强地表覆盖以抑制扬尘,切断致病菌的空中传播途径,还可以直接对土壤施药灭菌和杀毒。不过最重要的是我们应该注意饮食卫生,不直接接触污染土壤,勤洗手,加强锻炼,增强身体抵抗力,降低染病概率。为了防止土壤的生物污染,要因地制宜地对污染源进行无害化处理,并加强对病毒在土壤及生态系统中迁移、分布和消长规律的研究。

1. 土壤的生物防治   土壤中具有很多生物防治潜力的有益微生物,不仅对病原菌进行有效的拮抗抑制,还能促进植物生长和增产的作用。植物根系分泌物对某些病原菌也会产生抑制作用,根系分泌物包括大分子的有机物,如糖、蛋白质、酶,还有一些生长激素类物质,其中部分物质或进一步的分解产物具有化感作用。如小麦根系分泌物能直接抑制小麦全蚀病原菌的菌丝发育。化感物质还可抑制土壤的硝化作用,对一些通过硝化作用获取物质和能量的病菌也有很好的防治效果。

2. 土壤重金属污染的防治   遏制土壤重金属污染应推广土壤修复治理技术,政府相关部门要加强对于工业废水、废气、矿业固体废弃物等综合治理和利用,积极发展高效、低毒、低残留的农药,增施有机肥,改变耕作制度;对于过度开发的土壤应停耕或种植豆类植物,并全年禁用化学农药,让土壤全面修复。治理土壤重金属污染应该从完善立法、加强研究、发展相关产业、实施更严格的环境政策等方面进行治理。

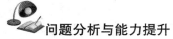

问题分析与能力提升

一、选择题

1. 经检测,此地空气质量级别为Ⅲ(1)级,空气质量状况属于轻微污染。此时,对污染物比较敏感的人群,例如儿童和老年人、呼吸道疾病或心脏病患者,以及喜爱户外活动的人,他们的健康状况会受到影响,但对健康人群基本没有影响。此 API 分级为   (   )

    A. 51～100　　　　　　　　　　　　　B. 101～150

    C. 151～200　　　　　　　　　　　　　D. 201～250

2. 气态污染物中,属于化学窒息性气体的是   (   )

    A. SO_2　　　　　　　　　　　　　　　B. O_3

    C. CO　　　　　　　　　　　　　　　　D. NO_2

3. 下列哪项不属于《生活饮用水卫生标准》(GB 5749—2006)中的微生物指标   (   )

    A. 大肠菌群和大肠杆菌　　　　　　　B. 耐热大肠菌群

    C. 金黄色葡萄球菌　　　　　　　　　　D. 菌落总数

4. 下列哪个项目不属于《生活饮用水卫生标准》(GB 5749—2006)中常规检测指标   (   )

    A. 微生物指标和毒理指标　　　　　　B. 来源地指标

C.感官性状和一般化学指标 D.放射性指标

5.室内拥有足够的阳光,是一件美好的事情。在我国,住宅建筑日照标准中规定的,Ⅲ气候区的中小城市,房间内的日照时长在大寒日为 （　　）

A.1 h B.1.5 h

C.2 h D.3 h

6.下列哪项不是住宅内的空气污染对人体的危害 （　　）

A.诱发癌症及引起某些中毒性疾病 B.肾病综合征

C.引起不良的建筑物综合征

D.传播传染病,诱发呼吸道感染和引起变态反应

7.慢性汞中毒中,患者的临床表现有哪些 （　　）

A.兴奋性增加 B.震颤

C.牙龈炎 D.贫血

8.下列哪项不属于土壤污染的特点 （　　）

A.隐蔽性及滞后性 B.累积性及不可逆转性

C.污染的难治理 D.立即扩散

9.土壤中有机物污染对人体健康的影响多为远期危害,下列哪项不属于远期危害 （　　）

A.致突变作用 B.致癌作用

C.致残作用 D.致畸作用

10.《生活饮用水卫生标准》(GB 5749—2006)中对菌落总数的要求是:每100 mL水样中不得检出多少的CFU （　　）

A.100 B.50

C.0 D.10

二、问答题

1.请简述空气污染对人体健康的影响。

2.请简述PM10与PM2.5的区别。

3.请简述饮用水的卫生规范。

4.住宅内的空气污染有哪些? 请举例进行说明。

5.请简述土壤污染对人体健康的危害。

(河南科技大学　王鹏飞)

生产环境与健康

🌀 **学 习 目 标**

1.掌握职业性有害因素、职业病、职业性多发病等概念;职业病的特点及职业病的诊断原则。

2.熟悉常见职业性有害因素对人体健康的危害。

3.了解我国法定职业病的分类及范围。

生产劳动是维持人类生存的必要条件之一,生产环境是进行生产劳动不能缺少的必要条件,生产者在生产劳动过程中不可避免地接触存在于生产环境中的多种职业性有害因素,威胁着劳动者的身心健康。新中国成立以来,随着我国经济高速发展,职业卫生问题出现频率大大增加,我国职业卫生工作也迅速开展起来,建立了职业病防治机构,制定了有关劳动卫生与职业病管理的法律、规章制度及劳动卫生标准,以保护劳动者的健康。改革开放以后,我国经济进入了高速发展时期,乡镇企业、私人企业、民营企业和外贸企业纷纷崛起,劳动用工制度也随之发生改变,生产环境和生产过程的管理也相对松懈,职业病防治工作也处于停滞状态,致使厂矿企业事故频繁出现,某些已经控制的职业病和职业有关疾病呈现上升趋势,引起了人民政府的高度重视。

第一节 概 述

一、职业性有害因素

职业性有害因素(occupational hazards)是指存在于生产过程、劳动过程和生产环境中的可直接危害劳动者身心健康的各种因素。它是职业卫生与职业医学研究和控制的主要对象。

生产劳动条件包括:①生产过程,它随着生产设备、使用的材料和生产工艺变化而变化;②劳动过程,是指生产过程中的劳动组织、操作体位和方式及体力与脑力劳动的比例等;③生产环境,是指进行生产的周围条件,可以是大自然环境,也可以是按生产需要建立起来的人工环境。

危害劳动者身心健康的这些职业因素,有的是单独起作用,有的是两种或多种因素联合作用,也有的与劳动者的不良生活方式联合起来共同作用,增加了对劳动者健康影响的复杂性。因此,对职业性有害因素应全面综合治理,以保障劳动者的健康。就职业有害因素的来源,可以将其分为以下几种。

（一）生产过程中存在的有害职业因素

按其性质可分为化学因素、物理因素与生物因素。

1. 化学因素

(1)生产性毒物 种类很多,常见的有以下几种:①金属与类金属,如铅、汞、锰、铬、磷、砷、硫等。②有机溶剂,如苯、甲苯、正己烷、二硫化碳、四氯化碳、汽油等。③刺激性气体和窒息性气体,前者如氯、氨、氟化氢、二氧化硫、光气等;后者如一氧化碳、氰化氢、硫化氢等。④苯的氨基和硝基化合物,如三硝基甲苯等。⑤高分子化合物,如氯乙烯、丙烯腈、氯丁二烯等。⑥农药,如有机磷农药、有机氯农药、氨基甲酸酯类和拟除虫菊酯类农药等。

(2)生产性粉尘 如游离二氧化硅粉尘、有机粉尘、石棉尘、煤尘、水泥等。

2. 物理因素 ①异常气象条件,如强热辐射、高气温、高气流、高气湿、低气温等。②异常气压,如高气压,由高压转向常压时的潜涵或潜水作业,如果减压过快或降压幅度过快都可引起减压病(decompression sickness);低气压,在低气压下的高空飞行或高原作业可引起航空病(aircraft disease)或高山病(mountain sickness)。③噪声与震动。④非电离辐射,如紫外线、红外线、可见光、射频辐射、激光等。⑤电离辐射,如 α 粒子、β 粒子、X 射线、γ 射线。

3. 生物因素 ①细菌:如屠宰、皮毛加工业等,在作业时易接触到炭疽杆菌、布鲁菌等。②病毒:如森林作业时可能受到携带森林脑炎病毒的蜱虫叮咬而感染森林脑炎。③真菌:如劳动者在农作物的收获、加工、存储的过程中,可接触到曲霉菌、青霉菌、农药白僵菌等。

（二）劳动过程中的有害因素

1. 劳动组织或制度不合理 如劳动强度过大与生理状况不相适应或生产定额不当、劳动作息制度不合理、工作属性与劳动者能力不相称等。

2. 职业精神紧张 如人际关系或人员组织关系不和谐、工作变动、福利待遇不公平等。

3. 不良工作条件 如劳动工具设计不合理或长期处于某个不良体位导致个别器官或系统过于紧张及照明不足、工作空间拥挤、卫生状况差、空气污染、噪声等不良因素的存在。

（三）生产环境中存在的有害因素

1. 厂方建筑布局不合理 如将有害工序、工种和无害工序、工种等安排在同一个车间内;工作场所缺乏卫生防护措施,如产生粉尘的车间或岗位无除尘、排毒措施等。

2. 自然环境中的有害因素 如炎热季节的太阳辐射、冬季低温等。

二、职业性损害

职业性损害指的是劳动者接触职业性有害因素后,在一定条件下,对其身心产生的损害。

劳动者接触职业性有害因素不一定发生职业性损害,只有当劳动者个体、职业性有害因素及有关的作用条件联系在一起,并达到引起一定条件时,才会发生职业性损害。职业性损害的发病过程,取决于三个主要条件:①有害因素的性质,有害因素的理化性质和作用部位与发生职业性损害密切相关。②作用于人体的量,除了生物因素进入人体的量还无法估计外,物理因素和化学因素对人的危害,都与量有关,故在确定大多数职业性损害时,必须有量(作用浓度和强度)的估计。③人体的健康状况,人体对有害因素的防御能力是非常重要的,对工人进行就业前和定期的体格检查,其目的在于发现对生产中有害因素的禁忌证,以便合适地安置工种,保护健康。

根据职业性损害的性质不同,可以把职业性损害分为以下三类。

(一)职业病

1. 职业病的概念　职业性有害因素作用于人体的强度和时间超过一定限度时,机体不能代偿,导致一系列功能性和(或)器质性病理改变,从而出现相应的临床征象,影响劳动能力,这类疾病统称为职业病。我国职业病诊断名词术语(GBZ/157—2009)中所下的定义为:劳动者在职业活动中接触职业性有害因素所直接引起的疾病称为职业病。法定职业病是各个国家根据其社会制度、经济条件和诊断技术水平,以法规形式规定的职业病。有些国家按照法律规定,对法定职业病给予经济补偿,故又将其称为需补偿的疾病。每个国家所规定的职业病名单不尽相同,只在本国具有立法意义。

2. 职业病的种类　对于法定职业病,国家可以依据实际国情做出调整。我国卫生部曾于1957年2月颁布的《职业病范围和职业病患者处理办法的规定》中公布了14种法定职业病。1987年修订后的职业病名单中规定的职业病为9类104种。目前,从我国经济发展水平出发,根据《中华人民共和国职业病防治法》规定,经我国卫生部、劳动和社会保障部调整,于2013年12月23日公布了《职业病分和目录》,规定的法定职业病有10类132种。

3. 职业病的特点　职业病种类繁多,病因极其复杂,症状的表现形式也多种多样,但其也具有一定的特点。①病因明确,在控制了相应的病因或限制了作用条件后,发病可以减少或消除。②疾病和病因常有明确的剂量(接触水平)-反应关系(exposure-response relationship),职业病的病因大多是可以识别和定量检测的,有害因素的接触水平、接触时间常与发病率或机体受损程度间有明显的联系。③群体发病,在接触同样有害因素的人群中,常有一定的发病率,很少出现个别患者的现象。即使在不同时间、不同地点、不同的人群,如果接触同一种职业危害因素,也会出现同一种职业病流行。④早发现早治疗,愈后好。一般情况下,大多数职业病如能早期诊断,合理处理,预后较好,康复也容易。⑤大多数职业病目前尚无特效疗法,发现愈晚,疗效也愈差。

4. 职业病的诊断　职业病的诊断是一项政策性和科学性很强的工作,它直接关系到患者的健康和劳保待遇,也关系到国家和企业的利益。因此,必须严肃认直地对待,做出及时正确的诊断。职业病的诊断应根据准确可靠的职业接触史、现场劳动卫生学调查、临床症状与体征及实验室检查四方面资料进行综合分析,依据职业病诊断标准及其有关规定,排除非职业性疾病,由集体做出诊断。

(1)职业接触史　是诊断职业病的重要前提。应详细地询问工种、工龄、接触职业性有害因素的种类、接触方式及防护措施等。

(2)现场劳动卫生学调查　是诊断职业病的重要参考依据。应深入现场调查清楚患者所在岗位的生产工艺过程,存在哪些职业性有害因素,其浓度或强度及防护情况,从而判断在该作业环境工作发病可能性。同时,收集以往生产环境中职业性有害因素的监测资料和工人发病情况的资料,必要时进行现场测定。

(3)临床症状与体征　职业病的临床表现复杂多样。应注意其临床表现是否与所接触的有害因素的作用性质相符,特别是症状、体征出现的时间顺序及其与接触职业性有害因素的关系。

(4)实验室检查　除一般检查项目外,还应根据职业性有害因素的作用特点,有针对性地进行一些特殊项目检查,包括接触指标和效应指标的检查。临床资料可作为是否符合某种职业病临床表现的证据。同时,据此亦可鉴别、排除非职业性疾病。

职业病的诊断应由省级卫生行政部门批准的医疗卫生机构承担,需经3名以上取得职业病诊断资格的执业医师做出,同时向当事人出具职业病诊断证明书,并按规定向所在地区卫生行政部门报告。

5.职业病的处理原则　职业病的处理主要包括对职业病患者的治疗和及时依法落实职业病患者应享有的待遇。职业病患者依法享有国家规定的职业病待遇有:①用人单位应当按照国家有关规定,安排职业病患者进行治疗、康复和定期检查;②用人单位对不宜继续从事原工作的职业病患者,应当调离原岗位,并妥善处理;③用人单位对从事职业病危害作业的劳动者,应当给予适当岗位津贴。我国颁布的《职工工伤与职业病致残程度鉴定》(GB/T16180—2006)不仅为职业病患者提供了全国统一的劳动能力鉴定标准,而且也是实施劳动保险的医学依据。

(二)工作有关疾病

工作有关疾病(work related disease)是一种由于生产环境和(或)劳动过程中某些不良因素造成的职业人群常见病发病率增高,潜伏的疾病显露或已患病情加重的一类疾病,其发生也与社会心理因素、个人易感性以及生活习惯有关,但也见于非职业人群中,因而不是每一病种和每一病例都必须具备该项职业史或接触史。

(三)职业性外伤

职业性外伤(occupational trauma)是指工人在从事生产劳动过程中,由于生产设备存在缺陷、缺乏必要的防护措施、劳动组织不合理、管理不善及操作者缺乏安全操作知识或违反操作规程而导致机体组织结构或功能受到损伤或意外死亡。

第二节　生产性粉尘与硅肺

生产性粉尘(productive dust)是指在生产活动中产生的并能较长时间飘浮于空气中的固体微粒。它是当今污染作业环境、损害劳动者健康的主要职业性有害因素,可引起接触人群多种职业性肺疾病。

（一）生产性粉尘的来源与分类

1. 生产性粉尘的来源　源于工农业生产的许多行业,如矿山开采、筑路、冶炼、玻璃、水泥、陶瓷、农业及农副产品加工业等。

2. 生产性粉尘的分类　按其化学性质可分为无机粉尘、有机粉尘及混合性粉尘。

（1）无机粉尘　包括矿物性粉尘（硅尘、石棉尘、煤尘等）、金属性粉尘（铅尘、锰尘等）和人工无机粉尘（水泥、玻璃等）。

（2）有机粉尘　包括动物性粉尘（动物皮毛、骨质、丝等）、植物性粉尘（谷物、棉、麻、茶、木尘等）和人工有机粉尘（合成树脂、人造纤维等）。

（3）混合性粉尘　在生产环境中大多数情况下是以两种或多种粉尘的混合形式存在,称之为混合性粉尘。

（二）生产性粉尘的理化特性及卫生学意义

1. 化学组成　粉尘的化学组成决定其生物学作用,粉尘的化学成分不同,对机体的致病作用也不同,可有致纤维化、刺激、中毒、致癌和致敏作用。

2. 粉尘浓度　同一粉尘在作业环境空气中浓度越高,吸入的量越多,沉积在肺内的粉尘量越多,越容易对劳动者的健康产生损害。

3. 分散度　分散度（dispersity）是某一生产过程中物质被粉碎的程度,以粉尘粒径大小的数量或质量组成百分比来表示,前者称为粒子分散度;后者称为质量分散度。粉尘粒子分散度越高,被人体吸入的机会就越多。通常把直径<15 μm 的粉尘称为可吸入性粉尘（inhalable dust）,直径<5 μm 的粉尘可达呼吸道深部和肺泡区,称为呼吸性粉尘（respirable dust）。

4. 硬度　坚硬的较大尘粒能引起呼吸道黏膜的机械损伤,而进入肺泡的粉尘,因质量很小又受到肺泡表面活性物质影响,不易对肺泡造成损伤。

5. 溶解度　具有化学毒性的粉尘如铅、锰、砷等随溶解度的增加,对人体的危害增强;而有些粉尘如面粉、糖等粉尘随着溶解度的增加,容易被吸收和排出,对人体危害减弱。

6. 荷电性　物质在粉碎过程和流动过程中互相摩擦或吸附空气中的离子而带电荷。温度升高时电荷增多,湿度增加则电荷减少。粉尘的荷电性可影响粉尘颗粒的聚集,因而影响粉尘在空气中的飘浮时间和被机体吸入的可能性。

7. 爆炸性　有些粉尘达到一定浓度,遇到明火、电火花和放电时可发生爆炸。可能发生爆炸的最低粉尘浓度:煤尘为 35 g/m^3,面粉、铝、硫磺尘为 7 g/m^3,糖尘为 10.3 g/m^3。

（三）生产性粉尘所致肺部疾病

1. 尘肺　尘肺（pneumoconiosis）是由于在生产过程中长期吸入生产性粉尘并在肺内潴留而引起的以肺组织纤维化增生为主的全身性疾病。我国将尘肺按病因分为以下五类。

（1）硅沉着病　是由于长期吸入游离二氧化硅粉尘而引起的。

（2）硅酸盐肺　是由于长期吸入含结合型二氧化硅粉尘而引起,如石棉沉着病、滑石尘肺等。

笔记栏

何谓粉尘的分散度? 其卫生学意义是什么?

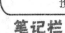

（3）炭尘肺　是由于长期吸入煤、石墨、炭黑、活性炭等粉尘所致。

（4）混合性尘肺　是由于长期吸入游离二氧化硅和其他粉尘所致,如煤硅肺等。

（5）金属尘肺　是由于长期吸入某些致纤维化的金属性粉尘所致,如铁尘肺、铝尘肺等。

2.其他呼吸系统疾病

（1）粉尘沉着症　某些生产性粉尘,如钡、锡尘沉积于肺部后,引起一般性异物反应,并可继发轻微肺间质非胶原型纤维增生,但肺泡结构保留,对人体健康危害较小。

（2）有机粉尘　引起的肺疾病如吸入棉、亚麻、软大麻等粉尘可引起棉尘病;吸入被霉菌、细菌或血清蛋白等污染的有机粉尘可引起的职业性变态反应性肺泡炎等。

（3）其他　粉尘性支气管炎、肺炎、支气管哮喘等。

3.局部作用　粉尘对呼吸道黏膜可产生局部刺激作用,引起鼻炎、咽炎、气管炎等。粉尘堵塞皮肤的毛囊、汗腺开口引起粉刺、毛囊炎等。

4.中毒作用　吸入铅、锰、砷等粉尘可导致中毒。

5.恶性肿瘤　石棉、镍、砷、铬酸盐粉尘可致肺癌。

（四）硅沉着病

硅沉着病(silicosis)是在职业活动中由于长期吸入游离二氧化硅粉尘而引起的以肺部弥漫性纤维化为主的全身性疾病。

1.硅尘作业　自然界中游离二氧化硅分布很广,在地壳 16 km 以内约占 5%,在 95% 的矿石中含有数量不等的游离二氧化硅。通常将含游离二氧化硅 10% 以上的矿物性粉尘称为硅尘。将接触含 10% 以上游离二氧化硅的粉尘作业称之为硅尘作业。常见的硅尘作业有矿山采掘、建筑材料业、冶金业、耐火材料业、陶瓷业等。

2.影响发病因素　硅沉着病的发病与粉尘中游离二氧化硅含量及类型、粉尘浓度、分散度、接尘工龄、防护措施、个体因素等有密切相关。因为硅沉着病的发生及病变程度与肺内粉尘蓄积量有关,肺内粉尘蓄积量取决于粉尘浓度、分散度、接尘时间和防护措施等。不同石英变体的致纤维化能力依次为:磷石英>方石英>石英>柯石英>超石英,不同晶体结构致纤维化能力依次为:结晶型>隐晶型>无定型。

硅沉着病是一种慢性进行性疾病,发病较缓慢,多在 15～20 年后才发病。少数持续吸入高浓度、高游离二氧化硅含量的粉尘,经 1～2 年即可发病,称为“速发型硅肺”(acute silicosis)。短时间接触较高浓度硅尘,但在脱离粉尘作业时 X 射线胸片未显示硅沉着病改变,然而经过若干年后被诊断为硅沉着病,称为“晚发型硅肺”(delayed silicosis)。

3.发病机制和病理改变

（1）发病机制　关于硅沉着病的发病机制曾提出多种假说,如机械刺激学说、硅酸聚合学说、表面活性学说、免疫学说等。近年来,硅肺纤维化发病的分子机制研究有了一定进展。硅尘进入肺内损伤或激活淋巴细胞、上皮细胞、巨噬细胞、成纤维细胞等效应细胞,分泌多种细胞因子等活性分子。尘粒、效应细胞、活性分子等之间相互作用,构成复杂的细胞分子网络,通过多种信号传导途径,激活胞内转录因子,调控肺纤维化进程。这些活性分子包括细胞因子、生长因子、细胞黏附分子、基质金属蛋白酶/组织金属蛋白酶抑制剂等。

（2）硅沉着病病理改变　硅沉着病基本病变是硅结节和弥漫性间质纤维化。硅沉着病按病理形态可分为以下几种类型。

1)结节型硅肺　由于长期吸入游离二氧化硅含量较高的粉尘而引起的肺组织纤维化,典型病变为硅结节。镜下可观察到不同类型和不同发育阶段的硅结节,典型的硅结节横断面似葱头状,胶原纤维束呈同心圆状排列,中心或偏侧有一闭塞的小血管或小支气管。早期硅结节胶原纤维细且排列疏松,中间有大量尘细胞和成纤维细胞。结节越成熟,胶原纤维越粗大密集,细胞成分越少,最终胶原纤维可发生透明性变。

硅结节是如何
产生的?

2)弥漫性间质纤维化型硅肺　见于长期吸入的粉尘中游离二氧化硅含量较低的病例。病变进展缓慢,在肺泡、肺小叶间隔、小血管和呼吸性支气管周围的纤维组织呈弥漫性增生,相互连接呈放射状、星芒状,使肺泡容积缩小,有时也可形成大块纤维化。

3)硅性蛋白沉积型硅肺　多见于短期内接触高浓度、高分散度的游离二氧化硅粉尘的年轻工人,又称急性硅肺。病理特征为肺泡腔内有大量的蛋白分泌物,称之为硅性蛋白,继而发生纤维化病变。

4)团块型硅肺　是上述类型硅肺发展、病灶融合而成。

4. 临床表现

(1)症状与体征　硅沉着病患者可长期无明显自觉症状,随着病情的进展或有并发症,可出现胸闷、气短、胸痛、咳嗽、咳痰等症状和相应体征。如肺部可闻及干、湿啰音及哮鸣音等。

(2)X 射线胸片表现　硅肺 X 射线胸片影像主要有小阴影和大阴影,小阴影又分圆形小阴影和不规则形小阴影。

1)圆形小阴影　呈圆形或近似圆形,边缘整齐或不整齐,密度较高,按直径大小分为 p(<1.5 mm)、q(1.5～3.0 mm)、r(3.0～10.0 mm)三种类型,早期多出现于两肺中下肺区,随着病情的进展,分布范围扩展到两上肺区。

2)不规则形小阴影　小阴影表现为粗细、长短、形态不一的致密阴影,阴影间可互不相连,或杂乱无章交织在一起,呈网状或蜂窝状,致密度多持久不变或缓慢增高。按其宽度可分为 s(<1.5 mm)、t(1.5～3.0 mm)、u(3.0～10.0 mm)三种类型,早期多见于两肺中下肺区,随着病情进展,逐渐扩展到两上肺区。

3)大阴影　指直径或宽度大于 10 mm 的阴影,形态有长条形、圆形、椭圆形或不规则形,多在两肺上区出现,其周围一般有肺气肿带。

4)肺门和肺纹理变化　早期肺门阴影增大,密度增高,有时可见淋巴结出现蛋壳样钙化。晚期肺门上举外移,呈"垂柳状"或"残根状"。肺纹理增多、增粗,晚期因出现肺气肿,肺纹理逐渐减少或消失。

(3)肺功能改变　早期硅肺患者肺功能改变不明显,当病变进展出现肺活量降低、最大通气量减少等。

(4)并发症　硅肺可并发肺结核、肺及支气管感染、自发性气胸及肺源性心脏病等,其中最常见的并发症是肺结核。

5. 诊断　根据可靠的生产性矿物性粉尘接触史,以技术质量合格的 X 射线高千伏或数字化摄影(digital radiography,DR)后前位胸片表现为主要依据,结合工作场所职业卫生学、尘肺流行病学调查资料和职业健康监护资料,参考临床表现和实验室检查,排除其他类似肺部疾病后,对照尘肺病诊断标准,方可诊断。

劳动者临床表现和实验室检查符合尘肺病的特征,没有证据否定其与接触粉尘之

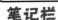

间必然联系的,应当诊断为尘肺病。尘肺病诊断标准(GBZ70—2015)。

6.治疗　目前对硅沉着病的治疗是以对症治疗和预防并发症为主。治疗的原则是选择适当的药物、加强营养、增强体育锻炼等综合措施,提高机体抗病能力,积极防治并发症,消除和改善症状,防止呼吸道感染,最大限度延长患者寿命。药物有克矽平、柠檬酸铝、粉防己碱、羟基派喹等,新药物的确切疗效尚待进一步研究。肺泡灌洗术在一定程度上可缓解患者的临床症状。

7.预防措施　控制硅沉着病的关键在于预防。其综合性控制措施有法律、组织、技术和卫生保健措施。法律措施包括控制粉尘危害的卫生标准和相关法律法规的制定与卫生监督;组织措施主要体现在加强领导,进行宣传教育,并建立和不断完善有效的管理体系和运行机制;技术措施包括改革工艺和革新生产设备、湿式作业、密闭尘源和抽风除尘等;卫生保健措施包括作业环境监测,健康监护和加强个人防护及注意个人卫生等。防尘措施在实际工作中被总结为八字防尘经验即"革、水、密、风、护、管、教、查"。

第三节　毒物与职业中毒

生产性毒物指的是在生产过程产生的,对劳动者的健康产生损害的物质的统称。生产性毒物可能是生产过程中的原料、中间体、成品、副产品、夹杂物和废弃物,可以固态、液态、气态或气溶胶的形式存在。在实际生产中,最为常见的是以气体、蒸气、烟、尘、雾的形态存在于生产场所的空气中。漂浮在空气中的粉尘、烟和雾统称为气溶胶(aerosol)。它们主要经呼吸道进入人体,其次是经皮肤,亦可经消化道进入人体造成危害。需要指出的是,任何化学物质,只要达到一定剂量,皆可成为毒物。职业中毒是指劳动者在生产劳动过程中因接触的生产性毒物所引起的机体功能、结构损伤甚至可造成死亡的疾病状态。

一、铅中毒

1.理化特性　铅(lead,Pb)为灰白色重金属,原子量207.20,比重11.3,熔点327 ℃,沸点1 620 ℃,金属铅质地较软,延展性较大。加热至400~500 ℃即有大量铅蒸气逸出,在空气中迅速氧化为氧化亚铅(Pb_2O),并凝集成铅烟。随着熔铅温度的升高,可进一步氧化为氧化铅(PbO)、氧化亚铅(Pb_2O)、四氧化三铅(Pb_3O_4)。除了铅的氧化物外,常用的铅化合物还有碱式碳酸铅[$PbCO_3 \cdot 2Pb(OH)_2$]、铬酸铅($PbCrO_4$)、硅酸铅($PbSiO_3$)等。金属铅不溶于水,但溶于稀盐酸、碳酸和有机酸,铅尘遇湿和CO_2变成$PbCO_3$。铅的化合物多为粉末状,大多不溶于水,但可溶于酸。

2.接触机会　工业接触铅的行业主要有:铅矿开采及冶炼;蓄电池制造业;交通运输业如火车车轮轴承挂瓦、桥梁、船舶修造业;电力电子业,如电缆包铅、电子显像管制造。接触铅化合物的有颜料、油漆、陶瓷、橡胶、塑料、制药等行业。我国铅危害最严重的行业为蓄电池制造、铅熔炼以及旧船拆修。日常生活中饮用锡壶装的酒,滥用含铅的中药偏方治病可引起生活性中毒。此外,值得关注的是由于铅的广泛应用及其污染所造成儿童铅中毒。

3. 毒理　工业生产中的铅及其化合物主要以粉尘、烟或蒸气的形态经呼吸道进入人体,经消化道可摄入少量,铅及其无机化合物不能通过完整的皮肤吸收。血液中的铅约占体内铅负荷量的2%,其中90%以上与红细胞结合,约10%在血浆中。血浆中的铅由两部分组成:一部分是活性较大的可溶性铅,主要为磷酸氢铅($PbHPO_4$)和甘油磷酸铅;另一部分是血浆蛋白结合铅。铅在体内的代谢与钙相似。高钙饮食有利于铅在骨内贮存,而缺钙、感染、饥饿、饮酒、创伤、发热和服用酸性药物造成体内酸碱平衡紊乱时,均可使骨铅向血液转移。体内的铅主要经肾排出,其次随粪便排出,少量可经唾液、汗液、乳汁、月经等排出。

铅作用于全身各系统器官,主要累及神经系统、造血系统、消化系统及肾等。铅可影响体内许多生物化学过程,中毒机制尚未完全阐明。目前比较清楚的是铅可使卟啉代谢障碍,从而影响造血系统功能。卟啉代谢障碍是铅中毒较为重要和早期变化之一。卟啉是血红蛋白合成过程的中间产物,在卟啉代谢过程中铅主要抑制 δ-氨基乙酰丙酸脱水酶(ALAD)、粪卟啉原氧化酶和亚铁络合酶。ALAD 受抑制后,δ-氨基乙酰丙酸(ALA)形成卟胆原的过程受阻,血中 ALA 增加并由尿排出。粪卟啉原氧化酶受抑制,则阻碍粪卟啉原Ⅲ氧化为原卟啉Ⅸ,而使血和尿中粪卟啉增多。亚铁络合酶受抑制后,原卟啉Ⅸ不能与二价铁结合形成血红素。同时红细胞游离原卟啉(free erythrocyte protoporphyrin,FEP)增加,后者可与红细胞线粒体内的锌结合,形成锌原卟啉(zinc protoporphyrin,ZPP),锌原卟啉也随之增加。由于血红蛋白合成障碍,导致骨髓内幼红细胞代偿性增生,外周血液中点彩红细胞、网织红细胞和碱粒红细胞增多。

4. 临床表现　经口摄入大量铅化合物可致急性铅中毒,多表现为胃肠道症状,如恶心、呕吐、腹绞痛,少数出现中毒性脑病。职业生产中急性中毒非常罕见,常见的是慢性中毒。早期表现为乏力、关节肌肉酸痛、胃肠道症状等,随着病情的进展出现神经、消化、血液等系统表现。

> 慢性铅中毒的临床表现及血液系统的改变有哪些?

(1)神经系统　主要表现为类神经征、周围神经病,严重者可出现中毒性脑病。类神经征是铅中毒早期和常见症状,主要表现为头痛、头晕、乏力、失眠、多梦、记忆力减退等。但亦有不少早期铅中毒患者,上述症状并不明显。周围神经病可分感觉型、运动型和混合型。感觉型表现为肢端麻木,四肢末端呈手套、袜套感觉障碍。运动型先出现握力减退,继之伸肌无力和麻痹,甚至出现"腕下垂""足下垂"。

(2)消化系统　轻者表现为消化不良,重者出现腹绞痛、消化不良症状,常有食欲减退、口内金属味、腹胀、恶心、便秘和腹部隐痛等。腹绞痛多为突然发作,常在脐周围,亦可在上下腹部,呈持续性疼痛阵发性加重。口腔卫生差者可在齿龈边缘见到约1 mm 蓝灰色线,称为"铅线"。

(3)血液系统　可出现轻度贫血,多呈低色素正细胞型贫血,亦有小细胞型贫血。外周血可有网织红细胞、点彩红细胞和碱粒红细胞增多。

(4)其他系统　铅可引起肾损害,使肾小球滤过率和内生肌酐的清除率降低,出现氨基酸尿、糖尿及低分子蛋白尿等。铅可引起男性精子数目减少、活动能力降低和畸形率增加。女性对铅更为敏感,接触大量铅的女工可出现不育、流产、死胎、胎儿畸形。

5. 诊断　职业性慢性铅中毒的诊断原则是根据确切的职业史及神经、消化、造血系统为主的临床表现与有关实验室检查,参考作业环境调查,进行综合分析,排除其他原因引起的类似疾病方可诊断。我国现行《职业性慢性铅中毒的诊断标准》（GBZ37—2002），将慢性铅中毒分为轻度中毒、中度中毒及重度中毒三级。

6. 治疗和处理　用金属络合剂依地酸二钠钙、二巯丁二酸钠等注射或二巯丁二酸口服进行驱铅治疗，首选药物为依地酸二钠钙（$CaNa_2$-EDTA）。腹绞痛发作时可对症治疗，支持治疗包括适当休息，合理营养，给予 B 族维生素药物和维生素 C 等。

7. 预防　降低生产环境空气中铅浓度，使之达到卫生标准是预防的关键；同时应加强个人防护。

职业禁忌证：贫血、神经系统器质性疾病、肝肾疾病、心血管器质性疾病。

二、汞中毒

1. 理化特性　汞（mercury, Hg）又称水银，为银白色液态金属，原子量 200.59，比重 13.6，熔点 -38.9 ℃，沸点 356.6 ℃。汞在常温下即能蒸发，气温愈高蒸发愈快，汞蒸气比空气约重 6 倍。汞表面张力大、黏度小，易流动。汞非常容易发生吸附，易发生二次污染。汞不溶于水和有机溶剂，可溶于热酸、硝酸和类脂质中。汞可与金银等金属生成汞合金（汞齐）。职业接触除金属汞外，尚有无机汞化合物和有机汞化合物。

2. 接触机会

（1）汞矿开采及冶炼　尤其是火法冶炼，将矿石放在炉中焙烧分解出汞蒸气，再冷凝成金属汞。

（2）化学工业　氯碱行业用汞做阴极电解食盐制造氯气和烧碱；有机合成工业，如乙炔法生产氯乙烯用 $HgCl_2$ 做触媒。

（3）仪表行业　如温度计，气压计，血压计，流量计的制造、校验和维修。

（4）电气行业　如荧光灯、汞整流器、X 射线球管、石英灯、电子管等的生产和维修。

（5）其他行业　如用银汞齐填补龋齿，用汞齐法提取金银等贵重金属或用汞齐镀金、镏金，用雷汞制造起爆剂雷管，用金属汞做钚反应堆的冷却剂，用硝酸汞处理毛绒制毡，用醋酸苯汞处理皮革。

3. 毒理　金属汞主要以蒸气形态经呼吸道进入人体。金属汞基本不能通过完整的皮肤吸收，经消化道吸收量极少，但汞盐和有机汞易被消化道吸收。汞的无机化合物虽可经呼吸道和皮肤吸收，但吸收量不大，主要侵入途径是消化道，经消化道吸收率取决于其溶解度。汞进入机体后，在血液内通过过氧化氢酶将其氧化为二价汞离子（Hg^{2+}），最初分布于红细胞和血浆中，主要与血红蛋白和血浆蛋白的巯基结合。数小时后开始向肾转移，肾汞含量达体内总汞量的 70% ~80%，主要分布在肾皮质，以近曲小管含量为最多，并大部分与金属硫蛋白结合形成较稳定的汞硫蛋白。汞可通过血-脑屏障，也能通过胎盘进入胎儿体内。汞主要经肾排出，但排出较为缓慢。少量汞可随粪便、呼气、汗液、唾液、乳汁等排出。

4. 临床表现

（1）急性中毒　很少发生，多见于意外事故，在职业环境中不多见。

（2）慢性中毒　较常见，初期常表现为类神经征，如头晕、头痛、健忘、失眠、多梦、食欲缺乏等。部分患者可伴有心悸、多汗、皮肤划痕试验阳性等自主神经功能紊乱，病情进一步发展则出现易兴奋症、震颤、口腔牙龈炎等慢性汞中毒特异三联征的典型表现。

1）易兴奋症　为慢性汞中毒时所特有的精神症状和性格改变,如急躁、易怒、胆怯、害羞、多疑、好哭等。

2）震颤　震颤为意向性的,最初为眼睑、舌、手指出现细小震颤,病情加重时向肢体发展,为粗大的抖动式震颤。手腕、前臂甚至小腿、两脚也有震颤。

3）口腔牙龈炎　主要表现有牙龈肿痛、易出血、流涎、舌和口腔黏膜肿胀、牙齿松动脱落等。

4）其他　除上述中枢神经系统和口腔病变外,汞还可引起肾损害、生殖功能异常、汞毒性皮炎和影响免疫功能。汞还可引起性欲减退、月经失调、精子畸形和不育等。

5. 诊断　我国现行《职业性汞中毒诊断标准》(GBZ89—2007),分别将急性和慢性汞中毒分为轻度中毒、中度中毒及重度中毒三级。

6. 治疗处理原则　急性中毒应迅速脱离现场,脱去污染的衣服,静卧、保暖;特别要注意的是口服汞盐患者不应洗胃,需尽快服蛋清、牛奶或豆浆等,以使汞和蛋白质结合,保护被腐蚀的胃壁。也可用 0.2% ~ 0.5% 的活性炭洗胃,同时用 50% 硫酸镁导泻。

驱汞治疗用二巯丙磺钠和二巯丁二钠,慢性中毒还可口服二巯丁二酸。对症处理与内科相同。如口腔炎可用 2% 碳酸氢钠、盐水等含漱,神经衰弱可给予镇静安神药物及中医中药治疗。观察对象应加强医学监护,可进行药物驱汞。急性和慢性轻度中毒治愈后可从事正常工作,慢性中度及重度中毒者治疗后不宜再从事接触汞及其他有害物质的作业。

7. 预防　①改革工艺和生产设备,控制工作产所空气汞浓度。②加强个人防护,建立卫生操作制度。③职业禁忌证,患有明显口腔疾病,胃肠道和肝、肾器质性疾患,精神神经性疾病。妊娠和哺乳期女工应暂时脱离汞接触。

三、苯中毒

1. 理化特性　苯(benzene,C_6H_6)属芳香族烃类化合物,纯苯为无色透明具有特殊芳香气味的油状液体。分子量78,沸点80.1 ℃,蒸气比重2.77,燃点为562.22 ℃,爆炸极限为 1.4% ~ 8.0%,易挥发、易燃、易爆、易溶于有机溶剂。苯核上的氢原子可被硝基、磺基或卤素取代而生成硝基苯、苯磺酸和氯苯。商品苯中常混有甲苯、二甲苯、微量酚和二硫化碳等。

2. 接触机会　苯的用途十分广泛,与苯有关的工业生产主要有:①制苯工业煤焦油提炼、石油裂解重整或用乙炔人工合成。②溶剂与稀释剂,用于油漆、喷漆、皮鞋、橡胶、油墨、生药提取和药物重结晶。③化工原料,如制造含苯环的染料、药物、香料、农药、塑料、炸药、合成纤维、合成橡胶等。④用作燃料,如工业汽油中苯的含量可高达10%以上。

3. 毒理　苯主要以蒸气形态通过呼吸道进入人体,皮肤能吸收少量,消化道吸收完全。吸收进入体内的苯约50%以原型由呼吸道排出,约10%以原型蓄积在体内组织中,逐渐氧化代谢,约40%在肝内被混合功能氧化酶系代谢成环氧苯。

蓄积在体内的苯主要分布在骨髓、脑及神经系统等含类脂质多的组织,尤以骨髓含量最多,约为血液中的20倍。由于苯具有亲脂性,易吸附在神经细胞表面,使膜的双层结构肿胀,高浓度苯影响细胞膜和膜上蛋白功能,扰乱膜的脂质和磷脂代谢,抑制细胞氧化还原系统功能而最终导致麻醉。

4. 临床表现

(1)急性中毒 除咳嗽、流泪等黏膜刺激症状外,主要表现为神经系统麻醉症状。轻者出现头晕、头痛、恶心、呕吐、兴奋或酒醉状态。严重者意识模糊、昏迷、抽搐甚至因呼吸和循环衰竭而死亡。实验室检查尿酚和血苯可增高。

(2)慢性中毒 早期多数患者出现头晕、头痛、记忆力减退、失眠、乏力等类神经征症状。有的患者伴有自主神经功能紊乱,如心动过速或过缓,皮肤划痕反应阳性。个别病例有四肢末端麻木和痛觉减退。造血系统早期以白细胞持续降低为主要表现,粒细胞胞质中可出现中毒颗粒及空泡。随后血小板减少,可有出血倾向。严重中毒呈现幼红细胞成熟障碍,发生再生障碍性贫血(简称再障),表现为全白细胞减少。极个别的病例甚至发生白血病。

(3)其他 经常接触苯,手的皮肤可因脱脂而变得干燥甚至皲裂,严重者可出现湿疹样皮疹、脱脂性皮炎等。苯还可损害生殖系统,接触苯女工自然流产率和胎儿畸形率增高。苯对免疫系统也有影响,接触苯工人血 IgG、IgA 明显降低,IgM 增高。此外,接触苯工人染色体畸变率可明显增高。

5. 诊断 我国 2013 年颁布了新修订的《职业性苯中毒诊断标准》(GBZ68—2013)是职业性苯中毒诊断的法定依据。

6. 治疗原则 苯中毒尚无特效解毒剂,以对症治疗为主。急性中毒治疗原则包括立即脱离作业现场,清洗被污染的皮肤,注意保温,保持呼吸道通畅。酌情应用糖皮质激素、维生素 C、葡萄糖醛酸、能量合剂等。必要时注射洛贝林(山梗菜碱)等呼吸中枢兴奋剂,如无心搏骤停忌用肾上腺素,以免引起心室纤维颤动。慢性中毒治疗主要针对改善神经衰弱或出血症状,以及使用升高白细胞和血小板的药物。亦可小剂量间歇应用促肾上腺皮质激素、地塞米松。再生障碍性贫血的治疗原则上与其他原因引起的再生障碍性贫血相同,苯引起的继发性骨髓增生异常综合征及继发性白血病均应抗肿瘤化疗。

7. 预防 由于苯是肯定的人类致癌物,发达国家在苯的应用方面均予以严格管理,以做到一级预防。近年,我国对苯的危害高度重视,已逐步采取措施进行一级预防,此外,还应该加强生产工艺改革和通风排毒、以无毒和低毒的物质取代苯、加强卫生保健措施。

职业禁忌证:血常规指标低于或接近正常值下限者,各种血液病,严重的全身性皮肤病,月经过多或功能性子宫出血。

第四节 职业物理有害因素与健康

一、高温

高温作业指工作地点有生产性热源,一般将热源散热量大于 23 W/（m³·h）或 84 W/（m³·h）的车间或室外实际出现本地区夏季通风室外计算温度时、工作地点的气温高于室外 2 ℃ 或 2 ℃ 以上的作业（含夏季通风室外计算温度 ≥30 ℃ 地区的露天作业,不含矿井下作业）称为高温作业。

（一）高温作业的类型

高温作业的类型按其气象条件的特点可分为三个基本类型。

1. 高温、强辐射作业　这类作业的特点是气温高、热辐射强度大,散热量大,相对湿度较低,构成干热型作业环境。如冶金工业的炼焦、炼铁、轧钢等车间;机械制造工业的铸造、锻造、热处理等车间;火力发电厂和轮船的锅炉间等。

2. 高温、高湿作业　这类作业气象特点是高气温、高气湿,而热辐射强度不大。相对湿度一般在 80% 以上。气温可高达 35 ℃,主要是由于生产过程中产生大量的水蒸气或生产过程要求车间内保持较高的相对湿度所致,构成湿热型作业环境。如印染、缫丝、造纸车间等。

3. 夏季露天作业　在炎热夏季的建筑、搬运、农田劳动等露天作业。这类作业除受太阳的直接辐射作用外,还受被加热地面和周围物体辐射热的影响。

（二）高温作业对机体的影响

1. 体温调节障碍　机体的热负荷主要是由于机体自身代谢产热、外界物体加热及肌肉收缩产生的热量三方面的总和。体温调节主要是在下丘脑体温调节中枢的调控下,通过心血管系统、皮肤、汗腺和内脏等组织器官,调节机体产热、受热和散热的动态平衡,以维持正常体温。

> 高温作业时,机体的散热途径发生了什么变化？为什么？

人体的散热方式有辐射、对流、传导和蒸发,在 15～20 ℃ 室温环境静坐裸露时,辐射散热约占 60%,蒸发散热约占 25%,对流散热约占 12%,传导散热约占 3%;当环境温度接近或超过人体体表温度时,机体的其他散热形式都已基本消失,蒸发散热成为人体主要的散热途径。在高温环境中,机体的生理功能发生一系列的改变。体温调节中枢活动增强,使皮肤血管扩张,血流重新分配,末梢血液循环量增加,出汗量增加,身体深部的温度与体表的温度差增大,有利于身体内部的热量散发。机体在进行一系列体温调节后可出现热适应（heat acclimatization）,热适应又称热习服,是指机体在热环境中工作一段时间后对热的耐受性提高,对热负荷产生适应的现象。

2. 水盐代谢紊乱　在高温环境下机体主要靠蒸发散热,每蒸发 1 g 的汗液可带走 2.42 kJ 热量。汗液成分中,水分占 99% 以上,其余是 Na^+、K^+、水溶性维生素、尿素等。机体大量出汗后血液浓缩,血浆渗透压增高,尿量减少。同时细胞外 Na^+ 浓度下降,直接影响水分在体内的潴留。高温环境中机体的最大出汗量如炉前工每日可达 8～10 L,此时如果不注意补充水和电解质,将造成水、电解质代谢紊乱。

3. 循环系统负荷增加　人体大量出汗后,使血液浓缩,机体的有效血容量下降。加之高温环境使机体外周毛细血管扩张,末梢循环中血容量增加,回心血量减少。为保证机体其他组织器官的供血及散热需要,心脏搏动次数增加,使心脏负担加重,可造成代偿性心肌肥大。

4. 神经系统兴奋性降低　高温环境中,体温调节中枢兴奋性增加,神经中枢处于相对抑制的状态。表现为视觉运动反应时间延长,注意力不能集中,劳动效率降低,动作的准确性和协调性下降。

5. 消化系统疾病增多　由于外周毛细血管扩张,造成胃肠道供血不足,消化液分泌减少,胃液酸度和消化酶活性降低。同时,胃肠道收缩和蠕动减弱,食物的排空时间延长,对营养素的吸收减慢。造成食欲缺乏,消化不良。如同时大量饮水,使胃液稀释,胃酸浓度下降,胃肠道疾病的发病率增高。

6. 肾负担加重　高温可加重肾负担,还可降低机体对化学物质毒性作用的耐受度,使毒物对机体的毒作用更加明显。高温也可以使机体的免疫力降低,抗体形成受到抑制,抗病能力下降。

（三）高温环境作业的劳动保护

长期的高温作业,可导致职业病的发生,因此必须采取有效措施,预防并控制与高温作业相关疾病的发生。高温作业下的劳动保护工作可以从以下几方面着手:厂方的设计合理、劳动安全保护设备到位、个人防护用品使用正确、操作者卫生保健措施齐全,以增加人体对高温的抵抗能力。

二、噪声

噪声是影响范围很广的一种职业性有害因素,在许多生产劳动过程中都有可能接触噪声。随着工业的大力发展,噪声的危害日趋严重。凡是使人感到厌烦、不需要的或有害身心健康的声音都称为噪声。

（一）生产性噪声分类及主要接触机会

1. 机械性噪声　由于机械的撞击、摩擦、转动等产生的噪声,如织布机、球磨机、冲压机等产生的声音。

2. 流体动力性噪声　由于气体压力或体积突然变化或流体流动所产生的声音,如空压机、汽笛等产生的声音。

3. 电磁性噪声　由于电机交变力相互作用而产生的声音,如电动机、变压器发出的声音。在工农业生产中,接触噪声的职业种类甚多,主要集中在机械制造、矿山、建筑、建材、纺织、发动机制造与维修、运输等行业。就我国职业性接触噪声的强度和接触人数而言,以使用风动工具和纺织机械工种为甚。

（二）噪声的危害

噪声对人听觉系统的影响,哪些是生理性变化？哪些是病理性变化？

噪声对人体的影响是全身性的,对听觉系统、非听觉系统都可以产生影响。噪声对人体的早期影响主要引起生理改变,之后出现病理性改变。人们在噪声中暴露一定时间,会引起听力下降,脱离噪声环境 1 min 之内听力可以恢复到原来水平,称为听觉适应,是一种生理保护现象;需要数小时甚至数十小时听力才能恢复,称为听觉疲劳。随着接触噪声的时间延长,如果前一次接触引起的听力变化未能完全恢复又需要再次接触,可使听觉疲劳加重,听力不能恢复,可导致听力损失或听力损伤及噪声性耳聋。听觉器官感受噪声后,还可以对神经系统、心血管系统、内分泌及免疫系统、消化系统及代谢功能、生殖功能及胚胎发育及工作效率产生影响。

(三)噪声的控制

1. 控制、消除噪声源　控制和消除噪声源是噪声危害控制的根本措施。采用无声或低声设备代替高噪声的设备;将噪声源移到车间外;合理配置声源,避免高、低噪声源的混合配置。

2. 控制噪声的传播　采用吸声、隔声、消声、减振的材料和装置,阻止噪声的传播,如隔声防护林带、隔声室、隔声带、用吸声材料装修车间等措施。

3. 加强个人防护　当生产现场的噪声控制不理想或特殊情况下高噪声作业时,合理使用防声耳塞、耳罩等个人防护用品是保护听觉器官的一项有效措施,如防护耳塞、防护耳罩、头盔等,其隔声效果可高达 20 ~ 40 dB。

4. 工业噪声卫生标准　严格执行《工业企业设计卫生标准》(GBZ1—2002)。工作场所操作人员地每天连续接触噪声 8 h,噪声容许值为 85 dB(A)。根据等能量原则,如果接触时间减半,标准可放宽 3 dB(A),但最高不能高于 115 dB(A)。

问题分析与能力提升

一、选择题

1. 根据我国《硅尘作业工人医疗预防措施实施办法》规定,硅沉着病合并结核的患者,不论硅肺期别和结核轻重均　　　　　　　　　　　　　　　　　　　　　( )

　　A. 应及时调离硅尘作业　　　　　　　B. 暂不调离硅尘作业

　　C. 等症状加重,肺功能减退,才能调离硅尘作业

　　D. 根据有否硅作业禁忌证,考虑是否调离硅尘作业

　　E. 根据作业现场防尘措施是否改善,考虑是否调离硅尘作业

2. 我国工业企业噪声卫生标准规定新建企业的最高容许限值为　　　　　　( )

　　A. 85 dB(A)　　　　　　　　　　　B. 75 dB(A)

　　C. 65 dB(A)　　　　　　　　　　　D. 55 dB(A)

　　E. 50 dB(A)

3. 职业性多发病的定义为　　　　　　　　　　　　　　　　　　　　　　( )

　　A. 有职业的人经常发生的疾病　　　　B. 与工作同时发生的疾病

　　C. 与工作有关的疾病　　　　　　　　D. 与职业有关的疾病

　　E. 以上都不是

4. 进入人体的铅主要贮存于　　　　　　　　　　　　　　　　　　　　　( )

　　A. 脂肪组织　　　　　　　　　　　　B. 骨骼组织

　　C. 肝　　　　　　　　　　　　　　　D. 肾

　　E. 大脑

5. 下列属于慢性苯中毒多见的造血系统损害是　　　　　　　　　　　　　( )

　　A. 红细胞减少　　　　　　　　　　　B. 酸性磷酸酶增高

　　C. 中性粒细胞胞质中毒性颗粒增高

　　D. 碱性磷酸酶增高

　　E. 血小板减少

6. 尿酚含量超过多少,提示有苯吸收 （　　）

    A. 1 mg/L   B. 2 mg/L

    C. 5 mg/L   D. 10 mg/L

    E. 15 mg/L

7. 关于汞在体内的分布的说法中,正确的是 （　　）

    A. 肾中最高,肝脑次之   B. 脑中最高,肝肾次之

    C. 肝中最高,血中次之   D. 肌肉中最高

    E. 骨骼中最高

8. 在疾病的三级预防中,健康促进强调 （　　）

    A. 二级预防   B. 三级预防

    C. 一级预防甚至更早阶段   D. 二级预防甚至更早阶段

    E. 三级预防甚至更早阶段

二、问答题

1. 职业病的共同特点是什么?

2. 职业病的诊断原则是什么?

3. 硅沉着病的病理改变特点是什么?

4. 简述慢性苯中毒的三级预防措施。

（新乡医学院　李海斌）

食品卫生与健康

学习目标

　　1.掌握食物与营养的基本概念;人体必需营养素与需要量;合理营养平衡膳食的概念及基本要求;蛋白质-热能营养不良的病因及预防措施。

　　2.熟悉营养素和维生素的生理需求量和供给量、营养缺乏病及维生素缺乏的原因和预防、机体对热能的需要及供给比例。

　　3.了解平衡膳食的基本要求、我国居民营养状况及存在的问题。

第一节　概　述

　　1.营养素　　人类在生命活动过程中需要不断地从外界环境中摄取食物,从中获得生命活动所需的营养物质,这些营养物质被称为营养素,即通过饮食获取的可供给人体能量、参与机体成分构成、组织修复及生理调节功能的物质,包括蛋白质、脂肪、碳水化合物、无机盐、维生素及水六大类。

　　2.营养素在人体内的主要功能　　①提供能量,能量主要来自碳水化合物、脂肪、蛋白质三大营养素;②构成细胞组织,供给生长、发育和自我更新;③调节机体的生理功能。

　　3.膳食营养素参考摄入量　　膳食营养素参考摄入量(dietary reference intakes,DRIs)是在每日膳食营养素供给量(recommended dietary allowances,RDA)基础上发展起来的一组每日平均膳食营养素摄入量的参考值,具体包括四项内容。

　　(1)平均需要量(estimated average requirement,EAR)　　是某一特定性别、年龄及生理状况群体中个体对某营养素需要量的平均值,是根据个体需要量的资料计算得到的。EAR是指能满足群体中50%个体的需要但不能满足另外50%个体需要。

　　(2)推荐摄入量(recommended nutrient intake,RNI)　　是可以满足某一特定性别、年龄及生理状况群体中绝大多数个体(97%~98%)需要量的摄入水平。长期摄入RNI水平,可以满足机体对该营养素的需要,保持健康和维持组织中有适当的储备。RNI作为个体每日适宜营养素摄入水平的参考值,是健康个体膳食摄入营养素的目标。

（3）适宜摄入量（adequate intake，AI）　它不是通过研究营养素的个体需要量求出来的，而是通过观察或实验获得的健康人群某种营养素的摄入量。例如，纯母乳喂养的足月产健康婴儿，从出生到4~6个月，他们的营养素全部来自母乳，母乳中的各种营养素含量就是婴儿的 AI 值。AI 主要用途是作为个体营养素摄入目标，也可用于计划群体的平均摄入量水平。

（4）可耐受最高摄入量（tolerable upper intake level，UL）　是平均每日可以摄入某营养素的最高量。"可耐受"的含义是指这一摄入水平一般是可以耐受的，对人群中的几乎所有个体无任何危害和副作用，但并不表示达到此水平可能是有益的。因此，UL 不是一个建议的摄入水平。

第二节　食物中的营养素

一、蛋白质

蛋白质（protein）是一切生命的物质基础，占人体重量 16%~19%。人体内的蛋白质始终处于不断分解和不断合成的动态平衡之中，成人体内每天约有 3%的蛋白质被更新。

（一）蛋白质的组成

蛋白质是化学结构复杂的一类有机化合物，其元素组成为碳（50%~55%）、氢（6.7%~7.3%）、氧（19%~24%）、氮（13%~19%）及硫（0~4%）。有些蛋白质还含有磷、铁、碘、锰及锌等其他元素。蛋白质是人体氮的唯一来源。

构成人体蛋白质的氨基酸有 20 种，其中 9 种氨基酸为必需氨基酸，分别是异亮氨酸、亮氨酸、赖氨酸、蛋氨酸、苯丙氨酸、苏氨酸、色氨酸、缬氨酸和组氨酸，组氨酸是婴儿必需氨基酸。必需氨基酸（essential amino acid，EAA）是人体不能合成或合成速度不能满足机体需要而必须从食物中直接获得的氨基酸。

（二）蛋白质的分类

1. 按蛋白质的营养价值　根据食物蛋白质所含氨基酸的种类和数量，分为完全蛋白质、半完全蛋白质和不完全蛋白质三类。

（1）完全蛋白质　这是一类优质蛋白质，所含必需氨基酸种类齐全、数量充足、比例适当。这一类蛋白质可以维持人体健康，并能促进生长发育。奶、蛋、鱼、肉中的蛋白质都属于完全蛋白质。

（2）半完全蛋白质　所含必需氨基酸种类齐全，但其中某些氨基酸的数量不足，比例不恰当。它们可以维持生命，但不能促进生长发育。例如，小麦中的麦胶蛋白等。

（3）不完全蛋白质　所含必需氨基酸种类不全，既不能维持生命，也不能促进生长发育。例如，肉皮中的胶原蛋白、玉米中的玉米胶质蛋白、豌豆中的豆球蛋白等。

2. 按化学组成分类　根据蛋白质化学组成的复杂程度，将蛋白质分为单纯蛋白质和结合蛋白质两大类。

（1）单纯蛋白质　只由氨基酸组成,其水解的最终产物只是氨基酸。

（2）结合蛋白质　由单纯蛋白质和其他化合物结合构成,被结合的其他化合物通常称为结合蛋白质的非蛋白部分（辅基）。

（三）蛋白质的生理功能

1. 人体组织的构成成分　蛋白质是一切生命的物质基础,人体组织和器官都是以蛋白质作为重要的组成成分,是人体组织更新和修补的主要原料。人体的毛发、皮肤、肌肉、骨骼、内脏、大脑、血液、神经、内分泌等都是由蛋白质组成。

2. 调节生理功能　机体生命活动要依赖于多种生理活性物质的调节才能有条不紊地进行。蛋白质在体内参与了多种生理活性物质的成分,从而参与调节生理功能。

3. 供给能量　蛋白质在体内进行分解代谢时,释放能量供身体所需。1 g 蛋白质在体内约产生 16.74 kJ 的能量。但是,蛋白质的这种功能可由碳水化合物、脂肪所代替。因此,供能是蛋白质的次要功能。

二、脂类

脂类（lipids）包括脂肪（fat,oil）和类脂（lipoids）。脂肪又称三酰甘油,是由一分子甘油和三分子脂肪酸结合而成。组成天然脂肪的脂肪酸种类很多,分为饱和脂肪酸（saturated fatty acid , SFA）和不饱和脂肪酸（unsaturated fatty acid , USFA）。不饱和脂肪酸又可分为单不饱和脂肪酸（monounsaturated fatty acid , MUFA）和多不饱和脂肪酸（polyunsaturated fatty acid , PUFA）。类脂包括磷脂（phospholipids）和固醇类（sterols）。磷脂是除三酰甘油以外在体内含量较多的脂类,尤以脑、神经和肝中含量较多。固醇类广泛存在于动植物食品中,包括动物固醇和植物固醇。

（一）脂类的生理功能

1. 供能与储能　1 g 脂肪在体内氧化可产能 37.56 kJ（1 kJ＝0.24 kcal）。

2. 提供脂溶性维生素并促进其消化　食物脂肪中含有各类脂溶性维生素,如维生素 A、维生素 D、维生素 E 等。脂肪不仅是脂溶性维生素的食物来源,同时可以促进其在肠道的吸收。

3. 增加饱腹感,延缓胃排空　食物中脂肪含量越多,胃排空的速度越慢,所需时间越长。另外,脂肪可改善食物的色、香、味,达到美食和促进食欲的作用。

4. 供给必需脂肪酸（essential fatty acid , EFA）　必需脂肪酸是指人体不能合成的,但又不可缺少,必须通过食物供给的脂肪酸。如亚油酸（linoleic acid；$C_{18:2}$,n-6）与 α-亚麻酸（alpha-linolenic acid；$C_{18:3}$,n-3）。

5. 构成生物膜　脂类是构成生物膜的重要成分。

（二）脂类的参考摄入量及食物来源

2000 年中国营养学会制订《中国居民膳食营养素参考摄入量》时,提出成人脂肪适宜摄入量（AI）,见表 4-1。膳食中脂肪的供给量因年龄、季节、劳动性质和经济条件有一定的差异。要求成人脂肪摄入量应控制在 20%～30% 的总能量摄入范围之内,必需脂肪酸摄入量应不少于总能量的 3%。

表4-1　中国成年人膳食脂肪适宜摄入量(AI)

(脂肪能量占总量的百分比,%)

年龄(岁)	脂肪	SFA	MUFA	PUFA	$n-6:n-3$	胆固醇(mg)
成人	20~30	<10	10	10	(4~6):1	<300

三、碳水化合物

(一)碳水化合物的分类

碳水化合物(carbohydrate)又称糖类,是由碳、氢、氧三种元素组成的一类化合物,按其聚合度可分为单糖、双糖、寡糖和多糖四类(表4-2)。

表4-2　碳水化合物分类

分类	亚组	组成
单糖		葡萄糖、半乳糖、果糖、其他单糖
双糖		蔗糖、乳糖、麦芽糖、海藻糖
寡糖	异麦芽低聚寡糖	麦芽糊精
	其他寡糖	棉籽糖、水苏糖、低聚果糖
多糖	糖原	肝糖原、肌糖原
	淀粉	可吸收淀粉、抗性淀粉
	纤维	不溶性纤维(纤维素、半纤维素、木质素) 可溶性纤维(果胶、树胶、黏胶)

(二)碳水化合物的生理功能

人体内碳水化合物有三种存在形式:葡萄糖、糖原和含糖的复合物,其功能与其存在形式有关。

1.供给和贮存能量　碳水化合物是获取能量最经济和最主要的来源,1 g葡萄糖在体内氧化可产生16.8 kJ能量。

2.机体的构成成分　碳水化合物是构成机体组织的重要物质,并参与细胞的组成和多种活动。

3.节约蛋白质作用　当膳食中碳水化合物供应不足时,机体为了满足自身对葡萄糖的需要,则通过糖原异生(glyconeogenesis)作用产生葡萄糖。由于脂肪一般不能转变成葡萄糖,所以主要动用体内蛋白质以产生葡萄糖,供给能量。而摄入足够量的碳水化合物时,可以防止体内或膳食蛋白质转变为葡萄糖,达到节约蛋白质作用(sparing protein action)。

4.抗生酮作用　脂肪酸被分解产生的乙酰基需与草酰乙酸结合进入三羧酸循环,而最终被彻底氧化和分解产生能量。当膳食中碳水化合物供应不足时,草酰乙酸供应相应减少,脂肪酸不能被彻底氧化而产生过多的酮体,酮体不能及时被氧化而在体内蓄积,过多的酮体则可引起酮血症和酮尿症,影响机体的酸碱平衡。膳食中的碳水化合物充足时,人体每天至少需要 50~100 g 碳水化合物,可以起到抗生酮作用(antiketogenesis)。

5. 提供膳食纤维　膳食纤维是指不能被人体利用的多糖,包括纤维素、半纤维素、木质素、果胶等。膳食纤维的主要生理作用如下:

(1)增强胃肠功能,利于粪便排出　大多数膳食纤维具有促进肠道蠕动和吸水膨胀的特性。一方面可使肠道平滑肌保持健康和张力,另一方面粪便因含水分较多而体积增加和变软,利于粪便的排出。

(2)降低血糖和血胆固醇　膳食纤维可以减少小肠对糖的吸收,使血糖不致因进食而快速升高,因此可减少体内胰岛素的释放,而胰岛素可刺激肝合成胆固醇,所以胰岛素释放的减少可以使血浆胆固醇水平受到影响。

(3)预防结肠癌　流行病学研究表明,膳食纤维或富含纤维的食物摄入量与结肠癌的发生呈负相关,因而推断膳食纤维可能起到预防结肠癌的作用。

(4)控制体重和减肥　膳食纤维特别是可溶性纤维可以减缓食物由胃进入肠道的速度,从而产生饱腹感而减少能量的摄入,达到控制体重和减肥的作用。

膳食纤维的最好来源是天然植物性食物,如豆类、谷类、新鲜水果和蔬菜等。根据《平衡膳食宝塔》推算,正常成年人每日摄入纤维素 25~30 g 为宜。

四、热能

蛋白质、脂肪、碳水化合物在体内氧化后可产生能量,以满足生命活动对能量的需要。1 g 蛋白质产生 16.74 kJ 能量,1 g 脂肪产生 37.56 kJ 能量,1 g 糖类产生 16.81 kJ 能量。

什么情况下热能的来源是合适的?

(一)人体的能量消耗

人体的能量消耗主要用于维持基础代谢、体力活动及食物特殊动力作用三方面的需求,生长期还需要生长发育所需要的能量。

1. 基础代谢(basal metabolism,BM)　是指维持人体最基本生命活动所必需的最低能量需要,即人体在安静和恒温条件下(18~25 ℃),禁食 12 h 后静卧、放松而又清醒时的能量消耗。此时能量仅用于维持体温、呼吸、血液循环及其他器官的生理活动需要。基础代谢的水平用基础代谢率(basal metabolism rate,BMR)来表示。基础代谢率受体型、机体构成、年龄、性别、内分泌、应激状态、气候、种族、睡眠和情绪等因素影响。

2. 体力活动　日常体力活动是影响人体能量消耗的主要因素,通常情况下,由各种体力活动所消耗的能量占人体总能量的 15%~30%。影响体力活动所消耗的能量因素包括:①肌肉越发达者,活动消耗能量越多;②体重越重者,从事相同运动所消耗能量越多;③劳动强度越大,持续时间越长、工作越不熟练,消耗能量越多。成人体力活动水平分级见表4-3。

表4-3 中国成年人体力活动水平分级

体力活动水平	职业工作时间分配	工作内容	体力活动水平	
			男	女
轻	75%时间坐或站立 25%时间站立活动	办公室工作、修理电器钟表、售货员、酒店、服务员、化学实验操作、讲课等	1.55	1.56
中	25%时间坐或站立 75%时间特殊职业活动	学生的日常活动、机动车驾驶、电工安装、车床操作、金工切割等	1.78	1.64
重	40%时间坐或站立 60%时间特殊职业活动	非机械化的农业劳动、炼钢、舞蹈、体育运动、装卸、采矿等	2.10	1.82

3. 食物特殊动力作用(specific dynamic action, TEF) 是指由于进食而引起额外的能量消耗。例如,进食碳水化合物可使能量消耗增加5% ~ 6%,进食脂肪增加4% ~ 5%,进食蛋白质增加30% ~ 40%,一般混合膳食约增加10%。一般而言,摄食越多,能量消耗也越多;进食越快,能量消耗也相对增加。

4. 生长发育 婴幼儿和儿童阶段生长发育需要的能量应该包括机体生长发育中形成新组织所需的能量及新陈代谢所需的能量。

(二)膳食参考摄入量

中国营养学会建议居民膳食碳水化合物提供能量占总能量55% ~ 65%,脂肪占20% ~ 30%,蛋白质占10% ~ 15%。不同的生理状态、不同劳动强度人群膳食能量推荐摄入见《中国居民膳食能量推荐摄入量》,其中成年人膳食能量的RNI为轻体力劳动男性10.04 MJ/d,女性8.80 MJ/d。人体能量的来源是食物中的碳水化合物、脂类和蛋白质,粮谷类和薯类食物含碳水化合物较多,是膳食能量最主要的来源。

五、维生素

维生素(vitamin)是维持机体生命活动过程所必需的一类微量的低分子有机化合物。维生素种类很多,化学结构与性质各异,在生理上既不是构成各种组织的主要原料,也不是体内的能量来源,但它们却在机体物质和能量代谢过程中起着重要作用。

目前发现的维生素化学结构不同,生理功能各异。根据其溶解性可分为脂溶性维生素(维生素 A、维生素 D、维生素 E、维生素 K)和水溶性维生素(维生素 B_1、维生素 B_2、维生素 B_{12}、维生素 C、烟酸、泛酸、叶酸、生物素等)两大类。维生素的命名分为三个系统:一是按发现的顺序,以英文字母命名,如维生素 A、维生素 C 等;二是按其生理功能命名,如抗坏血酸、抗脚气病因子;三是按其化学结构命名,如核黄素、视黄醇等(表4-4)。

表4-4 维生素命名及种类

种类	化学结构命名	功能命名
维生素 A	视黄醇、视黄醛、视黄酸	抗眼干燥症维生素
维生素 D	胆钙化醇(D_3)、麦角钙化醇(D_2)	抗佝偻病维生素
维生素 E	生育酚、生育三烯酚	
维生素 K	叶绿醌(K_1)、甲萘醌(K_2)、2-甲基萘醌	抗出血维生素
维生素 C	抗坏血酸	抗坏血病维生素
维生素 B_1	硫胺素	抗脚气病维生素
维生素 B_2	核黄素	
烟酸	尼克酸、尼克酸胺	抗癞皮病维生素
叶酸	叶酸、蝶酰谷氨酸	
生物素	生物素	
泛酸	泛酸	
维生素 B_{12}	氰钴胺素	抗恶性贫血病维生素

（一）维生素 A

维生素 A 类是指含有视黄醇结构并具有其生物活性的一大类物质,包括维生素 A 和维生素 A 原及其代谢产物。维生素 A 在高温和碱性环境中比较稳定,一般烹调和加工不致被破坏,但是维生素 A 极易氧化,应避免与氧、高温或光接触。

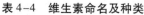
简述维生素 A 的功效及毒副作用。

1. 生理功能

（1）维持视觉 维生素 A 是构成视觉细胞内感光物质的成分,维持正常的视觉反应。

（2）维持上皮结构完整性 维生素 A 可以调节上皮组织细胞的生长,维持上皮组织的正常形态与功能。

（3）促进生长发育 视黄醇具有相当于类固醇激素的作用,可促进糖蛋白合成,促进生长发育,强壮骨骼,维护头发、牙齿的健康。

（4）提高免疫功能 维生素 A 通过调节细胞和体液免疫提高免疫功能,它可能与增强巨噬细胞和自然杀伤细胞的活力及改变淋巴细胞的生长或分化有关。

（5）抗氧化作用 类胡萝卜素能捕捉自由基,提高抗氧化防御能力。

2. 缺乏与过量的危害 维生素 A 缺乏最早症状是暗适应能力下降,严重者可致夜盲;结膜干燥可引起眼干燥症,进一步发展可致失明。儿童维生素 A 缺乏临床诊断特征是比奥斑（Bitot spots）。维生素 A 缺乏除引起眼部症状外,还会引起机体不同组织上皮干燥、增生及角化,又称"蟾皮病"。另外,维生素 A 缺乏时,血红蛋白合成代谢障碍,免疫功能低下,儿童生长发育迟缓。

过量摄入维生素 A 可引起急性、慢性及致畸毒性。急性毒性大多由于一次或多次连续摄入大量维生素 A,主要表现为恶心、呕吐、头痛、眩晕、视觉模糊等症。慢性中毒比急性中毒常见,绝大多数系过量摄入维生素 A 浓缩制剂引起。大剂量摄入类胡萝卜素可导致高胡萝卜素血症,停止食用后,症状会慢慢消失。

3.维生素A参考摄入量及食物来源　膳食或食物中具有视黄醇活性的物质常用视黄醇当量(retinol equivalent,RE)来表示。

我国成人维生素A RNI,男性为800 μg RE,女性为700 μg RE,UL为3 000 μg RE。

维生素A最好来源为各种动物肝、鸡蛋、鱼肝油、牛奶、禽蛋等;植物性食物只能提供类胡萝卜素,胡萝卜素主要存在于深绿色或红黄色蔬菜及水果中,如西兰花、菠菜、胡萝卜、辣椒、红心薯、南瓜、杧果、柿子、杏等。

(二)维生素D

维生素D类是指含环戊氢烯菲环结构并具有钙化醇生物活性的一大类物质,以维生素D_2(麦角钙化醇,ergocalciferol)和维生素D_3(胆钙化醇,cholecalciferol)最为常见。维生素D_2是由酵母菌或麦角中麦角固醇经日光或紫外光照射后形成的产物,并且能被人体吸收。在动物皮下的7-脱氢胆固醇经紫外线照射可以转化为维生素D_3,因此麦角固醇和7-脱氢胆固醇常被称作维生素D原。

1.生理功能　促进钙、磷吸收,调节钙、磷代谢和促进骨骼及牙齿的正常生长和发育。

2.缺乏与过量　缺乏维生素D对于婴儿和儿童可引起佝偻病,成年人可发生骨质软化症和骨质疏松。通过膳食来源的维生素D一般不会引起中毒,但摄入过量维生素D补充剂或强化维生素D的制品,有发生维生素D中毒的可能,严重的维生素D中毒可导致死亡。

3.维生素D的参考摄入量及食物来源　维生素D的RNI成人为5 μg/d,儿童、少年、孕妇、乳母及老年人为10 μg/d。维生素D主要存在于海水鱼、肝、蛋黄等动物性食品及鱼肝油制剂中。经常晒太阳是人体获得充足维生素D的良好来源。

(三)维生素E

维生素E类是指含苯并二氢吡喃结构并具有α-生育酚生物活性的一类物质。它包括8种化合物,即4种生育酚(tocopherols,即α-T、β-T、γ-T、δ-T)和4种生育三烯酚(tocotrienols,α-TT、β-TT、γ-TT、δ-TT),其中α-生育酚的生物活性最高。

维生素E的主要生理功能为:①抗氧化作用;②预防衰老;③调节血小板黏附力和聚集作用;④抑制肿瘤细胞生长和增殖;⑤与动物生殖功能有关。

中国营养学会建议,成人维生素E AI为14 mg/d总生育酚。

维生素E在自然界中分布很广,一般情况下不会缺乏。维生素E含量丰富的食物包括植物油、麦胚、坚果、种子、豆类及其他谷类。

(四)维生素C

维生素C又称抗坏血酸(ascorbic acid),呈无色无臭片状结晶体,易溶于水。在酸性环境中稳定,遇空气中氧、热、光、碱性物质,可促进其氧化破坏。在某些植物中,特别是枣、刺梨等水果中含有生物类黄酮,能保护食物中维生素C的稳定性。

1.生理功能　抗坏血酸是一种生物活性很强的物质,在人体内具有多种生理功能。

(1)抗氧化作用　维生素C是机体内一种很强的抗氧化剂,可直接与氧化剂作用,以保护其他物质免受氧化破坏。

（2）羟化反应　作为羟化过程底物和酶的辅助因子,参与羟化反应。

（3）清除自由基　维生素 C 是一种重要的自由基清除剂,起到抗衰老作用。

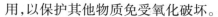

简述维生素 C 的功效及食物来源。

（4）其他作用　维生素 C 可改善铁、钙和叶酸的利用;参与合成神经递质;促进类固醇代谢,降低血清胆固醇,预防动脉粥样硬化的发生。

2. 缺乏与过量　人体缺乏维生素 C 可引起坏血病。患者多有全身乏力、食欲缺乏、肌肉关节疼痛、牙龈炎、出血等,还可引起骨质疏松,伤口愈合慢等。尽管维生素 C 的毒性很小,但服用量过多可能增加尿中草酸盐的排泄,增加尿路结石的危险。长期大量服用维生素 C,能降低白细胞的吞噬功能,使机体抗病能力下降。

3. 维生素 C 的参考摄入量及食物来源　中国营养学会 2000 年提出中国居民膳食维生素 C 成人 RNI 为 100 mg/d,UL 值为 1 000 mg/d。维生素 C 主要来源于新鲜的蔬菜水果,蔬菜中如辣椒、茼蒿、苦瓜、豆角、菠菜、韭菜等含量丰富,水果以刺梨、猕猴桃、柑橘、沙棘、柠檬、酸枣等含量较多。

六、无机盐

在地球表层发现的 92 种天然元素中,已从人体组织中检测到 81 种。迄今为止,公认的仅有 26 ~ 28 种为构成人体组织、参与机体代谢、维持生理功能所必需的元素。在这些元素中,除碳、氢、氧、氮主要以有机物质(蛋白质、脂肪、糖类)形式存在外,其余的元素均称为无机盐。根据其在体内含量的多少,大致可分为常量元素及微量元素。在人体中含量大于体重的 0.01% 的无机盐属常量元素(钙、镁、钠等)。另一类在体内含量小于体重的 0.01% 的无机盐称为微量元素(铁、锌、铜、硒、碘等)。

（一）钙

钙(calcium)是人体含量最多的无机元素,其中约 99% 的钙集中在骨骼和牙齿中,其余 1% 的钙存在于软组织、细胞外液及血液中,统称为混溶钙池。混溶钙池的钙与骨骼钙保持着动态平衡,维持体内所有细胞正常生理状态。关于钙的更新,成年人每天约 700 mg。钙的更新速度随年龄的增长而减慢,幼儿的骨骼每 1 ~ 2 年更新一次,成年人更新一次则需 10 ~ 12 年。

1. 生理功能　钙除作为构成骨骼和牙齿的主要成分外,还参与许多生理活动。例如,维持神经和肌肉的活动;维持体内酸碱平衡及毛细血管渗透压;促进细胞信息传递;维持细胞膜的稳定性;参与激素的分泌;催化凝血酶原转变为凝血酶等作用。

2. 缺乏与过量　在各个年龄阶段都可能发生缺钙,临床表现为婴幼儿的佝偻病、成年人的骨质软化和骨质疏松症。过量摄入钙可能增加肾结石的危险性,发生耐碱综合征并干扰其他无机盐吸收和利用。

3. 钙的参考摄入量及食物来源　中国营养学会 2000 年对钙的参考摄入量定为:成人钙 AI 为 800 mg/d,婴幼儿、儿童、孕妇、乳母和老年人均需适当增加钙的供给量,孕妇为 800 ~ 1 200 mg/d,乳母为 1 200 mg/d,老年人为 1 000 mg/d,UL 为 2 000 mg/d。食物中钙的来源广泛,乳类及乳制品、蛋黄、虾皮、豆类及豆制品、芝麻酱及硬水都含有丰富的钙。其中乳类最理想,不但含钙丰富且吸收率高,是钙良好的来源。

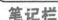

（二）铁

铁（iron）是人体必需的微量元素之一，铁为 3～5 g，其中 60%～75% 的铁存在于血红蛋白，3% 在肌红蛋白，1% 在含铁酶类、辅助因子及运铁载体中，称之为功能性铁；其余 25%～30% 的铁作为体内贮存铁。

1. 生理功能　铁为构成血红蛋白、肌红蛋白、细胞色素及某些呼吸酶的组成成分，参与体内氧的运送和组织呼吸过程；维持正常的造血功能；铁与维持正常的免疫功能有关，缺铁可引起淋巴细胞减少和自然杀伤细胞活性降低。

2. 缺乏与过量　长期膳食中铁供应不足，可引起体内铁缺乏或导致缺铁性贫血，多见于婴幼儿、孕妇及乳母。缺铁可分为三个阶段：第一阶段为铁减少期，该阶段体内储存铁减少，血清铁浓度下降，无临床症状。第二阶段为红细胞生成缺铁期，即血清铁浓度下降，运铁蛋白浓度降低和游离原卟啉浓度升高，但血红蛋白浓度尚未降至贫血标准。第三阶段为缺铁性贫血期，此时血红蛋白和血细胞比容下降，并伴有缺铁性贫血的临床症状。儿童铁缺乏时易烦躁、对周围事物不感兴趣，成人则冷漠呆板。当血红蛋白继续降低时，则出现面色苍白，口唇黏膜和眼结膜苍白，有疲劳乏力、头晕、心悸、指甲脆薄、反甲等。儿童身体发育受阻、体力下降、注意力与记忆力调节过程障碍，学习能力降低等。

肝是储存铁的主要部位，铁过量常累及肝，导致肝纤维化甚至肝硬化、肝细胞瘤等。

3. 铁的参考摄入量及食物来源　中国营养学会建议成人铁 AI 男性为 15 mg/d，女性为 20 mg/d，UL 为 50 mg/d。铁的分布广泛，但一般动物性食物的含量和吸收率较高。含铁丰富的食物有动物肝、动物全血、畜禽肉类、鱼类等，蔬菜和奶制品中含铁量不高且生物利用率低。

（三）碘

碘（iodine）是人体必需微量元素之一，有"智力元素"之称。健康成人体内碘的总量为 20～50 mg，其中 70%～80% 存在于甲状腺。

1. 生理功能　碘是合成甲状腺素的原料，甲状腺素是机体调节物质代谢的重要激素，它能促进生物氧化，参与磷酸化过程，调节能量转换；促进蛋白质合成和神经系统发育；促进糖和脂肪代谢；激活体内许多重要的酶；促进维生素的吸收和利用等。

2. 缺乏与过量　碘缺乏的典型症状为甲状腺肿大。该病早期仅有脖子粗，之后出现心慌、气短、头痛、眩晕等症状。孕妇严重缺碘可影响胎儿神经、肌肉的发育及引起胚胎期和围生期死亡率上升。婴幼儿缺碘可引起生长发育迟缓、智力低下，严重者发生克汀病（呆小症）。长期高碘摄入可导致高碘性甲状腺肿。

3. 碘的参考摄入量及食物来源　中国营养学会推荐碘的 RNI 成年人为 150 μg/d，孕妇和乳母为 200 μg/d，UL 为 1 000 μg/d。海产品含碘较为丰富，如海带、紫菜、干贝、海参等；食盐加碘、碘油丸等全国性的防治措施，也取得良好的防治效果。

第三节　食物的营养价值

人体所需要的能量和营养素主要依靠食物获得。食物营养价值的高低，取决于营养素的种类、数量及相互的比例。含营养素种类齐全,数量及其相互比例适宜,易被人体消化、吸收、利用的食物,营养价值相对较高;所含营养素种类不全,或数量欠缺,或相互比例不适当,不易被机体消化吸收利用的食物,其营养价值相对较低。因此,为保证营养平衡,应当根据不同食品的营养价值特点,合理地选择多种食品,以满足人体的营养需要。

(一)粮谷类

粮谷类包括小麦、大米、玉米、高粱、荞麦、小米、燕麦等。我国居民以大米和小麦为主,称之为主食,其他称为杂粮。

1. 营养价值

(1)蛋白质 不同谷类食品蛋白质含量差别较大,多数谷类食品蛋白质含量为7.5%~15.0%,主要是谷蛋白和醇溶蛋白。所含的必需氨基酸不平衡,赖氨酸含量少,苏氨酸、色氨酸、苯丙氨酸、蛋氨酸偏低,因此谷类食品蛋白质营养价值低于动物性食品。

(2)脂肪 谷类脂肪含量普遍偏低,大米、小麦为1%~2%,玉米和小米为4%,主要集中在糊粉层和胚芽。从玉米和小麦胚芽中提取的胚芽油80%为不饱和脂肪酸,其中亚油酸含量占60%。

(3)碳水化合物 粮谷类碳水化合物含量为70%~80%,主要是淀粉,此外为糊精、戊聚糖、葡萄糖和果糖等。烹调加工后的淀粉在体内消化吸收率较高,是人体主要的热能来源。

(4)无机盐 谷类无机盐含量为1.5%~3%,主要分布在谷皮和糊粉层中,富含钙、磷,多以植酸盐的形式存在,吸收较差。

(5)维生素富含 B 族维生素 如维生素 B_1、维生素 B_2、烟酸、泛酸、吡哆醇等。谷胚中含有丰富的维生素 E。谷类几乎不含维生素 C、维生素 A 和维生素 D,只有黄色的玉米和小米中含有类胡萝卜素。

2. 合理利用

(1)合理加工 谷类加工后有利于食用和消化吸收。但由于蛋白质、脂肪、无机盐和维生素主要存在于谷粒皮层和谷胚中,故加工精度越高,营养素损失越多,影响较大的是维生素和无机盐。因此,谷类在加工时应改良加工方法,既保持良好的感官性状以利于消化吸收,又要最大限度地保留各种营养素。

(2)合理烹调 烹调过程极易使一些营养素流失。例如,在淘米过程中,维生素 B_1 可损失 30%~60%,维生素 B_2 和烟酸可损失 20%~25%,无机盐可损失 70%。淘洗次数越多,浸泡时间愈长,水温愈高,损失愈多。在蒸、煮过程中,B 族维生素会有不同程度的损失,油炸、加碱蒸煮会使营养素损失更为严重。

(3)合理储存 粮谷类在适宜的条件下可长时间储存,且质量不会发生变化。但当环境条件不当时,如湿度、温度较高时,谷粒内酶的活性也随之增大,致使呼吸作用加强,促使霉菌生长。因此,粮谷类应在避光、通风、干燥、阴凉的环境下储存。

(二)豆类

豆类(legume)品种很多,一般分为大豆类和其他豆类。大豆类按种皮的颜色分为黄、青、黑、褐和双色大豆五种;其他豆类包括蚕豆、豌豆、绿豆、小豆等。豆制品是由大豆类食物的营养特性及常见功效有哪些?

豆或其他豆类作为原料制作的食品,如豆腐、豆浆、豆皮、腐乳等。

1. 大豆营养价值

(1)蛋白质　大豆蛋白质含量为 35%~40%,是植物性食品中蛋白质含量最高的食品。大豆蛋白质的氨基酸模式接近人体氨基酸模式,具有较高的营养价值,富含赖氨酸,但蛋氨酸含量较低,与粮谷类食物混合食用可达到蛋白质的互补作用。

(2)脂肪　大豆含脂肪甚为丰富,平均为 18%,其中不饱和脂肪酸约为 85%,饱和脂肪酸为 15%,脂肪酸中 55% 为亚油酸,34% 为油酸及少量其他脂肪酸。大豆油中还含有 1.6% 大豆磷脂。

(3)碳水化合物　大豆中碳水化合物含量为 25%~30%,其中约一半是可供人体利用的可溶性糖,如阿拉伯糖、半乳聚糖和蔗糖等;另一半是不能被人体利用的棉籽糖、水苏糖等。

(4)维生素和无机盐　钙、铁、硫胺素和核黄素含量较高,此外大豆还富含维生素 E。

(5)豆类中的抗营养因素　利用豆类作为植物蛋白原料时,注意豆类中抗营养因素的干扰。例如,大豆中含有抗胰蛋白酶的因子,能抑制胰蛋白酶的消化作用,使大豆难以分解为人体可吸收利用的各种氨基酸;大豆中还存在植酸,影响钙、镁、锌的吸收;大豆中含有许多酶,其中含有 1%~2% 脂肪氧化酶,能促使不饱和脂肪酸氧化分解,形成醛、酮等小分子挥发物,产生豆腥味。加工过程中,可通过高温加热、生物发酵、微波照射等方法去除豆腥味。

2. 合理利用　不同的加工及烹调方法对大豆蛋白质的消化率有明显的影响。整粒熟大豆蛋白质消化率仅为 65.3%,但加工成豆浆可达 84.9%,做成豆腐可提高到 92%~96%,从而提高大豆的营养价值。

豆类蛋白质含有较多的赖氨酸,与谷类食物混合食用可较好地发挥蛋白质互补作用,提高谷类食物蛋白质的利用率。

豆芽是以大豆和绿豆发芽制成的,除含原有营养外,还可产生抗坏血酸,是维生素 C 的良好来源。

豆浆蛋白质含量近似牛奶,其中必需氨基酸种类齐全,铁的含量是牛奶的 4 倍,也是一种营养素含量丰富的食品。

(三)蔬菜水果类

蔬菜和水果种类繁多,含有人体所需要的多种营养成分,是膳食纤维、维生素和无机盐的主要来源。蔬菜和水果中含有多种有机酸、芳香物质和色素等成分,使它们具有良好的感官性状。纤维素、果胶和有机酸均能刺激胃肠蠕动和消化液分泌,起到增进食欲和促进消化的作用。

1. 营养价值

(1)蔬菜的营养价值　大部分蔬菜蛋白质含量很低,一般为 1%~2%,鲜豆类平均为 4%。蔬菜是提供人体维生素 C、胡萝卜素、维生素 B_2 和叶酸的重要来源,尤其是维生素 C 的含量极其丰富。一般情况下,这些维生素在各种新鲜叶菜类中含量最丰富,瓜茄类中含量相对较少。在叶菜类中,除维生素 C 外,其他维生素含量均是叶部比根茎部高,嫩叶比枯叶高,深色的菜叶比浅色的高。所以在选择蔬菜时,应注意选新鲜、色泽深的蔬菜。

蔬菜也是人体无机盐的重要来源,尤其是钾、钠、钙和镁等。它们在体内的最终代谢产物呈碱性,故称"碱性食品"。而肉、鱼和蛋等富含蛋白质的食物,由于硫和磷很多,体内转化后最终产物多呈酸性,故称为"酸性食品"。人类膳食中的酸性和碱性食品必须保持一定的比例,这样有利于机体维持酸碱平衡。蔬菜还含有较多的纤维素、半纤维素、木质素和果胶等,这些物质虽不能被人体消化酶水解,但可促进肠道蠕动,有利于粪便排出。

(2)水果的营养价值 新鲜水果含水分多,营养素含量相对较低,蛋白质、脂肪含量均不超过1%。水果中所含碳水化合物为6%~28%,主要是果糖、葡萄糖和蔗糖。新鲜水果含维生素C和胡萝卜素较高,以鲜枣、草莓、猕猴桃中维生素C含量较多,红黄色水果(如柑橘、杏、杜果、菠萝、柿子等)含有较多的胡萝卜素。葡萄和红枣中含有较高的碳水化合物,可以直接被吸收利用。另外,水果中的有机酸以苹果酸、柠檬酸和酒石酸为主,有机酸能刺激人体消化腺的分泌,增进食欲,有利于食物的消化。此外,水果中还含有一些生物活性物质,如类黄酮物质、白藜芦醇等,具有抗氧化、抗炎、抗衰老、抗肿瘤、免疫调节、降血脂等作用。

野果种类繁多,某些野果含有丰富的胡萝卜素、维生素C、叶酸,钙和铁的含量也较多。

2.合理利用 蔬菜虽含有丰富的维生素和无机盐,但烹调加工不合理时可造成营养素的大量损失。B族维生素和无机盐易溶于水,所以蔬菜宜先洗后切。烹调时,尽可能急火快炒,减少维生素的损失。有些蔬菜如菠菜等,为减少草酸对钙吸收的影响,在烹调时可先将蔬菜放在开水中煮或烫一下后捞出,使其中的大部分草酸溶留在水中。腐烂的蔬菜中含有大量的硝酸盐,经细菌作用可转变成亚硝酸盐。

某些蔬菜具有一定的药用价值。例如,胡萝卜含丰富的胡萝卜素,常被用来治疗夜盲症和眼干燥症等,由于胡萝卜素属脂溶性维生素,需以食用油烹调后食用,可提高其消化利用率;大蒜具有良好的杀菌、降脂、降压、降血糖、解毒等作用;蘑菇、香菇和银耳中含有多糖物质,可提高人体免疫功能和抗肿瘤;黑木耳可抗血小板聚集和降低血凝,防止血栓形成,有助于防治动脉粥样硬化;海带中含有大量的碘,临床上常用来治疗缺碘性甲状腺肿。

水果除含有丰富的维生素和无机盐外,还含有大量的生物活性物质,可以防病治病,也可致病。例如,红枣可增加机体抵抗力,对体虚乏力、贫血者适用,但龋齿疼痛、下腹胀满、便秘者不宜食用;梨有清热降火、润肺去燥的功效,对于肺结核、气管炎和上呼吸道感染者出现的咽干、喉痛、痰多有辅助治疗效果,但对产妇、胃寒及脾虚者不宜食用。

第四节　合理膳食与膳食指南

一、合理营养的基本要求

合理营养(rational nutrition)即为平衡而全面的营养。其包括两层含义:①能满足机体对各种营养素及能量的需要;②膳食中的营养素种类齐全,数量充足,比例适当。

营养失去平衡可造成营养不良,包括营养缺乏(nutrition deficiency)和营养过剩(nutrition excess)。合理营养是通过合理膳食来实现。合理营养的基本要求:

(1)摄取的食物能满足机体对营养素及能量的需求,且各种营养素比例适宜。

(2)膳食制度合理,各餐热能比例适宜。

(3)储存、加工烹调方式合理,尽可能减少食物中各种营养素的损失,提高消化吸收率。

(4)食物应感官性状良好,具有多样化,以促进食欲。

(5)选择对人体无毒、无害、无污染的食物。若所选食物中含有食品添加剂,应符合国家有关卫生标准。

二、膳食结构与平衡膳食

(一)膳食结构

哪种膳食结构是最合理的?为什么?

膳食结构是指膳食中各类食物的数量及其在膳食中所占的比重。膳食结构的形成与生产力水平、文化、自然环境等多方面的因素有关,因此膳食结构并非一成不变。但一个国家、民族或地区的膳食结构具有相对的稳定性。

1. 世界膳食结构模式

(1)经济发达国家膳食模式 多数欧美国家(如美国、西欧、北欧诸国)的膳食结构也称富裕型模式。其膳食模式主要以动物性食物为主,以高能量、高脂肪、高蛋白质、低纤维为主要特点。人均日摄入蛋白质 100 g,脂肪 130 ~ 150 g,能量高达 13 860 ~ 14 595 kJ,而粮食的消费量人均每年不超过 60 ~ 75 kg。此类膳食结构属营养过剩,容易引起肥胖、高血压、冠心病、糖尿病等慢性疾病的发生。

(2)东方膳食模式 大多数发展中国家(如印度、巴基斯坦及非洲一些国家等)均属此类型。其膳食构成以植物性食物为主,动物性食物为辅。特点是:谷物食物消费量大,平均每天 550 g 以上,动物性食品消费量小,平均每天 25 ~ 50 g,植物性食物所提供的能量约占总能量的90%。该类型膳食的能量基本可满足人体需要,膳食纤维充足,但蛋白质、脂肪的摄入较低,来自动物性食物的营养素如维生素A、铁、钙摄入量常不足。该结构的膳食容易出现蛋白质、能量营养不良,但有利于冠心病和高脂血症的预防。

(3)日本膳食模式 该模式是一种动植物食物较为平衡的膳食结构,以日本为代表。其特点是:谷类的消费量人均每天为 300 ~ 400 g,动物性食品消费量人均每天为 100 ~ 150 g,其中海产品所占比例达50%左右,动物蛋白约占总蛋白的50%。能量和脂肪的摄入量低于欧美国家,每天能量摄入约 8 340 kJ,三大宏量营养素供能比例合理。该膳食模式既保留了东方膳食的特点,又吸取经济发达国家膳食模式的长处,有利于避免营养缺乏病和营养过剩性疾病,促进健康。可作为世界各国调整膳食结构的参考。

(4)地中海膳食模式 该膳食模式以地中海命名,是因为该膳食结构是地中海地区居民所特有的,以意大利、土耳其、希腊等国家为代表。膳食结构的主要特点为富含植物性食物,如谷类、水果、蔬菜、干果、豆类等;食物的加工程度低,新鲜度高,以地产应季食物为主;脂肪提供能量占膳食总能量的25% ~ 35%,饱和脂肪酸所占比例较低,食用油以橄榄油为主;每天食用适量的鱼、禽,少量蛋、奶酪及酸奶;每月食用几次红肉,如羊肉、牛肉及制品;大部分成年人有饮用葡萄酒的习惯。此类膳食结构中饱和脂肪酸摄入量较低,蔬菜、水果、复合碳水化合物摄入量较高。地中海地区的居民心脑血管疾病发病率很低,已引起西方国家的关注。

2.中国居民膳食模式及存在问题　我国膳食模式以植物性食物为主,谷类、薯类和蔬菜摄入量较高,肉类摄入量较低,豆类及其制品总量不高且随地区而异,奶类食物消费较少。其膳食特点:高碳水化合物、高膳食纤维、低动物脂肪,是一种东方膳食模式。该模式易出现营养不良,但有利于血脂异常和冠心病等慢性病的预防。2002年第四次全国营养调查表明,我国居民膳食质量有明显提高,城乡居民能量及蛋白质摄入基本得到满足,肉、禽、蛋等动物性食物消耗量明显增加,优质蛋白质比例上升。同时,我国居民膳食结构还存在诸多不合理之处,如城市居民畜肉类及油脂消费过多,谷类食物消费偏低。此外,奶类、豆类及其制品摄入过低,铁、维生素A等微量营养素缺乏仍是我国居民膳食中普遍存在的问题,需予以高度关注。

（二）平衡膳食

平衡膳食(balanced diet)是指膳食中所提供的能量及营养素在数量上能满足不同生理条件、不同劳动条件下用膳者的要求,且各种营养素之间比例适宜的膳食。

营养配餐即是按照人体的需要,根据食物中各类营养物质的含量,设计一天、一周或一月的食谱,使人体摄入的蛋白质、脂肪、碳水化合物、维生素和无机盐等营养素比例合理,达到平衡膳食。平衡膳食是通过食谱得以具体实现,营养食谱编制应遵循以下原则。

1.平衡膳食合理营养

（1）食物品种多样,数量充足,比例适宜　在每天膳食中应含有五类基本食物,即谷类及薯类、动物性食物、豆类及其制品、蔬菜水果类、纯热能食物。平衡膳食的比例以谷类60%、肉禽鱼奶蛋类17%、油脂8%、其他15%的构成较为适宜。

（2）能量及各营养素之间比例要适宜　三种产热营养素所提供的热量比例建议为:碳水化合物提供热量55%～65%;脂肪提供热量20%～30%;蛋白质提供热量10%～15%。蛋白质的组成为植物性蛋白约占70%;动物性蛋白质约占25%;豆类蛋白质约占5%。

（3）食物搭配合理　注意主食与副食、动物性食品与植物性食品的平衡搭配。

（4）膳食制度合理　按照我国人民的生活习惯,一日三餐比较合理,两餐间隔以4～6 h为宜。各餐数量的分配要适合劳动需要和生理状况,较适宜的分配为:早餐占全天总热能的25%～30%;午餐占40%;晚餐占30%～35%。

2.其他　兼顾地区、个人饮食习惯;考虑季节和经济状况。

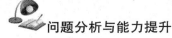 **问题分析与能力提升**

一、选择题

1.鱼类食品具有一定的预防动脉粥样硬化和冠心病的作用,这是因为鱼类食品中含有 （　　　）

    A.优质蛋白质　　　　　　　　　　B.较多的钙

    C.较多的多不饱和脂肪酸　　　　　D.丰富的铁

E. 维生素 A 和维生素 D

2. 以下对合理营养的基本要求,不正确的是　　　　　　　　　　　　　　　　(　　)

   A. 食物应对人体无毒害　　　　　　　　　　B. 应有合适的膳食制度和良好的进食环境

   C. 食物不应有微生物污染及腐败变质　　　　D. 摄取的食品应供给足量的营养素和热能

   E. 爆炒、油炸能使食品具有良好的色香味,所以是良好的烹调食物的方法

3. 下列食品中维生素 B_2 含量最少的是　　　　　　　　　　　　　　　　　　(　　)

   A. 大豆　　　　　　　　　　　　　　　　　B. 大米

   C. 白菜　　　　　　　　　　　　　　　　　D. 牛奶

   E. 瘦肉

4. 食物中毒时对可疑食品的采样不正确的方法是　　　　　　　　　　　　　　(　　)

   A. 防止一切人为污染　　　　　　　　　　　B. 收集、验证被检食品资料

   C. 将部分样品保留原有状态或包装　　　　　D. 任取足量的食品

   E. 快速送检

5. 下列不是造成维生素 D 缺乏原因的是　　　　　　　　　　　　　　　　　　(　　)

   A. 人体日光照射不足　　　　　　　　　　　B. 膳食中缺乏 B 族维生素

   C. 维生素 D 本身不易被机体吸收　　　　　　D. 肠道吸收障碍

   E. 无机盐、维生素 A 也与维生素 D 缺乏有关

6. 下列氨基酸哪个不是成人所必需的　　　　　　　　　　　　　　　　　　　(　　)

   A. 色氨酸　　　　　　　　　　　　　　　　B. 组氨酸

   C. 缬氨酸　　　　　　　　　　　　　　　　D. 苯丙氨酸

   E. 异亮氨酸

7. 哪项不是维生素 A 的生理功能　　　　　　　　　　　　　　　　　　　　(　　)

   A. 维持上皮细胞结构完整　　　　　　　　　B. 增强抗感染能力

   C. 参与胶原蛋白合成　　　　　　　　　　　D. 促进生长发育

   E. 抗癌作用

8. 粮谷是哪种营养素最主要来源　　　　　　　　　　　　　　　　　　　　　(　　)

   A. 蛋白质　　　　　　　　　　　　　　　　B. 热能

   C. 碳水化合物　　　　　　　　　　　　　　D. 脂类

   E. 脂溶性维生素

9. 下列病原引起的食物中毒均表现为胃肠道症状,除了　　　　　　　　　　　(　　)

   A. 沙门菌属　　　　　　　　　　　　　　　B. 副溶血性弧菌

   C. 致病性大肠杆菌　　　　　　　　　　　　D. 葡萄球菌

   E. 肉毒梭状芽孢杆菌

10. 在下列哪期缺碘可引起地方性克汀病　　　　　　　　　　　　　　　　　(　　)

   A. 胚胎期　　　　　　　　　　　　　　　　B. 儿童少年期

   C. 青春发育期　　　　　　　　　　　　　　D. 青年期

   E. 成年期

11. 有关蛋白质的叙述不正确的是　　　　　　　　　　　　　　　　　　　　(　　)

   A. 蛋白质是人体组织细胞的基本成分

   B. 给机体提供热能是蛋白质最主要的生理功能

   C. 蛋白质在记忆、遗传及解毒等方面起重要作用

   D. 蛋白质在人体各种生理功能中起主导作用

   E. 蛋白质可维持氮平衡

12. 位于膳食金字塔顶部的食物为　　　　　　　　　　　　　　　　　　　　(　　)

A. 粮谷类   B. 油脂类

C. 鱼、肉、蛋   D. 豆制品

E. 蔬菜和水果

二、问答题

1. 中国居民膳食指南的主要内容有哪些?

2. 简述合理膳食的基本要求。

（新乡医学院　李海斌）

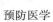

社会环境与健康

学习目标

1. 掌握社会因素影响健康的规律特点,行为生活方式与健康的关系。
2. 熟悉社会关系、经济发展、制度、文化与健康的关系、心理咨询的程序。
3. 了解自杀、吸毒及与性行为相关的社会病的防治措施。

现代社会中,人类的健康不仅受到自然环境因素的影响,同时也受到社会因素、心理行为因素的影响。近些年来,社会因素、社会心理行为因素与人类健康关系的研究在不断深入,对健康的影响也越来越引起人们重视。

第一节 社会关系与健康

人生活在由一定社会关系结合而成的社会群体之中,包括家庭、邻里、朋友、工作团体等,这些基本社会群体共同构成社会网络。人在社会网络中相互协调与相互支持的关系,不仅是影响健康的因素,而且是保证健康的基础。

一、人际关系与健康

人际关系是人与人之间在社会生活中相互作用而形成的一种极其复杂的关系,这种关系可以表现为亲密,也可以是疏远和敌对。不同的人际关系会引起不同的情结表现,进而对个体及群体的身心健康产生影响。良好的人际关系使人心情舒畅、精神振奋、身体健康,而且也是获得其他社会支持的基础;相反,人际关系紧张会引起心理状态的改变和情绪紧张,从而影响中枢神经系统、内分泌系统和免疫系统的正常生理反应,这种状态长期存在,必然会导致健康受损和疾病的产生。

社会支持(social support)是指个体从社会网络所获得的物质和情感的帮助。一定的社会支持将减少个体的负面情绪,降低压力事件对个体身心健康的危害性,而且社会支持可提供应对压力的策略,减轻压力的危害性。社会支持从性质上可以分为两类:一类为客观的支持,这类支持是可见的或实际的,包括物质上的直接援助、团体关系的存在和参与等。另一类是主观的支持,这类支持是个体体验到的或情感上感受到的支持,是指个体在社会中受尊重、被支持与理解的情感体验和满意程度,与个体的主观感受密切相关。可以通过专有的量表来评定社会支持。

二、家庭关系与健康

家庭作为将生物人转化为社会人的第一个社会基本单位,它的功能是不能被任何机构所代替的。家庭状况对人的健康影响至关重要。家庭结构的完整与否、家庭关系的和谐与否、家庭成员的健康状况、家庭的社会经济地位都对家庭中每个成员的身心健康起着重要的作用。

1978 年米尔克斯坦(Smilkstein)设计了 APGAR 家庭功能问卷,从适应度、合作度、成长度、情感度及亲密度五个方面提出问题,采用封闭式问答方式来评价家庭功能。

研究表明,许多疾病是渐进性的,是在不良的社会环境特别是充满矛盾的家庭生活中逐渐滋生起来的。有证据表明,一个缺乏亲情关怀的孩子,其身体、智力、情感的成长及其社会发展,都会受到损害。成年人也需要感情和他人陪伴,家庭可以为成年人提供情感支持。一个幸福美满的家庭有利于每个家庭成员的身心健康,而一旦家庭出现问题、家庭功能失调将会损害家庭成员的健康。现代社会平均寿命延长,老年人口越来越多,家庭仍是老年人生活和活动的主要场所,老年人的健康很大程度上取决于家庭的赡养功能,即物质生活和精神生活能否满足老人的需要。

三、退休、失业与健康

退休是人生历程中的重要界标,退休意味着地位和权力的丧失、声望降低和受忽视的开始,很多人难以适应生活中这种重大的角色变换。经济需要、社会支持、精神生活等都影响着退休者的身心健康。研究显示,退休者中重新工作者比退休后不工作者更为愉快和获得满足。特别是高阶层的人,职业不仅仅是意味着工作、谋生,更重要的是生活的乐趣,实现人生价值的重要途径。

失业在现代社会是一种常见的社会现象,近年来在我国也日益成为一个突出的社会问题。社会失业率的高低与经济繁荣或萧条以及政府的政策有关。失业可以作为生活条件和生活水平的指标,失业率上升意味着更多人的物质条件恶化。同时,失业也是一种生活压力事件,它不仅切断了生活经济来源,而且剥夺了人的社会角色和功能。失业对健康可以产生很多负面影响,造成很大的心理应激。

第二节 社会发展与健康

近几十年来,社会、经济、政治、科技方面都处于高速发展的时期,人类在疾病的预防、诊断、治疗和康复等方面都有了很大的提高。但随着社会发展和城市化进程的加快,也给人类健康带来了新的挑战。因此,应该在社会发展和人类健康之间找到一个新的平衡点。

影响人群健康的社会因素有哪些? 你认为比较重要的社会因素是什么?

一、科技进步与健康

(一)正向作用

随着科技的发展和医疗技术的进步,人类对疾病的认识和诊疗技术的发展有了很大的改善,应用、推广最新的医疗技术、设备、药品和材料,使患者直接受益。

1. 诊疗技术　高科技医疗仪器设备的出现为诊疗疾病提供了有效手段,如各种放射、造影、磁共振为诊断提供了清晰可靠的影像资料,提高对疑难疾病的诊疗水平。正在兴起和发展的生命科学技术(如基因工程、生殖工程)和纳米技术等在医学中的应用,必将对疾病的早发现、早诊断、早治疗、早康复和提高生命质量起到不可估量的作用。

2. 信息高速公路　医疗卫生信息高速公路是信息高速公路在医疗卫生领域提供服务的总和。互联网对医疗卫生事业的发展影响可概括为:4C、3P、1S。4C 是指内容(content)、连接(connection)、商务(commerce)、医疗保健(care);3P 是指患者(patient)、提供者(provider)、支付方(payer),1S 是指医药和器械、设备供应商(supplier)。通过互联网,医生可以了解最新的医药发展动态,患者可以了解有关的疾病信息、购买非处方药,乡村医院可以通过互联网请教教学医院的专家对患者进行会诊,实时的数据图像交互,使患者在居住地附近医院就能得到应有的治疗。

(二)负向作用

科学技术是一把双刃剑,它在促进人类健康发展的同时,也存在着许多负面影响。

1. 高科技在诊疗中的应用,物化了医患之间的关系,增加了医患双方对技术和机器的依从性　这就很容易把过去人和人之间亲密的交流、倾诉和倾听结束在机器面前,医生与患者直接为获取诊断信息的交流大大减少,医生和患者也由"相识者"变成"陌生人",导致出现高技术、低感情的现象。

2. 高技术的应用提高了收费标准,也提升了患者对疾病治愈的期望值　然而,在整个医学发展中,对于绝大多数复杂性疾病(如肿瘤),治疗的方法尽管有了很大进步,但没有诊断技术发展快。因此,对于大多数慢性复杂疾病,诊断中新技术的应用带来了高收费,但最终并不能解决患者疾病治愈的问题。这是医学面临的一个非常现实的问题。遗憾的是,对这种诊断和治疗发展的不同步,医院和医生以及医学科普界都没有对患者进行过很好的解释。

3. 高新技术的应用,容易造成或被认为是过度诊疗　有了高新技术能力和多种选择,人们必然会有使用这些手段的倾向。这样做有时可以给患者带来实际的益处,有时则不然,尤其当权衡患者的经济条件时。这是在研究今天的医患关系时必须正视的一个客观存在的现实。

二、城市化与健康

(一)城市化的概念

城市化是指城市数量增加或城市规模扩大的过程,其结果表现为城市人口在社会总人口中的比例逐渐上升。据世界卫生组织报告,目前,一半以上的世界人口居住在城市。到 2030 年,每 10 人中将有 6 人居住在城市。

世界卫生组织卫生发展中心主任库马拉森(Kumaresan)博士指出:"虽然城市生活继续提供众多机会,例如良好的卫生保健服务机会,但今天的城市环境集中了众多健康风险,带来了新的危害。"

(二)城市化与健康

城市化是指城市数量增加或城市规模扩大的过程,其结果表现为城市人口在社会总人口中的比例逐渐上升。

1.环境污染加重 随着工业化和城市化的发展,一方面促进了社会经济的发展,另一方面又对环境产生负面影响。城市空气污染每年造成全世界大约 120 万人死亡,主要死因是心血管疾病和呼吸系统疾病。城市空气污染大多是机动车辆造成的,而工业污染、火力发电及欠发达国家家用燃料也是造成城市空气污染的重要因素。

2.精神障碍性疾病增加 随着经济的发展,社会竞争的加剧,人口及家庭结构的变化,人们受到的各种心理应激急剧增加,带来新的心理和行为问题,使精神疾病的患病率呈逐年上升的趋势。当前,精神障碍已成为全球性重大公共卫生问题和较为突出的社会问题。按照衡量健康状况的伤残调整生命年指标评价各类疾病总体负担,精神障碍已占我国各种疾病总负担的 18% ,超过了心脑血管、呼吸系统疾病及恶性肿瘤,排名第一。

3.现代病出现 城市生产和工作的高效率加速了人们的生活节奏,使人整日处于高度精神紧张状态,长此以往就会产生乏力、胸闷、头晕、失眠、多梦、记忆力减退、易激动等"紧张病"。生活质量的提高、家用电器的普及、交通工具的发达、饮食结构的改变,使得人群中已经出现诸如电视综合征、空调综合征等所谓的"现代病"。

4.交通危害 在全球范围内,道路交通伤害是第九大死因,其中大部分道路交通死亡事故发生在低收入和中等收入国家。

第三节 心理行为因素与健康

一、心理因素与健康

辩证唯物主义认为心理是人脑对客观现实的反映,人的心理活动包括心理过程和个性心理(人格)两个方面。心理过程是指心理活动发生、发展和消失的全部动力过程;人格是每个个体所具有的稳定的心理现象,包括个性特征和个性倾向。研究心理因素与健康和疾病之间的关系,主要是分析个性心理特征、心理活动过程及其影响因素对健康、疾病的作用,以及它们之间的相互关系。

(一)个性特征对健康的影响

个性特征是个体表现的稳定的心理特征,如能力、气质、性格、兴趣、爱好、习惯等,其中气质、性格和能力是三个比较重要的个性心理特征。能力是直接影响人们完成必须的个性心理特征,它是顺利完成某种活动的必须条件,影响着活动的效率。气质是人生来就有的特征性和稳定性的心理活动的动力特征,它与遗传有关,个体一出生就

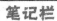

笔记栏

具有生理机制决定的某种气质。性格是个人对客观现实稳定的态度和与之相适应的行为模式,它是个性的重要组成部分,最能体现一个人的本质属性。人的性格受一定思想、意识、信仰、世界观的影响和制约。与气质相比,性格主要与后天条件有关,因此,可以通过努力改变不良的性格。

由于生活环境、受教育程度、工作性质的不同,每个人的心理活动总会带有个人特征,个性心理特征一旦形成就很难或很少改变。据研究显示,具有健全人格的人,意志坚强,能力强,智力高,情绪稳定,乐观向上,能正确认知和处理各种事物,能搞好各种人际关系,适应不同的社会环境,有利于身心健康。临床发现人格不健全的人都不同程度地患有各种心理疾患或心身疾病,如强迫性人格是强迫性神经症的人格基础。

目前关于能力与健康的关系研究甚少,但气质和性格与健康、疾病的关系研究较多,且有许多有价值的结果。如国内研究发现,40%精神分裂症患者属于抑郁型气质。流行病学调查发现:A 型性格者冠心病的发病率、复发率、死亡率分别是 B 型性格者的2 倍、5 倍和 4 倍,因此 A 型性格被认为是冠心病的主要危险因子,可能是具有这种性格特点的人经常处于忙碌状态,血中应激性激素,如儿茶酚胺、血管升压素、肾上腺皮质激素均较 B 型性格的人高。近年国内流行病学研究表明,C 型性格者,宫颈癌发病率比其他人高 3 倍,患胃癌、肝癌等消化系统肿瘤的危险性更高;C 型性格者还易患溃疡病、哮喘、糖尿病和皮肤病。因此 C 型性格被认为是易发生肿瘤的性格模型,可能是具有这种性格的人经常处于受束缚、受压抑的状态,致使细胞和体液免疫力低下,加上遗传癌基因和易损伤性器官使之发生各种癌症。

(二)情绪对健康的影响

情绪是一种基本的心理活动,是人对客观事物是否符合自身需要而出现的态度反映和伴随的心身变化。它是具有特殊色彩的心理反应形式,表现为个体对客观事物的内心体验和态度,如爱、恨、焦虑、痛苦、悲伤等都是人们常体验到的情绪。

情绪是机体对环境刺激做出的一种适应性心理反应,可以看作机体的再调整。适度的反应激发机体的唤醒水平,提高活动效率;良好的情绪如乐观、开朗、心情舒畅等可以通过神经-内分泌系统调节人的内环境使之处于动态平衡,有助于发挥人的潜能,提高机体活动能力,抵消负性情绪的不良影响,提高机体的抗病能力,增强社会适应能力;消极情绪如焦虑、抑郁、悲伤等会损害人正常的生理和心理功能,同时过于强烈与持久的情绪反应会造成心身失调和适应不良,以致造成心身疾病。

二、行为因素与健康

促进健康的行为有哪些?

行为是个体或群体对内外环境做出的能动反应。行为是可以了解、可以掌握的,因而行为也是可以控制的。从产生的基础看,行为可以分为先天性的定型行为和各种习得的行为两类,前者包括反射行为和本能行为;后者是人类在所处的社会文化环境中通过社会化过程获得的,为人类所独有。

(一)促进健康的行为

促进健康的行为(health-promoted behavior)指个体或团体的客观上有利于自身和他人健康的行为。促进健康的行为可分为五大类。

1.日常健康行为　指日常生活中有益于健康的基本行为,如合理营养、充足的睡眠、适量运动、饭前便后洗手等。

2.避开环境危害行为　指避免暴露于自然环境和社会环境中的有害健康的危险因素,如离开污染的环境、不接触疫水、积极调适应对各种紧张生活事件等。

3.戒除不良嗜好　指吸烟、酗酒、滥用药物等。

4.预警行为　指对可能发生的危害健康的事件的预防性行为并在事故发生后正确处置的行为,如驾车使用安全带,火灾、溺水、车祸等的预防及意外事故发生后的自救与他救行为。

5.合理利用卫生服务　指有效、合理地利用现有卫生保健服务,以实现三级预防,维护自身健康的行为,包括定期体检、预防接种、患病后及时就诊、遵从医嘱、积极配合医疗护理、保持乐观向上的情结、积极康复等。

(二)危害健康的行为

危害健康的行为是指不利于自身和他人健康的一组行为。危害健康的行为可分为四大类。

危害健康的行为有哪些?

1.不良生活方式　持续定势化的行为称为习惯。日常生活和职业活动中的行为习惯及其特征称为生活方式。不良生活方式是一组习以为常的、对健康有害的行为习惯,如吸烟、酗酒、不良饮食习惯(饮食过度、高脂高糖低纤维素饮食、偏食、挑食、好吃零食、嗜好长时间高温加热或烟熏火烤食品、进食过快、过热、过硬、过酸等)、缺乏体育锻炼等。不良生活方式与肥胖、心脑血管疾病、早衰、癌症等的发生有非常密切的关系。不良生活方式对健康的影响具有潜伏期长、特异性差、协同作用强、个体差异大、广泛存在等特点。

2.致病性行为模式　导致特异性疾病发生的行为模式,国内外研究较多的是 A 型行为模式和 C 型行为模式。

A 型行为模式(type A behavioral pattern, TABP)是一种与冠心病的发生密切相关的行为模式。A 型行为又叫"冠心病易发性行为",其行为表现为做事动作快,想在尽可能短的时间内完成尽可能多的工作(具有时间紧迫感),大声和暴发性的讲话,喜欢竞争,对人怀有潜在的敌意和戒心。其核心行为表现为不耐烦和敌意。A 型行为者的冠心病发病率、复发率和病死率均比非 A 型行为者高出 2 ~ 4 倍。

C 型行为模式(type C behavioral pattern, TCBP)是一种与肿瘤的发生有关的行为模式。C 型行为又称"肿瘤易发性行为"。C 是癌症(cancer)的第一个字母。其核心行为表现是情绪好压抑,性格好自我克制,表面上处处依顺、谦和善忍,回避矛盾,内心却是强压怒火,爱生闷气。研究表明 C 型行为可促进癌前病变恶化。C 型行为者宫颈癌、胃癌、食管癌、结肠癌和恶性黑色素瘤的发生率比非 C 型行为者高 3 倍左右,并易发生癌的转移。

3.不良疾病行为　指在个体从感知到自身患病到疾病康复过程中所表现出来的不利健康的行为。不良疾病行为的常见表现,疑病、瞒病、恐病、讳疾忌医、不及时就诊、不遵从医嘱、求神拜佛、自暴自弃等。

4.违规行为　指违反法律法规、道德规范并危害健康的行为,如药物滥用、性乱等。违规行为既直接危害行为者个人健康又严重影响社会健康。

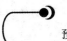

第四节 常见社会病

社会病的原因在于社会环境。现代化的发展速度高于人们的预想,全球能源开发、人口的增长、老龄化、经济危机、战争和恐怖活动,贫困与不平等导致的犯罪、自杀、酗酒、吸毒、卖淫嫖娼等各个层面的社会问题存在并继续恶化,态势严重。转型期的中国,减少社会问题对经济社会发展意义重大。

一、自杀

(一)自杀的概念

自杀(suicide)是因社会心理冲突而产生的一种蓄意终止自己生命、有目的、有计划的自我毁灭的行为。国际上一般按结局的不同,将自杀行为分为自杀死亡、自杀未遂和自杀意念三类。自杀现象同人类社会并存,应把自杀作为一种社会病理现象进行研究。

(二)自杀的分布特征

自杀既是一个重要的健康问题,又是一个严重的社会问题。世界卫生组织估计,全球每年有100万人自杀,自杀未遂者是它的8~10倍。据卫生部疾病控制局2007年出版的《伤害预防报告》,我国每年近20万人自杀,2002—2006年平均自杀率15.05/10万,占全部死亡的2.32%,占所有伤害的23.11%,占潜在生命损失的4.7%。目前,在很多国家,自杀是前十位的死亡原因,在15~34岁的人群中,自杀甚至是前三位的死亡原因。根据大多数研究资料自杀有如下的分布特征:

1. 地区分布 在向世界卫生组织报告自杀率的国家中,北欧、东欧、俄罗斯、日本、韩国、中国等是自杀率较高地区,英美中等,希腊、一些南美洲国家自杀率较低。在同一个国家,不同地区的自杀率也有差别。例如,在美国西部和西北部地区自杀死亡率明显高于东部地区。

2. 种族分布 在美国,白人的自杀率几乎是少数民族的2倍。据美国人口普查局统计,白人男性的自杀率为21.4/10万,黑人男性为12.2/10万;白人女性的自杀率为5.2/10万,黑人女性为2.4/10万。

3. 性别分布 在世界上大多数国家,自杀死亡的男女性别比为3:1左右,男高于女,而女性自杀未遂高于男性,男女性别比为1:3左右。但在中国、印度、斯里兰卡等国家,男女两性的自杀率比较接近,在某些年龄组,女性自杀率甚至高于男性。

4. 年龄分布 在世界上大多数国家和地区,自杀死亡率随着年龄的增加而升高,近年来,青少年自杀死亡率有升高趋势,但在各年龄段中,仍以60岁以上老年人自杀死亡率为最高。有关统计数字表明,我国自杀死亡的年龄分布有两个高峰,一个与世界上大多数国家和地区一致,即老年人的自杀死亡率是最高的;另一个是其他国家少见或不明显的,即在25~34岁年龄组有小高峰,且女性突出。

5. 城乡分布 在大多数发达国家,农村人口的自杀死亡率低于城市人口。然而国内研究非常一致地表明,农村居民的自杀死亡率高于城市2~5倍。城乡比

10∶25/10万。实际上,与世界大多数国家比较,我国城市居民的自杀死亡率是较低的(10/10万),而农村居民的自杀死亡率则相对比较高,一般超过25/10万。

6. 婚姻状况分布　婚姻状况与自杀率之间的相关性在绝大多数研究中都得到证实,已婚者的自杀率最低,适龄未婚者的自杀率是已婚的2倍,离婚、丧偶者、分居者是已婚者4~5倍。

7. 就业状况与职业分布　一般来说,失业者的自杀率高于有稳定职业者。关于不同职业人群的自杀行为分布,曾有研究表明,医务人员的自杀率高于其他职业人群,但目前已有的资料还不足以得出肯定的结论。

8. 精神障碍与自杀　精神障碍是自杀死亡的重要原因之一。西方国家的许多研究表明,自杀者中精神障碍的患病率高达90%,但我国大约有60%的自杀死亡者有精神障碍诊断。

(三)自杀的生物、心理、社会学因素

1. 生物学病因　①自杀行为的家庭集聚性与遗传性较高,有自杀家族史者是自杀的高危人群。情绪与自杀有统计关系,妇女月经期间的自杀率高于无月经期。②有研究认为,除精神疾病外,在自杀死亡者中患有各种躯体疾病者占25%~75%。③国外报道,自杀与脑脊液中5-羟色胺代谢物——5羟吲哚乙酸含量过低有关,也可能与垂体-丘脑-肾上腺轴系统有关。④青少年自杀研究发现,出生创伤系出生后1 h的呼吸窘迫以及母亲有高血压或肾病史者,比对照组自杀率高3倍。认为出生创伤可能影响神经元的生长发育和神经递质的释放方式。

2. 心理病因　自杀行为心理过程一般要经历四个阶段:

(1)心理反应性情绪障碍　在压力事件下产生的应激反应强烈,个体心理防御机制不完全者,易出现情绪障碍。

(2)自杀意念的形成　精神防御体系崩溃,萌生解脱痛苦、逃避难以忍受的生活而有意计划的阶段。

(3)自杀求助与预演　自杀的本质是一种对社会的求助愿望发展到绝望阶段的无言的声明。

(4)安排未来和自杀计划实施　留有遗嘱或遗书,与亲人、朋友告别等,处理心爱的物品,选择自杀地点与工具,直至发生自杀行为。

3. 社会病因　①自杀在个体层面与性格、价值观念、人际关系、个人遭受的社会心理压力、个人应对方式和获得社会支持的情况有关。与个人的精神、躯体健康情况密切相关。②研究发现在同一个国家不同时期的自杀率存在变化。③自杀率随宏观环境的变化而变化,如经济危机、社会结构和道德衰败、自杀文学的传播、人口老化等均是影响自杀率的重要社会环境病因。

(四)自杀的预防

一般认为必须根据不同人群的不同情况,采取综合性的自杀预防措施。目前,自杀预防工作可以从以下八个方面进行努力:

1. 建立国家自杀预防策略　自杀预防工作是一项系统的工程。联合国呼吁世界各国重视自杀预防工作,倡议成员国建立国家层面的自杀预防战略,以统领、规划和组织社会各个部门共同努力,预防自杀。到目前为止,全世界已有几十个国家建立了自

笔记栏

杀预防战略。

2. 提高人群的心理健康素质 尽管从宏观的层面上看,左右自杀的因素主要是社会、经济和文化因素,但具体到个案来看,自杀者总是存在某些医学或心理学问题,或者说,宏观因素总是通过个体的反应才能导致自杀。因此,应该把提高社区人群的心理健康水平作为预防自杀的第一个层次。其措施主要包括:普及心理卫生常识,在学校开设针对性较强的心理卫生课并开展心理技能训练,建立社区心理咨询和心理保健系统。

如何对自杀进行预防?

3. 普及有关自杀和自杀预防的知识 目前社会上还对自杀存在许多危险误解,这些误解甚至在医务人员中也广泛存在。主要有:

(1)认为想自杀的人不会向别人暴露自己的自杀企图,向别人谈起自杀不过是想威胁别人。事实上,表露自杀意念是心理处于困境、需要寻求心理支持的重要信号,即使仅仅是威胁自杀,也应予以足够的重视。

(2)认为不能与有自杀可能的人谈自杀。实际上,和可能自杀的人谈论自杀问题,可以及时发现患者的重视意念,对其自杀的危险性进行正确的评估,使患者感觉得到关心、理解、同情和支持,在自杀预防工作中具有重要的意义。

(3)认为有自杀意念、自杀未遂的人不需要精神医学干预,特别是不需要使用精神药物。

(4)认为危机的度过意味着自杀危险的消失。事实上,如果现实问题仍然存在,则仍要提高警惕性,因为患者表面上的"平静",正是自杀最危险的时期。

(5)认为自杀未遂者并没有真正的死亡愿望而放松警惕。事实上这些人当中有一部分死亡愿望非常强烈,只是自杀方法不足以致死或者被及时救起。即使死亡愿望不强烈者,日后自杀的可能性也比一般人群高得多。

4. 指导媒体有关自杀事件的报道 在发达国家,已有资料表明媒体对自杀事件不合适的报道将导致一定时间、一定范围内自杀率的上升,而在规范了媒体对自杀的报道后,自杀率会下降。世界卫生组织要求媒体平衡报道自杀问题,积极宣传自杀预防知识,减少对自杀案例的渲染,避免对自杀方法进行详细的报告和对自杀原因进行简单的推断。

5. 减少自杀的机会 有了自杀意念后,还必须有一定的手段才能实现自杀。在自杀意念出现到实施自杀行为之间,还有一个准备自杀的阶段。因此,很多学者提出加强对常见自杀手段的管理,以达到减少自杀的目的。这方面的措施包括:加强武器管理,加强对有毒物质的管理,加强对危险场所的防护和管理等。对多发自杀行为的大桥、高楼、风景名胜地进行针对性强的管理。

6. 建立预防自杀的专门机构 许多国家建立了各种专门的预防自杀机构,如自杀预防中心、危机干预中心、救难中心、生命线等,利用便利的电话、互联网络进行危机干预和自杀预防。

7. 提供完善的精神卫生服务 精神障碍(特别是抑郁症、精神分裂症、酒瘾、药瘾)患者是自杀的高危人群之一,是自杀预防的重点。尽管不是每一个自杀者都有精神障碍,但提供完善的精神卫生服务是预防自杀必要的和有效的途径。

8. 加强学习和工作场所的自杀预防工作 相对而言,学校和工作场所的自杀预防比较容易组织和实施。近年来,我国绝大多数大专院校建立了心理卫生服务网络,推动了针对大学生的自杀预防工作。推动学校和工作场所的自杀预防,关键有两点:其一是建立一个相对完善的心理卫生服务网络,通过这个网络及时发现和转诊可能处于自杀危险中的个体;其二是形成对有自杀危险性的个体的理解、关爱和支持的氛围,降低对自杀行为的歧视,促使处于自杀危险中的个体积极寻求帮助。

二、吸毒

吸毒(drug addiction)在医学上称为药物滥用,这是指过分和有害地使用有潜在成瘾倾向的药物,导致了不可逆转的躯体损伤,它违背了社会风俗和文化,以取得快感或避免不快为特点的一种精神和躯体性病理状态。世界卫生组织将毒品分为八大类,分别为:阿片类、可卡因类、大麻类、中枢神经兴奋药、酒精及镇静催眠药、致幻剂、挥发性有机溶剂、烟草。

我国相关文件规定,毒品是指鸦片、海洛因、甲基苯丙胺(冰毒)、吗啡、大麻、可卡因和摇头丸、氯胺酮(K粉)及国家规定管理的其他能够使人形成毒瘾的麻醉药品和精神药品。

(一)吸毒的流行情况

成瘾物质的滥用已成为世界性的公害。全球每年毒品交易额已超过5 000亿美元,仅次于军火交易。海洛因、可卡因、大麻、兴奋剂、致幻剂5类主要毒品的滥用人数从20世纪80年代末的4 800万上升到1998年的2.1亿多。因吸毒诱发的凶杀、盗窃、抢劫、诈骗、性犯罪、艾滋病等逐年增多。

我国的毒品问题死灰复燃于20世纪70年代末、80年代初,至21世纪初已经形成非常严峻的形势,毒品泛滥的地域日益广阔蔓延,登记在册的吸毒人数急剧增加,破获毒品犯罪案件、抓获毒品犯罪人数、缴获各类毒品数量均居高不下,因共用注射针具而感染艾滋病的人数,也处于高位运行状态。

我国登记在册的吸毒人数急剧增加,从1991年的14.8万,截至2009年底,全国现有登记在册吸毒人员133.59多万人,从性别分布看,男性占84.6%,女性占15.4%;从年龄分布看,35岁以下人员占58.1%。

据《2011年世界毒品报告》称,可卡因、海洛因和大麻的全球市场缩小或保持稳定,而处方类阿片药物和新合成毒品的产量和滥用量都有所上升。

吸毒是全球性的社会病,严重威胁人类的身体健康和社会进步。据世界卫生组织统计,当前全球有130多个国家和地区出现毒品消费问题,吸毒人数已达2亿,每年有10万人因吸毒死亡,1 000万人因吸毒丧失劳动力。从20世纪50年代开始,中国曾骄傲地被国际舆论界誉为"无毒国"。可是,随着国门的敞开,在中国销声匿迹近40年的毒品又死灰复燃,吸毒之风已由边境、沿海地区逐渐向内地蔓延,青少年、社会闲散人员和流动人口已成为我国吸毒的主要高危人群。

(二)吸毒的危害

除了吸毒导致的依赖性和耐受性以外,吸毒直接和间接地损害吸毒者的健康,造成吸毒者的死亡率比同年龄组高近20倍。一个国家如果不能有效地遏制毒品问题,其国民的健康水平必将整体下滑,对国民综合素质必然产生严重影响。

1. 个体危害　长期吸食毒品对吸毒者的中枢神经系统功能产生明显的损害,成瘾者丧失对毒品外所有事物的兴趣,丧失对社会、家庭、事业的责任感,丧失对周围人和事的信任感,缺乏自信心、自尊心,道德沦丧,学习、记忆、判断能力急剧下降。呼吸系统发病率增高,睡眠减少、食欲缺乏,免疫功能下降,感染机会增加。吸毒人员的死亡率通常为正常人群的 15 倍,在世界范围内,每年直接死于吸毒的人高达 10 万以上。

吸毒的危害体现在哪些方面?

2. 社会危害　吸毒行为不仅危害吸毒者个人的身心健康,而且还危及家庭的稳定、社会的安定和人类的健康,是全球性的一大公害。吸毒者需要大量的毒资,面对高额的费用和强烈的诱惑,会不择手段,甚至铤而走险,进行抢劫、盗窃、贪污、卖淫甚至杀人等违法犯罪行为。大量事实证明,吸毒已成为诱发犯罪、危害社会治安的根源之一。

3. 公共卫生危害　由于注射毒品者常共用注射器和针头,导致艾滋病、乙肝等血液传播性疾病在吸毒者之间蔓延。同时吸毒者的性行为比较混乱,甚至女性吸毒者以淫养吸,通过性传播途径将疾病传播到非吸毒人群。

4. 经济危害　经济损失源于吸毒导致的社会劳动力减少、禁毒戒毒的代价、毒资的消耗等。每年仅毒资的直接耗费就达千亿元以上。全球毒品每年的非法交易额已高达 8 000 亿 ~ 10 000 亿美元,仅次于军火贸易。我国每年消耗毒资高达 2 000 亿元人民币。

(三)干预措施

由于吸毒是一个非常复杂的社会现象,是药物、人和环境三方面相互作用的结果,因此对药物滥用的干预需从多方面入手。针对不同的人群开展不同的教育干预活动,以提高大众对预防药物滥用的认识和抵御能力,同时帮助吸毒者通过治疗、康复,而重返社会。

"一级预防"是利用大众媒介、大型宣传活动及歌舞表演等形式对群众开展宣传、教育以提高公众对毒品危害的认识,自觉抵制药物滥用现象。

"二级预防"是针对易感人群开展干预活动,青少年、无业者及流动人群都是易感人群。他们的情况各不相同,因此要在调查的基础上有针对性地选择有效的干预方法,提高他们抵抗毒品诱惑的能力。早发现、早诊断、早脱毒。

"三级预防"主要是为吸毒者提供治疗、康复帮助。目前国内各种形式的戒毒机构都在提供这类服务。

三、与性行为相关的社会病

(一)与性行为相关的社会病的分类

与性行为相关的社会病是指不符合社会道德和法律规范的性行为导致的健康和社会问题,可以大致分为以下三类:

1. 各类与性行为相关的违法犯罪行为　如强奸、卖淫嫖娼、制造和传播色情物品等。

2. 不安全性行为导致的各类问题　如性传播疾病、艾滋病、意外妊娠特别是青少年妊娠等。

3. 与性禁锢相关的各类问题　如对人生的摧残、性无知导致的种种问题等。

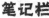

(二)与性行为相关的社会病的社会根源

从社会医学角度,与性行为相关的社会病的发生和发展的主要社会原因有以下四个方面:

1.**性禁锢**　一般认为,现代社会中的性禁锢观念最初起源于原始社会中的种种禁忌。这些禁忌有些是合理的,如禁止近亲之间的性行为和在月经期间性交;而另一些则是不合理的,如基于月经血是不干净的,禁忌处于月经期的妇女与人交谈,甚至禁忌她们与别人见面,这就是人类对性的禁锢的开始。直到今天,主张与反对性禁锢的斗争已经持续了几千年,但性禁锢的现象还远远没有绝迹。性禁锢不仅导致性无知、导致对人性的摧残,而且会阻碍人们获得必要的、正确的性知识和性传播疾病防治知识,导致对性功能障碍和性传播疾病的严重社会歧视,这种社会歧视使得很多人得了性传播疾病之后,羞于去医院就诊,结果又把它传染给别人。

2.**性放纵**　性放纵是对性禁锢的反动,具有相反的文化观念和行为取向。性放纵者在观念上主张完全的性自由,在行为上表现为随时随意地进行性活动。自阴暗的中世纪性禁锢过去以后,许多西方人的性观念逐渐开放,在20世纪30年代和60年代兴起了二次大规模的"性解放"运动,这种运动一方面对打破性禁锢起到积极的作用,另一方面也为主张性放纵的人提供了保护伞,很多人在"性解放"的旗帜下,要求打破现代的家庭婚修制度,实行群婚、试婚、未婚同居、夫妻互换、卖淫嫖娼、同性恋等淫乱行为。性行为的放纵是性传播疾病如梅毒、淋病、生殖器疱疹、艾滋病等严重危害健康的疾病流行的主要根源。

3.**人口流动**　从国际上看,经济的全球化和交通事业的发展,导致了世界范围内的大规模人口流动;从国内看,我国目前正处在社会转型时期,商业、服务行业、旅游行业快速发展,使国内流动人口的规模每年都大幅度扩大。流动人口通常是性行为相对活跃生人群,在性传播疾病的传播中具有重要的影响。主要由血液和性行为传播的艾滋病能够在较短的时间内遍及世界的每一个角落,这与大规模的人口流动密切相关。

4.**医疗条件**　在很多发展中国家,性传播疾病患者因为医疗条件的限制在患病后等不到及时的治疗。例如,在一些农村地区,由于乡村医务人员技术水平的限制,不能正确诊断和治疗性传播疾病;而到具有诊断和治疗技术的大医院则路途遥远,费用昂贵。与此同时,各地都有不少打着治疗性传播疾病招牌的游医,对性传播疾病进行误诊误治。

(三)性传播疾病及艾滋病的预防与控制

性传播性疾病(sexually transmitted diseases,STDs)是主要由性行为接触或类似性行为接触为主要传播途径的一组疾病,过去称为性病(venereal disease),1975年世界卫生组织常任理事会确定改用现名。由于通过性行为传播的疾病很多并无自觉症状,故有学者建议使用性传播性感染(sexually transmitted infections,STIs)这一术语。美国性传播疾病问题委员会主席莫罗指出,全世界至少有1/8的人受到性传播疾病的侵害。尽管在最近几十年间,人类有了更多的控制性传播疾病的手段,然而,性传播疾病对人类的危害仍然是非常严重的,尤其20世纪80年代艾滋病(acquired immunodeficiency syndrome,AIDS)的出现,更使性传播疾病成为备受关注的全球性同题。目前已经发现,通过性行为途径传播的疾病多达三十余种,其中主要通过性交传播的有数种。性传播疾病的主要受害者是成年人和女性患者生产的婴儿。

预防和控制性传播疾病及艾滋病,主要应从以下方面入手:

1.倡导健康的性观念和安全的性行为 防治性传播疾病(包括 HIV 感染)目前已经成为一项重要的公共卫生课题,世界各国都投入了大量的人力、物力和财力。但性传播疾病的传播主要与性行为有关,对于性行为的根本性干预措施是树立健康性观念,提倡安全的性行为。所谓健康性观念,既不是对性的禁锢,也不是对性的放纵。安全的性行为应以以下四点为基本条件:① 对自己的性欲望,既不过于压制,也不过分地追求满足。人的性欲望的强弱,有很大的个体差异,不能硬性地规定只能有多少性行为或必须有多少性行为。② 对性行为所造成的社会后果,要有充分的心理准备;在不能担负其社会责任时,对性行为要采取谨慎克制的态度。③个体的性行为要符合社会法律和道德规范。虽然在许多社会中,并不是所有的法律和道德对性行为的要求都是合理的,但是,违反这些法律和道德仍然对个体健康的发展不利。④ 健康的性行为必须以正确的性卫生知识为基础,要防止疾病的产生与传播,保持对性伴的忠诚、使用安全套对预防性传播疾病及艾滋病感染具有极为重要的意义。

2.采取适当的形式,广泛宣传性病防治知识 让人们了解各种常见性传播疾病的传播途径和临床表现及其防治方法,推荐正规的治疗机构为性传播疾病患者服务。通过宣传,消除社会公众对性传播疾病的各种错误认知,改变社会公众对性传播疾病患者的歧视,使性传播疾病患者能够正视自己的疾病,接受及时有效的治疗;对于 HIV 感染者和艾滋病患者,尤其需要给予充分的关爱,使他们融入社会,接受治疗,预防传播。

3.加强对性传播疾病的监测 监测是防治工作的一个重要组成部分,其目的在于及时掌握性传播疾病的流行动态,考核防治效果,为制定社会性的干预措施提供依据。监测的内容至少要包括以下方面:① 针对重点人群的监测,根据流行病学研究资料,对高危人群进行重点监测;②针对重点疾病如梅毒、淋病、艾滋病进行重点监测;③对性传播疾病的治疗情况进行监测。

4.对性传播疾病高危人群进行有针对性的预防工作 性传播疾病高危人群,如商业性工作者、同性恋者、吸毒者、特殊服务行业人员、流动人口等常常与主流社会存在一定的社会和心理距离,各种常规传播媒介难以介入到他们中间去。因此,要采取特殊的措施,向他们介绍性传播疾病的预防知识,使他们能够自觉地接受监测,主动使用预防性传播疾病的安全措施,拒绝不安全的性行为。

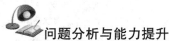

问题分析与能力提升

一、选择题

1.目前健康状况的评价主要采用 （　　）

A.生理学指标 B.心理学指标

C.客观指标 D.主观指标

E.社会学指标

2.影响人类健康的四大因素是 （　　）

A.细菌、病毒、寄生虫和自身免疫 B.个人卫生、环境卫生、家庭和劳动卫生

  C.公共场所卫生、饮食卫生、环境卫生和劳动卫生

  D.自然环境、社会环境、家庭和公共场所

  E.环境、生物、行为生活方式和卫生服务

3.下列哪项不是影响健康的社会因素 （ ）

  A.经济状况   B.社会制度

  C.文化   D.自然环境

  E.家庭关系

4.社会环境包括 （ ）

  A.经济、文化、教育等因素   B.家庭婚姻、社会保障等因素

  C.社会制度、法律和人口等因素

  D.一系列与社会生产力、生产关系有密切联系的因素

  E.科学技术、家庭婚姻、社会保障等因素

5.经济水平的提高对健康影响 （ ）

  A.既有利,亦有弊   B.有利,无弊

  C.有弊,无利   D.无影响

  E.以上都不对

6.社会制度的含义是 （ ）

  A.社会政策和社会法律   B.社会形态和各种具体制度

  C.社会经济形态和行为准则   D.社会生产力和生产关系

  E.社会生产方式和分配制度

7.经济发展对健康的作用主要表现在 （ ）

  A.提高居民物质生活水平、增加卫生投资   B.提高卫生服务水平、改善卫生服务状况

  C.提高居民生活水平、降低营养不良人群比例

  D.提高卫生服务技术水平、增强服务能力

  E.提高卫生资源的使用效率、增强人群健康素质

8.在吸毒的三级预防措施中,下列哪种不属于一级预防 （ ）

  A.电视教育   B.街道宣教

  C.学校教育   D.标语口号

  E.重返社会

9.在吸毒的三级预防措施中,下列哪种不属于三级预防 （ ）

  A.戒毒治疗   B.康复治疗

  C.重返社会   D.高危人群的预防

  E.善后照顾

10.在性传播性疾病的社会根源中,法律对商业性工作者的管理和控制属于下列哪一种 （ ）

  A.社会干预   B.人口流动

  C.性放纵   D.对性的禁锢

  E.非上述因素

二、问答题

1.社会因素影响健康的规律和特点有哪些?

2.试述行为生活方式与疾病和健康的关系。

3.试述危害健康的行为对人群健康危害的程度。

4.试述自杀的一般预防措施。

（新乡医学院 李宏彬）

学校卫生与健康

学 习 目 标

1.掌握生长发育、心理发展等相关概念,学校人群生长发育及心理发展的特点与规律,促进学校人群的健康。

2.熟悉儿童少年营养膳食的要求及学校体育锻炼对学生健康的影响。

3.了解儿童少年的健康问题与护理,有效预防和控制常见病的发生。

第一节 学校人群的特点

学校是指普通中小学、职业中学、中等专业学校、技工学校及普通高等学校。学校人群的主要对象是中小学时期的儿童少年,在此基础上向学龄前儿童和大学生群体延伸,这些群体合计约占我国总人口的1/3。不同年龄段的儿童少年其身心发育也有其规律和特点,在教育研究中分析影响生长发育的遗传及环境因素时,应提出相应的卫生要求和适宜的卫生措施,并充分利用各种有利因素,减少和控制消极因素,预防疾病,增强体质,促进个人潜能的发挥,维持终身良好的生命质量。因此,在学校卫生工作与研究中,应高度重视学校人群特点。

一、儿童少年生长发育

生长发育是学校人群的重要特征,是反映儿童少年个体和群体健康状况的重要内容。认识生长发育的一般规律,探究影响生长发育的因素,更好地采取干预措施,制定相关的卫生标准,实施学校卫生监督,从而提出相应的卫生要求。

(一)生长发育相关概念

1.生长(growth) 指细胞的繁殖、增大和细胞间质增加,表现为组织、器官、身体各部分,乃至全身的大小、长短、重量增加和身体化学组成成分的变化,属量变范畴,可分为形态变化和化学生长两方面。

2.发育(development) 指身体组织、器官和系统的功能不断完善,包括心理、智力的发展和运动技能的获得,属质变范畴。

生长和发育虽然有着不同的概念和内涵,但在人体生长发育过程中,又是相互依存而无法明确区分的。有时两词可以相互替代,有时却不能。比如:"身高生长"可说成"身高发育",但"性发育"却不能说成"性生长"。

3. 成熟(maturity) 指生长发育达到一个相对完备的阶段,标志着个体在形态、生理功能、心理素质等方面达到成人水平,具备独立生活和生殖养育下一代的能力。成熟有别于成熟度(maturity degree)。成熟度指某一特定生长发育指标当时达到的水平占成人水平的百分比。如新生婴儿出生时大脑重量为 350~400 g,相当于成人脑重的 25%,1 岁时脑重大概翻倍。

(二)生长发育的一般规律

生长发育受遗传、环境等多因素影响,个体间的差异很大,有早有晚,速度有快有慢,但多数又会遵循如下一些基本规律。

1. 生长发育的阶段性与连续性 生长发育是一个动态的连续过程,该过程是一个量的积累,同时伴随功能的成熟。在外界环境没有特殊变化的情况下,个体发育过程通常稳定。而生长发育中各种量变和质变,又组合成不同的发展阶段。任何一个阶段出现障碍,必然对其后续阶段产生不利影响。根据各阶段生长发育的特点,可将儿童少年的生长发育分为六个年龄期。①婴儿期:0~1 岁;②幼儿前期:1~3 岁;③幼儿期:3~6 岁,也称学前期;④童年期:6~12 岁,也称学龄期;⑤青春期:10~20 岁,一般女孩比男孩早 1~2 年;⑥青年期:18~25 岁。

胎-婴幼儿期的发育遵循"头尾发展规律":从生长速度看,胎儿期头颅生长最快,婴儿期躯干增长最快;2~6 岁下肢增幅最快,超过头颅和躯干。即头颅发育早于躯干,躯干早于四肢,以保证神经系统优先发展,言语、动作加快发育。

学龄期和青春期形态发育遵循向心律:下肢先于上肢,四肢早于躯干,呈现自下而上,自肢体远端向中心躯干的规律性变化。足最早开始突增,也最早停止生长;小腿接着开始突增,其后是大腿、骨盆宽、胸宽、肩宽、躯干高,最后是胸壁。上肢突增顺序依次为手、前臂和上臂;手的骨骺愈合由远及近依次为指骨末端、中端、近端、掌骨、腕骨及桡、尺骨近端。

如何理解头尾发展规律?

2. 生长发育速度的不均衡性 生长发育速度时快时慢,曲线呈波浪式,从胎儿到成人,先后出现两次生长突增高峰。第一次突增高峰从胎儿 4 个月到出生后 1 年:身长在胎儿 4~6 个月增长约 27.5 cm,占正常新生儿身长的一半左右,是一生中生长最快的阶段;体重在胎儿 7~9 个月增长约 2.3 kg,占正常新生儿平均体重的 2/3 以上,也是一生中生长最快的阶段。第二次突增发生在青春期早期,女孩比男孩早 1~2 年,女孩在 17~18 岁、男孩在 18~20 岁停止生长。男孩突增幅度大,持续时间长,成年时绝大多数形态指标值高于女孩。

3. 各系统生长模式的时间顺序性与统一协调性 不同组织分化发育成器官,不同器官相结合以完成特定的功能,构成不同系统。器官、系统的发育类型也称生长模式。根据不同生长发育时间进程,可将全身各系统归纳为以下四类不同的生长模式。

(1)一般型 包括全身的肌肉、骨骼、主要脏器和血流量等,生长模式和身高、体重基本相同,先后出现胎婴儿期和青春期两次生长突增,其余时间稳步增长。青春发育中、后期增长幅度减慢,直到成熟。

（2）神经系统型　脑、脊髓、视觉器官和反映头颅大小的头围、头径等,只有一个生长突增阶段,主要出现在胎儿期至 6 岁前。由于神经系统优先发育,出生时脑重已达成人脑重的 25%,而此时体重仅为成人的 5% 左右;6 周岁时脑重约 1 200 g,达成人脑重的 90%。头围测量在评价学前儿童(尤其 3 岁前)神经系统发育方面有特殊重要的意义。

（3）淋巴系统型　胸腺、淋巴结、扁桃体等淋巴器官在出生后的前 10 年生长非常迅速,12 岁左右约达成人的 200%。其后,伴随其他系统功能逐渐成熟完善,淋巴系统逐渐萎缩,老年更加衰退。因此,儿童体检时对淋巴系统状况进行评价,不应以成人标准来衡量。

（4）生殖系统型　生后第一个 10 年内,生殖系统外形几乎没有发展;青春期生长突增开始后生长迅猛,并通过分泌性激素,促进机体的全面发育成熟。综上所述,机体各系统的发育既不平衡,又相互协调、相互影响和适应。这是人类在长期生存和发展中对环境的一种适应性表现。任何一个系统的发育都不是孤立的,而任何一种作用于机体的因素都可对多个系统产生影响。例如,适当的体育锻炼不仅促进肌肉和骨骼发育,也促进呼吸、心血管、神经系统功能水平的提高。

4.生长轨迹现象和生长关键期　在外环境无特殊变化的条件下,个体儿童的发育过程比较稳定,呈现一种轨迹现象。该轨迹有动态的、复杂的调控系统,其中遗传基因起关键作用。它尽力使正在生长中的个体在群体范围中保持有限的上下波动幅度。一旦出现疾病、内分泌障碍、营养不良等不利现象,会出现明显的生长发育迟滞;一旦这些阻碍因素被克服,儿童会立即表现出向原有生长轨道靠近和发展的强烈倾向。这种在阻碍生长的因素被克服后表现出的加速生长并恢复到正常轨迹的现象,称"赶上生长"(catch-upgrowth)。并非所有的疾病恢复过程必然伴随赶上生长。患儿能否出现赶上生长,能否使生长恢复到原有正常轨迹,取决于致病的原因、疾病的持续时间和严重程度。如果病变涉及中枢神经系统和重要的内分泌腺,或病变较严重,或体液的内环境和代谢平衡过程长期得不到恢复,就不能出现赶上生长。

许多重要的器官和组织都有"关键生长期"。此时的正常发育受干扰,常成为永久性的缺陷或功能障碍。换言之,一旦不能抓紧时机治疗,这些器官、组织即便出现赶上生长,也往往是不完全的。例如,从胎儿中后期到出生后 6 个月,是脑细胞数量大量增加的脑组织生长关键期。此时若发生严重的蛋白质-热量营养不良、缺氧、产伤等现象,细胞的分裂、增殖速度会急剧减慢;即便以后进行各种积极干预,赶上生长也不能完全实现,脑细胞数量不能恢复到应有水平,患儿智力将受到较严重影响。青春早期是长骨组织的关键生长期。各种阻碍生长的因素若作用于该阶段,会使骨细胞数量减少,骨骼生长受阻。若不采取积极治疗措施,则伴随骨的干骺愈合,长骨将丧失继续生长的机会,儿童的体格就无法达到其遗传潜力所赋予的水平。

二、儿童少年心理卫生

(一)儿童少年心理卫生的特点

儿童少年心理卫生是心理卫生的重要组成部分。研究儿童少年心理卫生,必须了解儿童少年心理发展的特点与规律。

　　儿童少年的心理发展经历从量变到质变、矛盾统一的规律,具有连续性与阶段性的特点。儿童少年个体间在身心发育方面存在着差异,且他们的生活、教育和社会环境也不尽相同,但整体上仍然遵循一定的规律来发展。对儿童少年进行教育时,必须遵循他们的生理心理年龄特征,针对不同年龄阶段,逐步培养他们良好的心理素质和健全的人格。超越其年龄阶段的教育,会使他们对教育的内容与方式不适应,产生心理压力和不良情绪;落后于年龄阶段的教育和过度保护,则会限制他们正常潜能的发展,致使他们该会的不会做,愿意做的而不能做,最终可能形成一些不健康的个性特征。

(二)儿童少年心理健康的"标准"

评价儿童少年心理健康必须严格参考其"标准"吗?

　　心理健康是一个相对的概念,没办法像身高、体重那样,通过定量测量进行比较,因此,心理健康没有统一的表述概念,并且心理健康与不健康之间,往往没有明显的界限。正处于心理发展阶段的儿童少年,对其心理健康状态的评定与评价,应着重从发展的、整体的观点出发,持慎重态度下结论。评价时可参考以下方面:

　　1.智力发育正常　正常的智力是儿童少年能够正常生活和学习的基本条件,也是衡量其心理健康的重要标志之一。智力水平一般用智商(intelligence quotient, IQ)来表示,一般认为 IQ 低于 70 为智力低下。智力低下的儿童往往会伴有社会适应能力障碍,如果 IQ 波动在 70 上下而社会适应能力好,则不能断然诊断为智力低下。

　　2.情绪稳定而乐观　儿童心理健康的核心是情绪愉快。良好的情绪和情绪反应适度,表明儿童少年身心处于积极的健康状态。相对稳定和愉快的情绪,有助于提高儿童少年的学习、生活和适应能力。压力面前如果产生过分的恐惧、焦虑或抑郁等情绪,则表现出其心理的不健康状态。

　　3.心理活动符合年龄特征　儿童少年处于心理发展期,不同年龄段有其相适应的心理特点与行为,如果心理行为严重偏离了自己的年龄阶段,则往往是心理不健康的表现。如明显幼稚。

　　4.人际关系良好　儿童的社会关系较为简单,主要有与家庭成员的关系、师生关系、同学关系等。心理健康的儿童能尊重他人,有同情心,乐于助人,和周围人友好相处。若其表现出明显的远离他人,则应引起重视。

　　5.较好的意志品质　儿童少年应不断发展自我控制与调节能力。心理健康的儿童少年能面对客观现实,表现出一定的应对生活压力或精神刺激的承受力,并能以积极的态度去克服困难,不因困难而对学习生活产生不利影响。尤其在生活条件优越环境中成长的儿童少年,特别注意培养他们克服困难和挫折的能力及心理压力的承受力;否则,感情脆弱,承受不了一般的困难和挫折,容易导致其不健康的心理。

　　儿童少年的心理特征、气质、个性、行为等都是在先天遗传和后天环境与教育的影响下,逐步形成、发展起来的。评价时,应充分考虑心理健康的相对性,即使在对照参考方面略有不符,仍可视为心理健康;若不符项目过多或严重不符,则可能是不健康的心理。总之,对于处在心理发展阶段中的儿童少年,健康的心理活动与特征要与年龄阶段大致相符、相对稳定、相对协调,并能适应客观环境,达到与其相统一的状态。

第二节　合理营养与体育锻炼

一、儿童少年营养与膳食

营养是通过摄取食物满足自身生理需要的过程,也是增进健康、改善个人体质的重要要素,是人类赖以生存的物质基础。儿童少年的营养,不仅是为了补充生命活动、生活和劳动过程中的消耗,而且要满足正常的生长发育需要,对学生的营养要高度重视。许多研究证实,不同营养状况的儿童体格和智力都存在着显著差异,营养条件好的儿童发育状况明显优于营养条件差的儿童;学龄儿童营养缺乏还会导致体格发育障碍和智力发育的缺陷。因此,对中、小学生,以及尚在发育阶段的大学生,应合理安排营养,促进良好发育并减少疾病。而一些成年人疾病,如动脉硬化、肥胖症等的有效预防,需要从儿童时期就开始调整饮食营养。

(一)儿童少年营养需求的特点

人体的消化系统发育要持续到青春发育期开始才能基本完成,且整个发育过程,机体的物质代谢是合成代谢大于分解代谢,儿童少年所需的能量和各种营养素的数量相对成人高,尤其是能量和蛋白质、脂类、钙、锌、铁等几种营养素。只有充足的营养才能保证儿童少年正常的发育和最大限度地发挥遗传给予的潜力。

1. 对蛋白质的需求　蛋白质(protein)是生命的物质基础,是机体细胞、组织和器官的重要组成结构,又是功能因子和调控因子的重要组成成分;而一切生命的表现形式,本质上都是蛋白质功能的体现,没有蛋白质就没有生命。此外,蛋白质还参与酶、激素、血红蛋白、肌红蛋白、肌纤维蛋白、肌原蛋白等物质的构成,促进某些无机盐与维生素的吸收与利用,调节细胞内、外体液的渗透压和体液酸碱平衡,供给热能,并对传递遗传信息起到重要作用。

营养学上把摄入蛋白质的量和排出蛋白质的量之间的关系称为氮平衡(nitrogen balance)。当摄入和排出的量相等时为零氮平衡,而儿童少年蛋白质的代谢呈现正氮平衡,即每天机体所吸收蛋白质的量大于排出量,只有这样才能保证生长发育。

食物中的蛋白质经人体内消化酶的作用被分解为氨基酸后,才能被机体吸收、利用,即合成人体蛋白。因此,机体对蛋白质的需要量实际上是对氨基酸的需要量。在所知的二十多种氨基酸中,有 8 种是必须从食物中获得的,被称为必需氨基酸,它对促进机体发育和提高免疫力具有重要意义。研究证明,学龄儿童的膳食中如果缺乏苏氨酸、缬氨酸、苯丙氨酸时,即使蛋白质供给量足够,也不能维持正氮平衡。确定食物中蛋白质的营养价值,不仅要看蛋白质含量,而且要看必需氨基酸的配比是否协调,这是一个数量与质量的双重指标。

营养价值高的蛋白质,其各种氨基酸的含量,特别是必需氨基酸的含量及比例基本同人体重新合成时所需的比例、数量相近,被称为完全蛋白。比如一些动物蛋白,肉、蛋、奶等,它们一般含 1/3 必需氨基酸,2/3 非必需氨基酸,其各种必需氨基酸的组成比例同人体需要的相近。很多植物蛋白氨基酸的组成,特别是必需氨基酸的构成比例和人体需要的很不一致,因此被称为不完全蛋白,通常缺少赖氨酸、蛋氨酸等。在日常膳食中利用食物的互补原理,可基本解决植物蛋白的这种缺陷。

儿童从 1 周岁到青春突增期开始,蛋白质需要量每日为 1.5～2.0 g/kg,青春发育期阶段,则蛋白质的需要量较大。在诸多食物蛋白中,动物蛋白和大豆蛋白属于优质蛋白,要充分利用蛋白质的互补作用,满足儿童少年对蛋白质的需要。经济欠发达地区,尤其是广大农村,儿童少年多食一些豆制品,可增加蛋白质的摄入量,充分发挥大豆蛋白易于吸收且营养价值高的优势。

蛋白质营养的摄入必须细水长流,均衡摄入。因此,在膳食计划中应按标准保证学生蛋白质的每日供给量。长期蛋白摄入不足,儿童少年可能表现出血浆蛋白浓度降低、低蛋白营养不良性水肿、酶的活性降低、骨骼生长障碍、智力发育迟缓等,最终导致身心发育水平低下。蛋白质尤其是动物性蛋白质摄入过多,对人体同样有害。过多动物蛋白质的摄入,必定伴有较多动物脂肪和胆固醇的摄入,同时因正常情况下人体不贮存蛋白质的缘故,过多的蛋白质脱氨分解经尿排出体外,需大量水分,从而加重肾的负担。过多动物蛋白质的摄入,也会造成含硫氨基酸摄入过多,加速骨骼中钙的流失,易产生骨质疏松。

儿童少年在摄入蛋白质时能急补、快补吗?

2. 对脂类的需求 脂类(lipids)包括脂肪(fats)和类脂(lipoids),也是膳食中重要的营养素。人体脂类总量占体重的 10%～20%。脂肪又称三酰甘油,是体内重要的储能和供能物质,约占体内脂类的 95%;类脂主要包括磷脂和固醇类,约占全身脂类总量的 5%,是细胞膜、机体组织器官,尤其是神经组织的重要组成成分。

食物中的脂类主要由三酰甘油构成,通常来自动物性食物中的三酰甘油,因其碳链长、饱和程度高,故其熔点较高,在常温下呈固态,称为脂;来自植物性食物的三酰甘油,由于不饱和程度高、熔点低,故称油。

人体内的三酰甘油主要分布在腹腔、皮下和肌肉纤维之间,与食物中的三酰甘油的生理功能有相同与不同之处。体内脂肪的功能:①贮存和提供能量;②保温及润滑作用;③节约蛋白质作用;④机体构成的重要成分;⑤内分泌功能。食物中脂肪的作用:①增加饱腹感;②改善食物的感观性状;③提供脂溶性维生素。

类脂分为磷脂和固醇类。磷脂主要有磷酸甘油酯和神经鞘脂,在脑、神经组织和肝中含量丰富;而固醇类主要为胆固醇和植物固醇,动物内脏、蛋黄等食物中富含胆固醇,而植物固醇主要来自植物油、种子、坚果等食物。磷脂具有提供能量、构成细胞膜成分、乳化作用、改善心血管及神经系统功能的作用。而胆固醇是细胞膜的重要成分,人体内 90% 的胆固醇存在于细胞之中,也是人体内许多重要的活性物质的合成材料。

3. 对碳水化合物的需求 碳水化合物是最早被发现的营养素之一,广泛存在于动植物中,包括构成动物体结构的骨架物质,如膳食纤维、果胶、黏多糖和几丁质,以及为能量代谢提供原料的物质,如淀粉、糊精、菊糖和糖原等。碳水化合物是人类膳食能量的主要来源,对人类营养有着重要作用。

营养学上所谓的碳水化合物包括单糖、双糖、多糖和膳食纤维,它是世界上大部分人类从膳食中取得热能的最经济、最主要的来源。

碳水化合物的主要生理功能是迅速提供热能和肌肉活动的能量。除此之外,还参与细胞的多种代谢活动,并且是构成机体的重要物质。糖类与多种酶结合参与机体的代谢,核糖与脱氧核糖是核酸的重要组成部分,糖还是维持神经系统功能所必需的。

碳水化合物在代谢过程中还有抗生酮和解毒作用。各种糖类在人体消化后,主要以葡萄糖形式吸收,进入机体的糖类变成葡萄糖被氧化而产生能量,而所有组织器官都需要葡萄糖,如肌肉活动、大脑思维需要的能量,几乎都靠葡萄糖氧化供给。

膳食营养素中的糖类和蛋白质与提高脑力活动和学习效率密切相关,因此,必须满足中小学生蛋白质与糖类的需要量,否则会影响学业。碳水化合物主要来源于植物性食物,动物性食品中含量很少。谷类、薯类及豆类中均含丰富的碳水化合物,蔬菜和水果中含纤维素较多。碳水化合物无供给量标准,参考摄入量的制定常用其提供能量占总能量的百分比表示,一般认为,它的产热量占总摄入热能的 55% ~ 65%,对儿童少年比较适宜。

4. 对无机盐的需求   人体组织中含有自然界各种元素,目前在地壳中发现的 92 种天然元素在人体内几乎都能检测到,其元素的种类和含量与其生存的地理环境表层元素的组成及膳食摄入量有关。这些元素除了组成有机化合物的碳、氢、氧、氮外,其余元素均称为无机盐,也称矿物质。无机盐同样是人体不可缺少的营养素,按照化学元素在机体内的含量多少,常将无机盐元素分为常量元素和微量元素两类。凡体内含量大于体重 0.01% 的无机盐称为常量元素或宏量元素,它包括钙、磷、钠、钾、硫、氯、镁;凡体内含量小于体重 0.01% 的称为微量元素。

根据目前对微量元素研究进展,二十余种元素被认为是构成人体组织、参与机体代谢、维持生理功能所必需的,其中,铁、铜、锌、硒、铬、碘、钴和钼被认为是必需的微量元素;锰、硅、镍、硼、钒为可能必需微量元素;氟、铅、镉、汞、砷、铝、锡和锂为具有潜在毒性,但低剂量可能具有功能作用的微量元素。钙和磷对机体生长发育有重要作用。钙是人体含量最多的矿物质,是构成骨骼和牙齿的重要成分。铁参与血红蛋白、肌红蛋白和某些酶的组成,大部分存在于血红蛋白中。抑制铁吸收的物质有植酸、植酸盐和食物纤维素。缺铁性贫血是世界范围的营养缺乏病,是膳食中可利用铁长期不足引起的后果。锌是生长发育必需的微量元素,现已证实,人体有五十余种酶含锌或与锌有关。调查发现,我国许多地区儿童中缺锌发生率较高。儿童少年缺锌主要症状是:身体发育停滞、性发育迟缓、贫血等。碘是构成甲状腺素的重要成分,它以有机碘和无机碘的形式从消化道吸收,然后很快被甲状腺摄取。碘缺乏可导致儿童少年体格发育迟缓,并影响智力发育。在地方性甲状腺肿流行区,碘化食盐、供给含碘盐片等均有良好预防效果。

5. 对维生素的需求   维生素是维持人体正常生理功能所必需的一类有机化合物,之所以把维生素归为一类,是基于它们的生理功能营养意义有类似之处。它们都是以本体的形式或可被机体利用的前体的形式存在于天然食物中,机体对它们的需要量虽然很少,但绝不能缺少。

维生素具有以下共同特点:①不供给能量,也不是机体构成成分,但却是维持人体物质代谢、正常生长发育、繁殖等所必需的营养素;②一般在体内不能合成或合成量很少,必须从食物中摄取;③日常膳食中某些维生素长期缺乏或不足,可引起代谢紊乱和出现病理改变,发生维生素缺乏症。

根据溶解性,维生素可分为脂溶性维生素和水溶性维生素,其中维生素 A、维生素 D、维生素 E 等属于脂溶性维生素,维生素 B_1、维生素 B_2、维生素 B_6、维生素 B_{12}、维生素 C、烟酸和叶酸等属于水溶性维生素。各类维生素的主要生理功能不同。

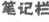

（1）维生素A　与正常视觉有密切关系,同时与人体上皮细胞的正常形成有关,维生素A不足,会影响眼的光感受器的生理功能和黏膜细胞中糖蛋白的生物合成。维生素A还可促进组织生长,但摄入过多,在体内不易排泄,也容易蓄积而引起中毒。

（2）B族维生素　主要以辅酶或酶基的形式参与酶系统工作,在中间代谢的许多环节起到极其重要的作用,因此是人体物质代谢所必需的营养成分。若维生素B_1（硫胺素）不足,不仅使糖类代谢发生障碍,而且影响机体整个代谢过程;若维生素B_2（核黄素）不足,则物质和能量代谢紊乱,临床症状以口、唇、舌炎症表现为多见。

（3）维生素C　作用于机体氧化还原过程,参与蛋白质代谢,能促进发育和提高机体的抵抗力。由于它的还原性很强,从而在体内还有抗氧化作用。此外,维生素C有促进钙和铁等营养素吸收的作用。

（4）维生素D　参与无机盐代谢,促进钙、磷的吸收及沉积,直接影响骨骼、牙齿的发育。

儿童少年生长发育的两次突增期,对各类维生素的需要量较大,如不能及时充分供给,则会妨碍某些器官、系统乃至全身发育。据中国营养学会近年调查资料,我国学龄儿童维生素A、维生素B_2、维生素C等不足较为普遍,应从多方面采取措施加以改善。

（二）合理营养,平衡膳食

1.平衡膳食　膳食由多种食物组成,每种食物都含有不同营养素。除新生儿和婴儿早期仅靠母乳可满足需求外,其他各年龄儿童都不能只靠某种单一食物生存。而平衡膳食是指摄入的各种食物品种、数量和质量与儿童少年身体需要相平衡。

平衡膳食应包括以下几类食物:①粮食类,在我国膳食构成中占主导地位,是热能和蛋白质的主要来源;②高蛋白质类,包括瘦肉、鱼、禽、蛋、奶、豆制品等;③蔬菜水果类,是维生素和无机盐的主要来源;④烹调油类。

膳食除了上述四类食品外,还应品种多样化。

2.平衡膳食的要求

（1）食物搭配　平衡膳食要求粗细粮要搭配,使粮食中的各类蛋白质互补,提高蛋白质的营养价值。同样,荤素搭配也有利于食物的蛋白质互补,并调节机体酸碱平衡。一般动物性食物中含丰富的氯、硫、磷等非金属元素,在体内氧化成酸根,属酸性食物;植物性食物,如谷类、蔬菜和水果,含钠、钾、镁等金属元素多,在体内形成碱性氧化物。因此,动、植物性食物合理搭配,有利于机体的酸碱平衡调节。

（2）合理烹调,减少营养素损失　食物在烹调加工过程中,如果方法不当,可使某些营养素破坏或流失,尤其是水溶性无机盐和维生素受损失更为明显。做米饭时,尽量减少淘洗次数,米汤不应弃去,煮稀饭不宜加碱;制作面食时,尽量减少油炸,以免维生素大量被破坏;应选用新鲜的蔬菜,先洗后切,少挤菜汁,急火快炒,减少维生素的损失。

（3）注意色、香、味　食物的观感性状对儿童非常重要,色、香、味俱佳的食物可促进消化液分泌,增进食欲。

（4）饮食卫生　应保证食物无毒、无害、无污染、无腐败变质。加工食物应生熟分开,餐具经常消毒,食物中不应有添加剂。

二、学校体育锻炼对学生身心健康的影响

体育锻炼是保证儿童少年生长发育,提高身体素质,促进身心健康的重要手段,学校体育是贯彻全面发展教育方针的重要部分。

(一)体育锻炼对生长发育的影响

体育锻炼是促进儿童少年身心发育最积极、主动的因素之一,表现在以下方面:

1.促进新陈代谢　儿童少年经常参加体育锻炼,新陈代谢过程显著增强,因体力消耗而产热增加,分解代谢加速。运动不仅能加强这些异化过程,更重要的是在保证合理营养的条件下,能使同化过程增强。正常生长的机体,同化过程将显著超过异化过程,以至于营养物质的累积超过消耗,这也是促进各种组织、器官旺盛发育的重要动力因素。

2.促进体格发育　研究证实,经常参加体育锻炼的儿童少年,其身高、体重、胸围等体格指标的增幅明显高于不锻炼者,同时,体育锻炼对骨骼生长也有明显的促进作用。小学、中学阶段正值生长突增期,要引导他们多做跑、跳、蹲、腾、跃等运动,可促进骨骼发育、身高增长。高中已到青春发育中、后期,腿骨愈合、身体长高主要依赖于脊柱。通过单杠悬垂、仰卧起坐、跳跃摸高等锻炼,身高会再增高 5 ~ 10 cm,管状骨变长的同时,骨骼横径增粗,骨髓腔增大,骨重量增加,有利于骨皮质的增厚和骨密度增加。通过长期体育锻炼,也是控制体重增长过快、调节体成分的重要手段。

3.促进神经功能发展　儿童少年经常运动,可以提高神经系统工作的强度、均衡性、灵活性、协调性和耐久性,使神经元获得更充足的能源物质和氧,提供给大脑充足的营养。体育锻炼使大脑的兴奋-抑制过程实现合理交替,有助于消除神经紧张和脑疲劳,提高学习效率。体育锻炼能提高人的觉察、反应能力。体育锻炼作为一种活动性休息,还能缓解学习压力和疲劳,使学生精神饱满、思维敏捷。

4.促进肌肉发育　运动通过新陈代谢的直接作用,使肌肉线粒体氧化酶活性增加,肌肉获得更多的营养,促进肌纤维增长、变粗,体积增大,使肌力、耐力都得到增强。

5.促进心、肺功能发育　体育锻炼对心血管的发育有促进作用。①增强心肌收缩力,其实现途径:提高心肌兴奋性,增强迷走神经、交感神经的兴奋水平;使冠状动脉血管扩张,心肌供血量成倍增加;使心脏肌球蛋白 ATP 酶活性增强,肌球蛋白与肌红蛋白间的相互作用速度加快。②增加心脏的排血量。一般人安静时每搏排出量为 50 ~ 80 mL,每分排出量约为 5 000 mL,运动可使之增加 3 ~ 5 倍。③增大心脏容积。心脏容积通常为 750 ~ 800 mL,经过训练的少年运动员可达 1 000 mL。④增加最大耗氧量。⑤使安静心率减慢,是心脏容积增大、心排血量增加、血管弹性增强的反映。

体育锻炼能明显提高儿童少年的呼吸功能。因为,呼吸肌变得发达,肺容积、肺通气量和血红蛋白相应增加,使供氧能力提高。运动时张开的肺泡数量成倍增加,肺泡直径变大,弹性组织增强,从而使肺活量、肺通气量都大幅增加,小气道功能获得显著改善。

6.增强内分泌功能　体育锻炼可有效调节内分泌,提高各内分泌腺功能。运动中生长激素可出现类似深度睡眠时的脉冲式分泌;与此同时性激素旺盛分泌;通过对神经-内分泌轴的正向反馈,加速下丘脑促性腺激素释放激素(gonadotropin – releasing hormone,GnRH）分泌,使体格发育过程加速。

（二）体育锻炼促进心理健康

体育锻炼能调节情绪状态吗?

1. 促进智力发展 体育锻炼不仅为智力发展提供身体条件,还能直接促进智力发育。以观察、记忆力为例,锻炼时先要对项目的动作姿势、方法和节奏进行由表及里、由局部到全貌的潜心观察,才能领会、模仿和演练;记忆也是一个心理过程,时序上先记后忆,通过反复训练来识记动作的顺序和时空轨迹,形成完整的动作表象。可见,体育锻炼显著促进观察、记忆力的发展。想象是对表象的重新分析、综合的过程。比如传接球时,既要判断球的落点,又要考虑同伴及对方球员的可能位置,球在空中的飞行过程和位置变化需结合想象进行判断,继而可促进想象力的发展。通过分析、综合、比较、判断才能对不同动作细致揣摩,通过经常锻炼促使思维敏捷。

2. 保持良好情绪 情绪是反映锻炼对心理影响的重要指标,而运动有助于调节情绪状态,产生积极情绪。青少年在现代社会中面临错综复杂的环境和巨大的竞争压力,容易产生忧虑、压抑、烦恼情绪,体育锻炼则是摆脱这些压力和消极情绪的最佳途径。

3. 提高自尊 身体表象与自尊相关,对身体表象的不满导致自尊下降,产生不安全感和抑郁症状。通过体育锻炼能促进情绪稳定、形成开朗性格,还可显著增强自尊和自信。

4. 培养意志 体育锻炼要不断克服客观困难和主观困难,有助于儿童少年改变优柔寡断、执拗、任性等消极意志,培养知难而进的意志品质。

5. 消除心理障碍 体育锻炼已被公认是一种心理治疗方法,定期参加体育锻炼,可显著舒缓焦虑感,是治疗青春期抑郁-焦虑综合征的必要手段之一。

（三）体育锻炼促进社会适应性

个人的社会适应能力是决定事业成败的关键。体育锻炼能促进儿童少年的社会适应性,其影响表现如下。

1. 提高人际交往能力 体育运动项目要在一定的环境下进行,相当于为儿童少年创造了一个接触社会的预备环境。因此,体育锻炼可促进儿童少年的人际交往能力。①学会协作:运动参与者在运动中以最自然的方式与同伴接触,合作、协调,分享成果,逐步提高待人接物能力,协调配合能力。②价值观:体育的宗旨、方式、结果都对价值观的形成发挥重要作用。体育竞争拼的是实力,并且运动是公平的,在公平竞争的体育运动中,领悟如何用正确的方式来应对人生中的竞争。

2. 培养社会需要的个性 体育锻炼能调整、约束青少年的个性发展。运动场上会有明确的位置分工、主角与配角,按照运动的协作要求,要经常互换角色,从而在运动过程中获得自身个性的发展。

3. 形成积极的生活态度 体育是育人的重要内容,通过体育活动可形成积极进取、敢于拼搏、乐观开朗、热爱生活的积极态度,在此基础上培养儿童少年的集体主义和爱国主义情感。

4. 提高心理承受能力 学生时代的体育活动与人生其他阶段的体育活动大有不同:它能鼓励人们在失败后不断超越自我。当前社会背景下的青少年多为独生子女,生活安逸,缺乏锻炼和磨炼。由此,学校体育锻炼为儿童少年提供了挫折教育的好机会,使青少年品尝失败的痛苦,通过克服困难,使运动能力不断提高、技能日益熟练。

第三节　儿童少年常见健康问题

儿童少年的生存、保护和发展是提高人口素质的基础,重视儿童少年的健康问题,为人群健康促进规划的制定及改善健康的政策与措施的提出,提供必要的前提条件。

一、营养不良和肥胖

1. 营养不良

（1）概述　中国居民营养与健康的现况调查显示,青少年营养不良与肥胖同时存在,且人数较多。营养不良问题相对集中,原因是热量-蛋白质摄入不足,有两种表现:长期性营养不良而导致的生长迟缓;现实性营养不良而表现的消瘦。目前我国营养不良的孩子,已很少出现以往的面黄肌瘦、骨瘦如柴等现象,往往因为偏食、挑食、吃零食过多或追求模特儿身材而过度节食引起。

（2）营养不良的危害　①影响认知,使创造性思维和想象力受限;②自幼营养不良的个体,在持续营养不良影响下,调控生长的神经-内分泌机制水平低下,今后很难逆转;③营养不良的患儿环境适应性差,抗疲劳能力下降,易发生龋齿、贫血等常见病;④生长迟缓危害更大,因为它承继了长期营养不良的各种危害,且在智力、学习能力方面的损伤比体格发育更大些。

（3）筛查与护理　目前我国通行的两类营养不良筛查标准:世界卫生组织(2007年)"儿童生长标准"和我国 GB/T 学校卫生标准,两者均按年龄别身高筛查生长迟缓,按 BMI 筛查消瘦,用 LMS 法进行曲线拟合、平滑。但筛查仅能提供线索,只有结合病史询问、实验室检查、目测等才能正确诊断营养不良。

营养不良的护理,最重要的是要针对目前我国儿童少年营养不良的主要原因进行:目前营养不良大多不再是因为饥饿、食物短缺,而是因挑食、偏食或过分追求所谓"理想"身材等引起的营养摄入不足、膳食结构不合理等。

2. 肥胖

（1）概述　肥胖(obesity)是指由于营养过剩、缺少运动及遗传因素共同作用引起的身体中脂肪过度堆积。肥胖是世界性的健康问题,在中国居民营养现状中,肥胖与营养不良同时并存。儿童少年肥胖发生的危险期常常在胎儿后期和出生后第一年、5～7岁及青春期三个阶段。

据调查,近几年肥胖儿的增长速度惊人。肥胖对儿童少年的身心发展都有产生影响,且儿童肥胖会导致成年肥胖,而成年肥胖又可导致高血压、冠心病、糖尿病等疾病。目前这些疾病已经呈现低龄化趋势,肥胖儿童易发生心、肺功能障碍,运动能力和劳动能力的降低,并对儿童的心理发展产生不良影响。

（2）发生原因　肥胖发生的原因可分为原发性(单纯性)肥胖和继发性(症状性)肥胖两类。儿童少年肥胖大多属于单纯性肥胖。单纯性肥胖发生的原因既有环境因素(外因型)又有遗传因素(基因内分泌型)。

许多研究表明,肥胖起源于能量摄取和能量消耗之间的不平衡。这一失调机制目前尚不十分清楚,或是摄取过多,或是能量消耗减少,也可能两者兼有。也有遗传因素导致的肥胖,肥胖儿童常有家族史。据有关资料报道,双亲均为肥胖者,子女有70%~80%为肥胖者;双亲之一(特别是母亲)为肥胖者,子女有40%为肥胖者。

(3)预防与治疗 一方面,要从小抓起,包括母孕期,特别是妊娠后期,要加强孕妇的饮食和体重管理,注意平衡合理膳食,既要注意加强营养,又要防止热量过剩,特别注意脂肪的摄入量,防止过分发胖。另一方面,正确处理饮食调整与适当体育活动之间的关系。儿童少年处在长身体的时期,同化作用大于异化作用,供给充足的各种营养素和合理膳食尤为重要。而运动是增加消耗、防止脂肪积累的有效途径。

肥胖症的治疗:常用的治疗肥胖的方法有行为疗法、饮食疗法、运动疗法和药物疗法。Stuart 提倡的肥胖症的行为修正疗法的要点:活动的分析与评估;消除助长过度饮食的先行因素;过度饮食的活动形式及其纠正;对纠正饮食的活动及其促进因素的强化。

二、近视

(一)概述

近视(myopia)指眼睛辨认远方(5 m 以上)目标的视觉能力低于正常。此时,从远处来的平行光线经过眼的屈光系统,只能在视网膜前聚焦成像,故看不清远处的物体形象。近视主要分为两类:屈光性近视,即眼轴长度正常,但晶状体曲折力过强;轴性近视,即晶状体曲折力正常,但眼轴前后轴过长。

儿童视觉器官发育会随年龄增长而逐步完善,经历一个"正视化"过程。新生儿眼轴短,且增长先快后慢。由于眼轴逐步发育,幼儿、学龄前儿童多表现为生理性远视;后随眼轴增长发展为正视;若因不注意用眼卫生,长期使眼球处于紧张状态,很容易导致近视发生。儿童少年期持续较长时间的近视,一般是屈光性近视和轴性近视并存。

(二)预防与矫正

1. 预防 青少年近视多数由后天环境因素造成,具有可预防性,具体措施有:

(1)学校应将预防近视作为学校卫生工作的重点 每年定期为学生进行视力检查,及时发现学生视力下降变化,早预防、确诊并及时治疗;加强有关近视的健康教育;将减轻学生课业负担落到实处,减少近距离读写的时间和强度;严格保障课间操、课外锻炼的时间和质量;改善教学设施,使教室、黑板、课座椅及教室采光照明等符合卫生标准;课本的纸张要求和印刷规范、清晰、大小合适。

(2)培养良好读写习惯 好的读写习惯包括:读写姿势正确,做到"一尺一寸一拳头";读写时间适当,1 h 左右休息 10 min,眼睛充分休息;不要在光线过强、过弱的环境下读写;不躺在床上或开动的车上看书。

(3)创造良好生活、学习环境 家长应经常教育学生注意培养良好的用眼习惯,合理安排学习时间,不要过长;还应督促学生到户外进行活动,经常做眼保健操,防止眼睛过度疲劳。注意学生的营养饮食,保证充足的睡眠,每日锻炼身体。改善照明条件,照明以日光灯为宜,注意灯的亮度(瓦数)与灯管距桌面、书本的距离要适当,光线要从左侧前上方射入,以免被身体或手遮挡。看电视时,夜晚要有较暗的室内灯光陪

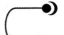

笔记栏

衬,使眼睛适应电视的明暗对比,且灯光不宜直接射在屏幕上,以免发生炫光。

(4)认真做好眼保健操　通过按摩眼睛周围穴位和皮肤、肌肉,引发相应刺激,对于增强眼的局部血液循环,松弛、解除眼肌肉的调节性痉挛状态,改善神经营养,消除眼力疲劳,具有重要的预防作用。

近视的分类?
如何矫治?

(5)加强围生期保健　孕期应预防感染,避免药物滥用,提高围生期保健水平,减少早产儿、低体重儿的发生。

2.矫正　在上述预防近视措施的基础上,应有针对性地开展近视的矫正。

(1)视力监测　坚持定期检查视力,发现儿童少年有视力不良迹象时,应尽快去医院眼科检查。

(2)合理配镜　一旦确诊为近视,可佩戴适宜眼镜,以弥补近视造成的光学缺陷,使眼睛的屈光得到矫正,防止近视继续发展。

(3)角膜塑形镜　是透水透气性好的硬性角膜接触镜,分夜戴型和日戴型两种。通过镜片本身和眼睑张力的压迫,使角膜中央区变扁平,增大曲折力,使近视程度降低。

(4)抗胆碱类药物　指由阿托品类制剂制成的眼药水,能有效抑制睫状肌收缩,解除调节痉挛,达到使晶状体变扁平,屈光力降低,治疗近视的目的。

(5)云雾法　分双眼远雾视法和近雾视法两类,通过使用凸透镜来缓解睫状肌调节紧张。

(6)手术治疗　①放射状角膜切开术(radial keratotomy, PK):在角膜前表面中央区域行对称的放射状切开,使该中央区变扁平,屈光力减弱,矫正近视。②后巩膜增强加固术:在近视初期通过加固巩膜,以阻止高度近视者的眼轴增长和屈光度的进行性发展。③准分子激光原位角膜磨削术(LASIK):是近年来发展迅速的治疗复性近视、散光的方法,高、中、低度近视均可取得良好疗效。

三、龋齿

(一)概述

龋齿(dental caries)是牙齿在身体内外因素作用下,硬组织脱矿,有机质溶解,牙组织进行性破坏,导致牙齿缺损的儿童少年常见病。龋齿、牙列不齐等现象,会直接损害少年儿童形象,影响心理健康发展。因此,龋齿、牙周病、错位畸形被世界卫生组织列为世界范围内重点防治的三大口腔疾病,也是我国政府规定的学生常见病之一。

(二)致龋因素

龋齿是多因素作用下的慢性感染性疾病。New-Brun等提出"四联因素"学说,得到广泛认可。该模式中的各因素环环相扣,生活行为方式在其中发挥核心作用。

1.细菌和菌斑　龋齿过程中,细菌是重要的生物因素。正常口腔中细菌和宿主间保持平衡,一旦某些因素使致病菌发生异常而导致平衡失调,则失控的细菌及其毒素会使牙齿出现慢性病理性损害。

2.宿主　包括牙、唾液、生活行为方式等。牙列不齐、釉质发育不良、抗酸能力弱等,都造成易发龋条件。不良口腔卫生习惯,过多吃糖、甜点或喝大量甜饮料、吸烟等都可增加龋齿的发生。

3. 食物因素　食物是人体营养的来源,也是口腔细菌代谢的能源,合理的膳食结构,增加蛋白质、钙、磷和氟的摄入,可显著减少细菌的致龋作用,增强牙齿的抗龋力。

4. 时间因素　龋齿是慢性硬组织破坏性疾病。菌斑在牙齿表面的滞留时间、菌斑内酸性产物的持续时间越长,龋齿发生的危险性越大。

(三)儿童系统防龋法

国内外学者普遍主张采用"儿童系统防龋法",对儿童少年龋病进行防治,主要方法、步骤如下:

1. 定期检查、早期诊断　龋病应特别注重早期预防、发现和治疗。关键要提高儿童少年和家长的口腔保健意识,注意自我感受。定期口腔检查是确保早期发现龋患的重要途径。

2. 控制牙菌斑　没有致龋菌的存在,龋病就不会发生;而致龋菌必须依赖菌斑这一特定环境才能致龋。有效控制菌斑是预防龋病的重要途径,常用方法有机械、化学、免疫等。

3. 注意饮食卫生　增强牙齿的抗龋力,是宿主因素的重要组成部分,体现在牙齿本身的解剖结构、理化成分上。采取以氟化物防御为首的综合措施对增强牙齿抗龋力,减少对龋病的易感性有关键作用。

(1)氟化物防龋　是全球公认的有效防龋方法,具体应用有全身用氟法和局部用氟法。全身用氟包括饮水加氟、食盐加氟、牛奶加氟、氟片、氟滴剂等,通过消化道增强机体摄氟量,再由机体将氟转运至牙釉质;局部应用包括含氟牙膏、含氟漱口水等。但有些地区的水源,本身含氟量就高,要防止一些敏感的人患上氟斑牙、氟骨症等。

何时进行窝沟封闭比较好?

(2)窝沟封闭法　是世界卫生组织推荐的重要的防龋措施,也是儿童防龋最有效的方法之一。窝沟封闭可选用合成高分子树脂材料,封闭这些点隙裂沟,隔绝口腔致龋因素的侵害。为取得较好的封闭效果,应选择牙面有深而窄的牙,或对那些患早期龋、可疑龋的点隙裂沟进行封闭。乳磨牙的封闭以3~4岁为宜;第一恒磨牙以6~7岁为宜;双尖牙、第二恒磨牙以12~13岁为宜。为防止封闭剂脱落,导致窝沟暴露而致龋,应定期检查;一旦发现脱落,应及时再封闭。

4. 健全学校口腔疾病防治网　我国学校口腔保健工作基础薄弱,防龋任务十分艰巨。许多先进地区的经验证明,最有效的群防群治措施之一,是针对各地实际情况,合理规划,逐步建立、健全学校口腔保健网,以便发挥其积极作用。

四、脊柱弯曲异常

(一)概述

脊柱弯曲异常(vertebral column defects),是因脊柱弯曲明显超出正常生理弯曲而导致的异常体征,可分为习惯性(姿势性)和固定性(器质性)两类。儿童少年的脊柱弯曲异常大多属姿势性,主要表现有脊柱侧弯、后凸(驼背)前凸、平背(直背)等。严重的可致胸部畸形,影响血液循环、呼吸和消化功能,使肺活量下降,工作、活动时易疲乏,影响发育和运动能力。

(二)影响因素

1. 习惯性姿势不良　主要表现为:①不良站姿,造成身体重心习惯性偏向一边,形成一侧肩高另一侧肩低;②不良坐姿,常表现有身体偏斜、歪头写字、胸部过分靠近桌子、含胸驼背、半躺半坐、一只腿盘在另一只腿上、身体前弯、腰部塌陷、臀部后翘等;③不良走姿,如走路时上身左右晃动,双肩前倾,垂首含胸,或与伙伴勾肩搭背等。

2.桌椅高矮不合适 桌高而椅子相对太矮,高差过大,导致坐姿不正,是引起学生脊柱弯曲异常的重要原因。

3.缺乏体力活动 体育锻炼和体力劳动有利于学生舒展身心、消除疲劳,也有助于通过身体活动纠正体姿,减少不良姿势的持续时间。研究表明,体力活动缺乏是目前导致学生脊柱弯曲异常检出率显著上升的重要原因之一。

4.营养和体质因素 营养不足、体质孱弱的儿童少年,骨骼肌得不到充分发育,同样条件下更易发生脊柱弯曲异常。

(三)预防与矫治

儿童少年的脊柱弯曲异常多为姿势性轻度异常,其发生、发展与学习、生活状况及姿势习惯密切关联,应以预防为主,动员学生、家长、老师共同参与,采取综合预防措施:①通过健康宣教;②学校及时根据学生身高调整课桌椅;③劳动、体育活动时注意左右肢体都得到锻炼,避免长时间屈曲体位;④书包不宜过重,提倡背双肩书包,儿童不宜睡软床;⑤合理营养,坚持锻炼;⑥将脊柱弯曲异常列入定期体检内容;⑦帮助已存在脊柱弯曲异常者分析查找原因,及时消除危险因素。

脊柱弯曲异常矫治可针对病情采取三种不同形式:①多数功能性异常者属姿势性,可通过加强体育锻炼,纠正不良姿势,自行矫正,无须专门治疗;②对功能性异常程度较重,甚至出现器质性病变者,组织开展以学校为基础的矫治操训练;③异常程度已经较为严重,而学校矫治效果不佳者,应接受临床专科治疗。

问题分析与能力提升

一、选择题

1.我国学校卫生工作的基本法规和重要指导依据是 ( )

　　A.《学校卫生工作条例》　　　　　　B.《中华人民共和国未成年人保护法》

　　C.《九十年代中国儿童发展规划纲要》　D.《义务教育法》

　　E.《中华人民共和国预防未成年人犯罪法》

2.胎儿和婴幼儿期发育遵循 ( )

　　A.向心律　　　　　　　　　　　　B.轨迹现象

　　C.头尾发展律　　　　　　　　　　D.正侧律

　　E.神经系统型

3.一生中身高发育最快的阶段是 ( )

　　A.胎儿4～6个月　　　　　　　　B.婴儿期

　　C.幼儿期　　　　　　　　　　　　D.童年期

　　E.青春期

4.成熟是指机体的 ( )

　　A.形态、生理和心理都达到成人水平　B.形态和功能达到成人水平

　　C.系统和器官达到成人水平　　　　　D.身体各部的大小和重量都达到成人水平

　　E.组织和器官达到成人水平

5. 身体平衡能力发展最快时期是　　　　　　　　　　　　　　　（　　）

　　A. 9～12 岁　　　　　　　　　　　　B. 10～12 岁

　　C. 13～18 岁　　　　　　　　　　　 D. 6～8 岁

　　E. 15～18 岁

6. 学校选址时一般不考虑　　　　　　　　　　　　　　　　　　（　　）

　　A. 阳光充足　　　　　　　　　　　　B. 场地干燥

　　C. 地势较高,排水通畅　　　　　　　 D. 靠近马路

　　E. 空气流通

7. 少年儿童体育锻炼中,体重出现哪种变化说明运动负荷比较适宜　（　　）

　　A. 大幅度下降　　　　　　　　　　　B. 大幅度上升

　　C. 小幅波动　　　　　　　　　　　　D. 逐步增加

　　E. 逐步下降

8. 中小学生平均每天体育锻炼的时间应达到　　　　　　　　　　（　　）

　　A. 30 min　　　　　　　　　　　　　B. 40 min

　　C. 50 min　　　　　　　　　　　　　D. 1 h

　　E. 1.5 h

9. 在我国的《中小学校教室采光和照明卫生标准》中,规定的照度是指参考平面上的　（　　）

　　A. 最小照度　　　　　　　　　　　　B. 平均照度

　　C. 最大照度　　　　　　　　　　　　D. 最差地区各点的平均照度

　　E. 天然光照度

10. 在影响儿童身心发育的因素中,对发育水平和发展速度提供可能性的因素是　（　　）

　　A. 营养因素　　　　　　　　　　　　B. 疾病因素

　　C. 社会因素　　　　　　　　　　　　D. 气候和季节因素

　　E. 遗传因素

二、问答题

1. 人体在生长发育过程中遵循的一般规律有哪些?

2. 评价儿童少年心理发展的健康标准是什么?

3. 良好的饮食习惯包括哪些?

4. 学校体育锻炼的基本要求和原则有哪些? 体育锻炼对学生身心健康有何影响?

5. 儿童少年常见的健康问题有哪些? 如何护理?

（新乡医学院　席金彦）

医院环境与健康

第七章

学习目标

1. 掌握医院护理防护。
2. 熟悉医院感染的防治。
3. 了解医院环境相关质量要求。

医院是诊疗疾病、保障和促进健康的重要场所,良好的卫生环境是患者恢复健康的重要条件。医院环境的卫生状况如何直接关系到就医人员和医务人员的健康,甚至影响周围居民和有关地区的公众健康。

第一节　医院环境质量要求

一、概论

医院是对群众或特定人群进行防病治病的场所,具备一定数量的病床设施、相应的医务人员和必要的设备,通过医务人员的集体协作,达到对住院或门诊、急诊患者实施科学和正确的诊疗护理为主要目的的卫生事业机构 。卫计委颁发的《全国医院工作条例》明确了医院的基本性质:医院是治病防病、保障人民健康的社会主义卫生事业单位,必须贯彻党和国家的卫生工作方针政策,遵守政府法令,为社会主义现代化建设服务。医院的任务是以医疗工作为中心,在提高医疗质量的基础上,保证教学和科研任务的完成,并不断提高教学质量和科研水平。同时做好扩大预防、指导基层和计划生育的技术工作 。

(一)医院的分类

按收治范围,医院可分为综合医院、专科医院、康复医院和职业病医院。综合性医院分设内科、外科、妇产科、儿科、眼科、耳鼻喉科、皮肤科、中医科等各专科,并设有药剂、检验、影像等医技部门及相应的人员和设备。专科医院是为诊治专科疾病而设置的医院。设立专科医院有利于集中人力、物力,发挥技术设备优势,开展专科疾病的诊治和预防。

另外,医院按特定任务,分为军队医院、企业医院、医学院校附属医院;按地区,分为城市医院(市、区、街道医院)、农村医院(县、乡、镇医院);按产权归属,分为公立医院、私立医院、股份制医院、股份合作制医院、中外合资医院;按卫生部分级管理制度,分为一级医院、二级医院、三级医院。

(二)医院的分级

根据医院的功能、任务、技术建设、设施条件、医疗服务质量和科学管理的综合水平,将医院分为:三级(一、二、三级)十等(每级设甲、乙、丙等,三级医院增设特等)。一级医院是直接向一定人口(≤10 万)的社区提供预防、医疗、保健、康复服务的基层医院,主要指农村乡、镇卫生院和城市街道医院。病床不少于 20 张。二级医院是向多个社区(其半径人口在 10 万以上)提供综合医疗卫生服务和承担一定教学、科研任务的地区性医院,主要指一般市、县医院及省辖市的区级医院。病床一般是 100 ~ 500张。三级医院是向多个地区提供高水平专科性医疗卫生服务和执行医学高等教学、科研任务的区域性以上的医院,主要指全国、省、市直属的市级大医院及医学院的附属医院。病床一般是 500 ~ 1 000 张。

二、医院环境消毒灭菌要求

医院各类患者密集,易使空气、水、某些器材、生活用品等受病原体污染,且耐药菌株较多,医院环境不断被病原菌污染。尤其是医院内污物和污水中含有大量微生物,若不经消毒处理,将会是医院内外感染的主要根源之一。为了保持医院清洁环境,有效控制医院感染,我国于 1995 年颁布《医院消毒卫生标准》,规定了各类从事医疗活动的环境空气、物体表面、医护人员手、医疗用品、消毒剂、污水、污物处理的卫生标准。并于 2012 年进行了修订。

(一)医院消毒卫生要求

1. 各类环境空气、物体表面　各类环境空气、物体表面的菌落总数应符合表7-1 要求。

表 7-1　各类环境空气、物体表面菌落总数卫生标准

环境类别		空气平均菌落数[a]		物体表面平均菌落数
		CFU/皿	CFU/m³	CFU/cm²
I 类环境	洁净手术部	符合 GB 50333 要求	≤150	≤5.0
	其他洁净场所	≤4.0(30 min)[b]		
II 类环境		≤4.0(15 min)[b]	—	≤5.0
III 类环境		≤4.0(5 min)[b]	—	≤10.0
IV 类环境		≤4.0(5 min)[b]	—	≤10.0

注:a. CFU/皿为平板暴露法,CFU/m³ 为空气采样器法;b. 平板暴露法检测时的平板暴露时间

I 类环境为采用空气洁净技术的诊疗场所,分洁净手术部和其他洁净场所。II 类环境为非洁净手术部(室)、产房、导管室、血液病病区、烧伤病区等保护性隔离病区,

重症监护病区,新生儿室等。Ⅲ类环境为母婴同室,消毒供应中心的检查包装灭菌区和无菌物品存放区,血液透析中心(室),其他普通住院病区等。Ⅳ类环境为普通门(急)诊及其检查、治疗室,感染性疾病科门诊和病区。

怀疑医院感染暴发或疑似暴发与医院环境有关时,应进行目标微生物检测。

Ⅰ、Ⅱ类环境每月一次。Ⅲ、Ⅳ类环境每季度一次。当医院有感染流行,怀疑与医院感染流行病学因素有关时,及时进行监测。

2. 医务人员手　卫生手消毒后医务人员手表面的菌落总数应≤10 CFU/cm²。外科手消毒后医务人员手表面的菌落总数应≤5 CFU/cm²。每月对Ⅰ、Ⅱ类环境工作的医务人员进行消毒效果监测,Ⅲ、Ⅳ类环境每季度监测,怀疑医院感染暴发与医务人员手卫生有关,应及时监测。

3. 医疗器材　高度危险性医疗器材应无菌。中度危险性医疗器材的菌落总数应≤20 CFU/件(CFU/g 或 CFU/100 cm²),不得检出致病性微生物。低度危险性医疗器材的菌落总数应≤200 CFU/件(CFU/g 或 CFU/100 cm²),不得检出致病性微生物。

4. 治疗用水　血液透析相关治疗用水应符合 YY 0572 要求;其他治疗用水应符合相应卫生标准。

5. 防护用品　医用防护口罩、外科口罩和一次性防护服等防护用品应符合 GB 19083、YY 0469 和 GB 19082 要求。

6. 消毒剂　灭菌剂、皮肤黏膜消毒剂应使用符合《中华人民共和国药典》的纯化水或无菌水配制,其他消毒剂的配制用水应符合 GB 5749 要求。

使用中消毒液的有效浓度应符合使用要求;连续使用的消毒液每天使用前应进行有效浓度的监测。

灭菌用消毒液的菌落总数应为 0 CFU/mL;皮肤黏膜消毒液的菌落总数应符合相应标准要求;其他使用中消毒液的菌落总数应≤100 CFU/mL,不得检出致病性微生物。

7. 消毒器械　使用中消毒器械的杀菌因子强度应符合使用要求。紫外线灯应符合 GB 19258 要求,使用中紫外线灯(30 W)的辐射照度值应≥70 μW/cm²。

工作环境中消毒器械产生的有害物浓度(强度)应符合相关规定。产生臭氧的消毒器械的工作环境的臭氧浓度应<0.16 mg/m³。环氧乙烷灭菌器工作环境的环氧乙烷浓度应<2 mg/m³。

(1)辐射强度检测　新灯功率为 30 W、40 W 时辐射强度必须≥90 μW/cm²,每年监测一次;辐射强度 80～89 μW/cm²,每半年监测一次,辐射强度 70～79 μW/cm²,每季度监测一次,当辐射强度<70 μW/cm² 应更换灯管。

(2)时间监测　登记每只灯管的起始及累计使用时间,超过 1 000 h 应及时更换。

8. 污水处理　污水排放应符合 GB 18466 要求。

9. 疫点(区)消毒　消毒效果应符合 GB 19193 要求。

(二)医院常用消毒和灭菌方法及效果监测

针对消毒器具、消毒对象和消毒部位的不同,应选用不同的消毒方法。选用合理的消毒方法才能达到预期的消毒效果。而消毒效果的监测是评价消毒方法是否合理、消毒药剂是否有效、消毒设备运转是否正常、消毒效果是否达标的唯一手段,所以在医院消毒、灭菌工作中必不可少。

1.压力蒸汽灭菌 压力蒸汽灭菌用于耐高温、耐高湿的医疗器械和物品的灭菌。不能用于凡士林等油类和粉剂的灭菌。

我国《医院消毒技术规范》中以化学监测法和生物监测法作为评价压力蒸汽灭菌效果的监测方法。化学监测法包括化学指示卡(管)监测方法和化学指示胶带监测方法。结果判定时,所放置的指示管(卡)、胶带的性状或颜色均变至规定的条件,为灭菌合格;若其中之一未达到规定的条件,则灭菌过程不合格。采用生物监测法检测时,每个指示菌片接种的溴甲酚紫蛋白胨水培养基都不变色,为灭菌合格;指示菌片之一接种的溴甲酚紫蛋白胨水培养基由紫色变为黄色时,则灭菌过程不合格。

2.干热灭菌 用于不耐湿热的器械、蒸汽或气体不能穿透物品、高温下不损坏、不变质、不蒸发物品的灭菌。如玻璃、油脂、金属和粉剂等制品常用干热灭菌。

干热灭菌效果监测方法有化学检测法、物理检测法(热电偶检测法)和生物检测法。化学检测法检测时,所放置的指示管的颜色及性状均变至规定的条件,为灭菌合格。物理检测法检测时,若所示温度(曲线)达到预置温度,则灭菌温度合格。采用生物检测法检测时,若每个指示菌片接种的肉汤管均澄清,为灭菌合格,对难以判定的肉汤管,取 0.1 mL 接种于营养琼脂平板,用灭菌 L 棒涂匀,放(36±1)℃培养 48 h,观察菌落形态,并做涂片染色镜检,判断是否有指示菌生长,若有指示菌生长,为灭菌不合格;若无指示菌生长,为灭菌合格。

3.紫外线消毒 紫外线可以杀灭包括细菌繁殖体、芽孢、病毒、真菌、分枝杆菌、立克次体和支原体在内的各种微生物,污染的表面、水和空气均可采用紫外线消毒。但是紫外线辐照能量低,穿透力差,仅能杀死直接照射到的微生物。

紫外线灯管辐照度值的测定采用紫外线辐照计测定法、紫外线强度照射指示卡监测法和生物监测法。普通 30 W 直管型紫外线灯,新灯辐照强度 ≥90 μW/cm² 为合格;使用中紫外线灯辐照强度强度 ≥70 μW/cm² 为合格;30 W 高强度紫外线新灯的辐照强度强度 ≥180 μW/cm² 为合格。

4.消毒液 消毒液的监测包括有效成分测定和使用中消毒液染菌量测定。常用消毒液有效成分测定主要测定消毒液中的有效氯、有效碘、戊二醛、过氧化氢、乙醇、二氧化氯、醋酸氯己定、过氧乙酸、臭氧、二溴海因和苯扎溴铵含量。使用中消毒液染菌量 ≤5 CFU/mL,并未检出致病菌判为合格。

含氯消毒剂广谱、高效、低毒,但气味刺激,对金属有腐蚀性,对织物有漂白作用,且受有机物影响很大,不稳定,常适用于环境、水和疫源地等消毒。碘伏中效、低毒,对皮肤黏膜无刺激,稳定性好,但对铜、铝、碳钢等二价金属有腐蚀性,且受有机物影响很大,常用于皮肤和黏膜等的消毒。戊二醛广谱、高效,对金属腐蚀性小,受有机物影响小。经典的戊二醛常用灭菌浓度为 2%,适用于不耐热的医疗器械和精密仪器等的消毒和灭菌。过氧化氢广谱、高效、无毒,但对金属及织物有腐蚀性,易受有机物影响,稀释液不稳定,适用于丙烯酸树脂制成的外科埋置物、不耐热的塑料制品、餐具、饮水、服装和接触镜等的消毒,也常用于口腔含漱、外科伤口的清洗。乙醇中效、无毒,对金属无腐蚀性,但对皮肤黏膜有刺激性,且易挥发,不稳定,易受有机物影响,适用于皮肤、环境表面及医疗器械等的消毒。二氧化氯广谱、高效,但对金属有腐蚀性,对织物可漂白,且受有机物影响大,适用于医疗卫生、食品加工、餐具、饮水及环境表面等的消毒。氯己定虽低效,但对皮肤黏膜无刺激性,对金属和织物无腐蚀性,且稳定好,适用于外科洗手消毒、手术部位皮肤和黏膜消毒等。过氧乙酸广谱、高效、低毒,但对金属和织物有腐蚀性,易受有机物影响,稳定性差,适用于环境、耐腐蚀物品和皮肤等的消毒和灭菌。臭氧可杀灭病毒、真菌、细菌繁殖体和芽孢等,还可破坏肉毒杆菌毒素。但易受多种因素影响,如温度、湿度、pH 值、有机物、色度等均可影响臭氧的杀菌作用,且对多种物品有损坏。可用于医院污水、诊疗用水、室内空气等的消毒。

第二节 医院护理防护

一、诊疗部门的护理工作

门诊部是直接对人民群众进行诊断、治疗、护理和预防保健的场所,是医疗工作的第一线,是医院面向社会的窗口。门诊应遵循方便患者、注重卫生和人文关怀的原则。门诊的主要工作是对常见病、多发病进行检诊和治疗,对疑难病例进行会诊或转诊。门诊护理工作包括预检分诊、安排候诊和就诊、健康教育、治疗工作、消毒隔离、保健门诊。

预检分诊就是指快速对患者进行分类以确定治疗科室或进一步处理的优先次序的过程。预检分诊的目标是在正确的时间、正确的地点对正确的病症实施正确的医疗救助。安排候诊和就诊时,应准备好器械和用物;维持诊疗候诊环境;分理初诊复诊病案;收集整理各种报告;测量记录生命体征;叫号就诊协助诊查;随时观察候诊者的病情,对病情较严重或年老体弱者可适当调整就诊顺序。利用候诊时间积极开展健康教育,对患者提出的询问,耐心、热情予以解答。

急诊护理工作,主要包括做好抢救物品准备、配合抢救、病情观察。抢救物品准备,应做到五定一率:定数量品种、定点安置、定人保管、定期消毒灭菌、定期检查维修、完好率100%。配合抢救,严格操作规程,争分夺秒抢救,做好记录查对。严格按抢救程序、操作规程实施抢救措施,做到分秒必争。在医生未到之前,护士应根据病情做出直觉判断,给予紧急处理,如测血压、给氧、吸痰、止血、配血、建立静脉输液通路、气管插管、进行人工呼吸、胸外心脏按压等。在抢救过程中,凡口头医嘱必须向医生复述一遍,双方确认无误后再执行。抢救完毕,请医生及时补写医嘱和处方。做好记录,记录要字迹清晰、及时、准确,必须注明患者到达时间、医生到达时间、抢救措施落实时间,记录执行医嘱的内容及病情的动态变化。认真执行查对工作,各种急救药品的空安瓿、输液空瓶、输血袋等均需集中放置,经 2 人核实后方可弃去。

急诊护理工作中,抢救物品应做到五定一率,什么是五定一率?

二、病区护理防护

病区是住院患者接受诊疗、护理及康复休养的场所,是开展医疗、预防、教学、科研的重要基地。病区的环境应保持安静、整洁、舒适、安全。

1. 病区安静环境　病区应控制噪声。凡是不悦耳、不想听的声音,或足以引起人们心理上或生理上不愉快的声音都称为噪声。噪声有低强度和高强度之分。低强度的噪声一般不会对人的身心健康造成危害,在某些情况下还是有利的,如愉悦的音乐,能提高工作效率。但高强度的噪声可损害听觉,影响心血管系统、神经系统、内分泌系统、消化系统等。根据世界卫生组织噪声标准规定,病区声音控制在35~40 dB较理想。医护人员做到四轻:关门轻、说话轻、操作轻、走路轻;桌椅脚钉用橡胶垫,推车的轮轴定期润滑;电话/手机/呼叫系统等设备使用消音设置或将音量调至最低,以保持病区的安静,但也要避免绝对的寂静;积极开展保持环境安静的教育和管理。

2. 病区整洁环境　保持整洁的环境,应做到陈设整齐,规格统一,布局合理,方便使用;做到物有定位,用后归位;患者及其衣被整洁;工作人员仪表、着装整洁;治疗用物及时清理,湿式清扫;及时清除废弃物及排泄物。

3. 病区舒适环境　舒适的病区环境应保证温度、湿度、通风、采光、色彩、绿化等。温度过高,不利于散热,干扰消化、呼吸功能,使人烦躁,影响体力恢复;温度过低,使人畏缩,缺乏动力,护理时易着凉。一般病室为18~22 ℃,新生儿室、老年病室、检查治疗室为22~24 ℃。病区湿度控制在50%~60%较适宜。相对湿度是指在单位体积空气中,一定温度条件下,所含水蒸气的量与其达到饱合时含量的百分比。湿度过高,会引起气闷不适,对心、肾疾病患者尤为不利,且细菌易于繁殖;湿度过低,可引起患者口干、咽痛、烦渴,对呼吸道疾患和气管切开患者不利。病区应每日开窗通风30 min,应避免对流风。通风可保持空气新鲜,调节温湿度,增进舒适度,且可降低室内空气污染,减少呼吸道疾病的传播。采光方面应保证自然光源充足,人工光源适度。色彩应温馨、亲切、舒适、无疲劳感。

4. 病区安全环境　安全的病区环境应平安而无危险、无伤害,避免各种损伤。在病区常见损伤有物理性损伤、化学性损伤、生物性损伤、医源性损伤。

(1)物理性损伤　物理性损伤包括机械性损伤、温度性损伤、压力性损伤、放射性损伤。常见的机械性损伤有跌伤、撞伤、坠床,应实施保护用具。常见的温度性损伤有烫伤、烧伤、灼伤、冻伤等,对温度性损伤要掌握要点,密切观察。常见的压力性损伤有压疮和压氧治疗不当致气压伤,为防止该类损伤应定期检查和翻身按摩。放射性损伤主要见放射性皮炎、皮肤溃疡坏死,针对这类损伤应加强防护。

(2)化学性损伤　化学性损伤包括各种化学药物中毒、化学消毒剂的腐蚀、刺激。防范化学性损伤,应做到妥善保管好药物;遵守药疗原则,做好"三查""七对",严格掌握用药的浓度、剂量、次数,注意配伍禁忌,注意观察用药后的反应。

(3)生物性损伤　生物性损伤主要包括病原微生物的感染和昆虫叮咬。防范生物性损伤,应严格消毒隔离制度,严格遵守无菌操作原则,保护危重患者。

(4)医源性损伤　由于医务人员言谈或行为上的不慎而造成患者生理或心理上的损伤,均称为医源性损伤。医务人员言语、行为表现为对患者不尊重、缺乏耐心等可能会对患者造成心理性损伤。医务人员责任心不强,工作疏忽可造成医疗差错事故。防范医源性损伤应加强医务人员的素质教育培训;加强管理,严格执行各项规章制度和操作规程。

5. 病区护理工作

(1)评估患者健康状况,及时制订护理计划,全面落实护理措施,及时评价护理效果,并适时补充修改护理计划。

(2)巡视病室,进行临床病情观察,了解患者的病情变化及治疗效果。

(3)了解患者心理需求及变化,认真做好心理护理。

(4)执行医嘱,协助医生完成各项诊疗护理技术操作和抢救工作,杜绝各种差错事故的发生。

（5）做好患者的生活护理,满足患者舒适、清洁、安全方面的需要。

（6）做好病区消毒隔离工作,预防医院感染的发生。

（7）开展健康教育,指导患者进行功能锻炼等自护活动。

（8）按要求书写和保管各种护理文件。

（9）做好入院、出院、转院及死亡患者的护理工作。

（10）搞好病区环境管理工作,避免和消除一切不利于患者康复的环境因素。

（11）开展临床护理科研,不断提高临床护理的质量和水平。

三、护士的职业损伤及防护措施

护理人员在执行医疗护理活动中,因工作性质、工作环境的特殊性,常常暴露于各种现存的或潜在的危险因素中,容易造成突发性的或慢性的职业危害,成为职业暴露中的高危群体。

（一）护士的职业损伤

1.机械性损伤　最常见为针刺伤,其次为刀片伤、玻璃伤等锐器伤。有报道,临床护士针刺伤率高达80.6%,其中74.5%为被污染针头所刺伤。已经证实二十多种病原体可经针刺传播。针刺伤时,只需0.04 mL带有HBV的血液足以使受伤者感染HBV,针刺伤的感染概率是10%~33%;被HIV污染的锐器刺伤而感染HIV的概率为0.33%;被HCV污染的锐器刺伤而感染HCV的概率为1.8%。

2.物理性损伤　对护理人员构成职业危害的物理因素包括放射线、各种辐射、噪声等。激光手术的方法对皮肤、眼球有光化效应损害;在消毒灭菌工作中,消毒物质（紫外线、臭氧等）大多对人体有害。噪声严重污染的科室有手术室、急诊室、供应室等;主要噪声来源为机器声、工作人员对话、电话铃声、患者的呻吟声、物品移动的声音等。负重、搬、抬患者等常规护理工作是导致护士腰背痛的危险因素。护理工作中由于负重过度,搬患者、用物,用力不当,不正确的弯腰,造成肌肉骨骼损伤;超时静立、走动,引起静脉曲张等。

3.化学性损伤

（1）细胞毒性物质　化疗和介入治疗广泛应用于临床。在化疗和介入治疗过程中所用药物具有细胞毒性,在配制过程中可出现肉眼看不见的溢出,形成含有毒性颗粒的气雾,而护士是直接接触者。有研究发现,肿瘤科护士的尿液中可以检测出环磷酰胺且药物持续5 d以上才能消失。具有细胞毒性的药物,可使护士免疫力下降,造成流产、胎儿畸形、白细胞和血小板减少,而且有致癌、致畸、致突变的危险。

（2）麻醉废气　可引起自发性流产、胎儿畸变和生育力降低,同时对听力、记忆力、理解力、读数字能力及操作能力等也产生影响。

（3）消毒剂　常用的消毒剂,如过氧乙酸、含氯消毒剂、甲醛、戊二醛等,均有毒副作用。

（4）各种抗生素　虽然频繁接触抗生素对临床护士近期远期影响尚未见相关研究及报道,但在操作中因接触抗生素致过敏性休克和猝死的均有报道。抗生素引起的慢性皮肤过敏等也屡见不鲜。

4.生物性损伤

（1）细菌　可广泛存在于患者的呼吸道、血液、尿液、粪便、积液、脓液等各种分泌物和排泄物中，也可存在于患者的衣物及用过的器具中。

（2）病毒　常见的有肝炎病毒、艾滋病病毒、冠状病毒，存在于患者的呼吸道、消化道及血液中。含病毒浓度较高的血液和体液依次为：血液、伤口分泌物、精液、阴道分泌物、羊水等。

研究发现，有二十多种血源性传播疾病通过针刺伤传播。其中最常见、危害最大的是 HIV、HBV、HCV。眼、鼻腔、口腔等黏膜暴露于污染血液和体液而感染 HIV 的感染率为 0.1%；暴露于含 HBV 血液、体液，感染 HBV 概率为 10% ~ 33%，若 HBsAg（＋）、HBeAg（＋）感染率更高。

医务人员职业暴露引起生物性感染门户主要有以下几方面：①皮肤有破损时接触患者的血液、体液、分泌物；②抽血（将血液注入试管内时）、注射、输液、器械传递、清洗器械过程中被锐气刺伤、割伤；③整理操作后用物及手术后器械、分离输液器时，将针帽重新套回时等刺伤；④在操作时患者或其他人突然转移时刺伤操作者；⑤不正确的废物处理；⑥手术室护士接触血液机会多，经常接触手术刀片、缝合针和各种利器，加上术前刷手造成皮肤保护层的破坏，为生物性职业危害因素的侵入提供门户；⑦供应室接触污染物品的机会最多，也最容易发生损伤和感染；⑧产科护士经常接触产妇的恶露、羊水和血液，而被感染概率也增大。

5. 心理损伤　患者对护理服务要求逐日提高，医疗纠纷的增多，给护士造成心理、生理上的损害。由于工作紧张、轮班、心理压力超负荷等因素引起与职业有关的疾病。随着医学模式的转变、护理工作的特殊性，随着人民生活水平的提高，人们法律意识的增强等种种情况，使护士长期处于多种心情的交集之中，容易出现心理问题。

（二）职业损伤的防护

在护理工作中，执行标准预防（在所有工作区域中的防护）、传染病分级防护管理（在传染病区域中的加强防护）及其他暴露防护，如在普通工作区域和（或）特殊工作区域中对理化因子、细胞毒性药物、辐射和同位素等特别防护。

1. 强化职业安全教育，提高自我防护意识　职业暴露重在防护，而防护的关键又在于安全意识的培养。加强对护士的教育培训是有效减少职业性损伤的有效措施之一。管理者要从决策上重视安全防护；医务人员进入临床之前由医院感染科进行岗前培训；使其在进入临床前掌握洗手的方法、目的、重要性；医院感染管理在医院管理中处于重要地位；组织专家和一线工作人员摸底排查医院职业危害，有针对性地制定关于医院职业危害的规章制度，并设置专业部门专业人员对规章制度的执行进行监督和指导，有关情况适时通报全院各部门，以便指导正确应对医院职业危害。

医护人员严格遵守各项规章制度，规范操作行为；请相关上级部门出台保护医护人员职业暴露的管理办法及法规；各单位管理层领导在注重经济效益的同时，也应注重对护士的人性化关怀。

护士工作中应该意识到各种危害的存在，树立一种全面预防的观念，把来自任何患者的血液都视为有传染性，在接触血液、体液操作时必须做好防护措施，自觉遵守防护要求，使之成为习惯性行为。

2. 机械性损伤的防护措施　应注意日常操作安全，严格遵守操作规程和标准预防的原则。正确处理所有锐器，任何时候不要弯曲损坏或剪割针器，手持针头或锐器时不要将锐利面面对着他人;手术刀片不可直接用手装卸。减少回套针头的操作,利器使用后立即丢入锐器盒,是防范针刺伤的有效措施。执行接触患者的血液、体液的操作时应戴手套。加强培训,美国职业安全与卫生管理局自 2001 年以来的报道显示,近 62% ~88% 的针刺伤是可以通过技术及培训得到预防的。安全操作环境能有效减少护士锐器刺伤的次数,如采用安全针头注射器、提供便于丢弃尖锐物品的容器,负压标本试管采血等。

3. 避免物理性损伤　正确运用人体力学原理。开发或普及智能型护理器材减轻劳动强度和一些重复操作,在有限的资金条件下尽可能完善医疗设备和防护设施。对科室使用的仪器、设备定期进行普查、检修,陈旧性噪声大的仪器设备尽量淘汰,器械车轮定期上润滑剂,以减少噪声,避免噪声损害。接触放射线、进行激光手术和紫外线或臭氧消毒时,要进行相应的防护。

4. 避免化学性损伤　熟悉每种消毒剂的性质,选择合适的化学消毒剂浸泡被污染的医疗器械;加强麻醉废气排污设备;配制对人体影响较大的药物时,应参照化疗药的冲配规则进行;掌握化疗药物的潜在危害性及防护原则,采取尽量集中操作原则,减少反复接触机会;配药前洗手,穿隔离衣、裤,戴口罩、帽子;戴聚乙烯手套后再戴一副乳胶手套,操作中一旦手套破损应立即更换;割安瓿前应轻弹其颈部,使附着的药物降至瓶底,打开安瓿时应垫以纱布,以防划破手套药物发生外溅;溶解药物时,溶媒应沿瓶壁缓慢注入瓶底,待药粉浸透后再行搅动,以防粉末进出。定期开窗通风换气或安装空气净化装置,保持室内空气流通。盛放消毒剂的容器要配备容器盖,避免消毒剂的挥发,这样既可以保证消毒剂的有效浓度,又减少了对身体的危害。

化疗药的防护,肿瘤治疗机构一定要组织和制定严格的防护政策和方案,提供安全的防护用品、设备和环境,教育和培训从事该工作的人员。

5. 避免生物性损伤　加强对护理人员的培训,增强他们的自我防护意识。长期以来,护士只是在发现有传染病和明显的体液和血液污染时才进行防护,因此,增强自我防护意识,切实做好标准性预防,能有效地避免或减少血源性疾病感染的发生。有研究表明,只有约 24.2% 的医护人员知道标准性预防原则。

标准性预防措施要求把所有患者的血液和某些体液当作有潜在传染性血源性病菌处理,包括血液、脑脊液、羊水、精液、阴道分泌物、带有血液的其他体液等,医务人员在接触这些物质时必须采取防护措施。

标准预防操作原则:

(1)标准预防针对所有为患者实施诊断、治疗、护理等操作的全过程。不论患者是否确诊或可疑感染传染病,都要采取标准预防。

(2)标准预防技术包括洗手、戴手套、穿隔离衣、戴防护眼镜和面罩等基本措施。

(3)医务人员进行有可能接触患者体液、血液的诊疗和护理操作时必须戴手套。操作完毕,脱去手套后应立即洗手,必要时进行手消毒。

(4)在诊疗、护理操作过程中,有可能发生血液、体液飞溅到医务人员面部时,医务人员应当戴具有防渗透性的口罩、防护眼镜;有可能发生血液、体液大面积飞溅或者有可能污染医务人员身体时,还应当穿戴具有防渗透性的隔离衣或者围裙。

(5)医务人员手部皮肤发生破损,在进行有可能接触患者血液、体液的诊疗和护理操作时必须戴双层手套。戴手套操作过程中,要避免已经污染的手套触摸清洁区域或物品。

（6）医务人员在进行侵袭性诊疗、护理操作过程中,要保证充足的光线,并特别注意防止被针头、缝合针、刀片等锐器刺伤/划伤。

（7）使用后的锐器应当直接放入耐刺、防渗漏的锐器盒,或者利用针头处理设备进行安全处置,也可以使用具有安全性能的注射器、输液器等医用锐器,以防刺伤。

（8）立即清洁污染的环境。

（9）禁止将使用后的一次性针头重新套上针头套。禁止用手直接接触使用后的针头、刀片等锐器。

（10）保证废弃物的正确处理。废弃物处理过程中必须注意以下几点:运输废弃物的人必须戴厚质乳胶清洁手套。处理体液废弃物必须戴防护眼镜。

6.改善工作环境,避免心理损伤　管理者要尽可能为护士改善工作环境,在工作设计和安排上要符合卫生学要求。护士面对压力应选择积极的应对策略,应主动学习有关心理学知识,掌握有效的心理调节方法,如经常与同事、朋友沟通交流,以驱除心中的郁闷及工作中的不快,保持乐观情绪,从而发挥个人应对能力。

第三节　医源性疾病防治

医源性疾病是指由于医护人员的诊断、治疗和预防措施不当而产生的不利于患者和医院职工身心健康的疾病。它分为医院感染、药源性疾病及药物所致营养缺乏症等。

一、医院感染

（一）医院感染

医院感染（nosocomial infection, NI）又称医院获得性感染（hospital acquired infection）,是指住院患者、医院职工、就诊患者、探视者或陪住者在医院内获得的一切感染性疾病。医院感染必须发生在医院内,包括在医院感染而在院外或转院后发病的患者,不包括在院外感染而在院内发病的患者。有明确潜伏期的疾病,患者从入院后第一天算起,超过平均潜伏期而发病的,应为医院感染,但由于潜伏期变动幅度较大,还应参照病原学及流行病学资料来确定。无明确潜伏期的疾病,患者入院后48 h后发生的感染即为医院感染。

如何判断是否是医院感染?

医院感染按病原体来源可分为交叉感染（cross infection）和自身感染（autogenous infection）。交叉感染也称外源性感染（exogenous infection）,病原体来自患者以外的地方,如其他患者、工作人员和外环境等。通常外源性是可以预防的。自身感染也称内源性感染（endogenous infection）,病原体来自患者本身,如患者的正常菌群。由于各种原因,患者自身抵抗力降低,对本身正常菌群的感受性增加而发生疾病（如糖尿病患者易发生皮肤感染,肝硬化患者易发生脑膜炎等）。内源性感染预防较困难。医院感染的病原体主要是医院耐药菌株和弱毒菌,"常规"微生物、条件或机会性致病微生物同样也可以发生感染。

（二）医院感染的发生和影响因素

1.传染源　医院感染的感染源主要包括:①已感染的患者作为感染源;②带菌者

医院感染的传染源主要有哪些?

或自身感染者作为感染源;③环境储源,医院环境中常有微生物污染,可通过一定的方式将微生物传播给易感患者;④动物感染源。

2.医院感染的传播途径　在医院环境中,各种感染的传播途径可分为空气传播、接触传播、共同媒介传播及生物媒介传播等,传播途径可以是单一的,如经空气;也可以是多种途径,如既经空气又经接触传播。

(1)空气传播　主要有飞沫传播、飞沫核传播(droplet nuclei spread)和菌尘传播(dust-borne spread)。患者近距离接触时,微生物在飞沫中或直接传给他人。较远距离传播是通过飞沫核传播和菌尘传播来实现。

(2)接触传播　患者相互接触时,通常经手触摸,病原体直接传播给接触者或感染源排出的病原体经医护人员的手、医疗及护理用品或设备、公用物品等间接传播给其他患者。

(3)共同媒介传播　在医院内,水、食物、血液及其制品、药品及医疗设备等是全院或某一专科患者共用或常用的,一旦受到病原微生物污染,常可在短期内或同时引起多人感染。如血液及其制品可传播乙型肝炎病毒、人类免疫缺陷病毒等,必须严格选择和检查献血员并严防制品污染。

3.易感性　以下人群易发生医院感染:①所患疾病严重影响或损伤机体免疫功能者;②老年及婴幼儿患者;③营养不良者;④接受各种免疫抑制疗法者;⑤长期使用抗生素者;⑥接受各种损伤性(侵入性)诊断、治疗器械操作者。

4.影响因素　病原体传给宿主后能否引起感染取决于病原体的致病性和宿主的易感性,宿主的易感性又与病原体的定植部位和宿主的防御功能有关,所以医院感染主要发生在易感性高、抵抗力低下的患者中。患者由于患有某些疾病,接受各种侵袭性诊断或治疗,如手术或应用类固醇或其他免疫抑制剂,这些处理均可能提高他们的易感性,增加医院感染的风险。另外,住院时间、先前感染的存在均可影响医院感染的发生。

(三)医院感染的防治

1.医院合理布局　在医院建筑设计时就应考虑到防止交叉感染,兼顾方便患者就诊和治疗,妥善处理各种废弃物,以免污染环境。

2.加强管理

(1)加强组织管理　1988年,我国卫生部已发布《建立健全医院感染管理组织的暂行办法》,明确要求300张以上和300张以下病床的医院分别设立医院感染管理委员会和医院感染管理小组,有条件的建立医院感染管理科。

(2)加强医院规章制度管理　建立严格的隔离消毒制度,对传染病患者进行隔离治疗。健全日常卫生隔离制度,凡医院工作人员进入医院后,必须穿戴工作服、帽子和口罩。院内职工要严格执行各项卫生制度。传染病房、手术室等工作人员,进出房间要换拖鞋、隔离衣,不许穿工作服去食堂吃饭、去其他病房和科室走动。对院内职工进行定期体检对已确诊有传染性疾病者,在未治愈前不能在本部门工作。加强家属探视制度,尽量减少或取消陪住,并规定探视时间或探视人数等。建立污物处理制度,严格实行医院内医疗器械、医院环境、医疗污物、污水处理消毒、灭菌。

(3)加强消毒和灭菌管理　传染病病区应采取有效的消毒措施。对护理单元注意通风及净化空气,保持护理单元恒定的温度与湿度,实行日、周、月记,即病房每日紫外线照射 1~2 次,每周乳酸熏蒸 1 次,每月监测空气 1 次,根据监测结果,做出相应处理。对怀疑有传染病的患者进行相应等级隔离,尽量使用一次性器械物品,患者出院后彻底消毒。消灭医院内各种昆虫,如老鼠、蟑螂、蚊子、苍蝇等。

3.加强医院感染的监测　医院感染监测是指利用流行病学方法,系统、主动、连续地对医院感染的发生、种类、分布及影响因素进行观察和检查,并对监测的各种资料进行系统分析,以制定有针对性的防治措施,达到预防医院感染的暴发,控制医院感染流行为目的的一种监测方法。

根据监测的范围和目标不同,医院感染监测又可分为全面综合性监测和目标性监测。

(1)全面性综合性监测　是指全方位地对医院内所有人员的医院感染及其有关影响因素进行监测,掌握所有科室的感染发病率、所有部位的发病率、各种危险因素的作用、病原体和耐药性的检出率等流行病学指标。其作用在于:①建立医院感染的本底数据,建立医院感染发生流行基线,及时发现医院感染的散发、聚集性发生和暴发流行;②研究各种危险因素对发病率的影响,发现监测的主要目标,确定目标性监测的方法;③对监测方法和控制措施进行效能评估,为改进监测方法与控制措施提供科学依据;④为医院感染控制资源的分配、控制规范的制定及相关管理决策提供科学依据;⑤利用监测信息对院内人员进行宣传教育,以提高对医院感染的认识,自觉实施医院感染预防控制措施。

(2)目标性监测　是在全面综合性监测的基础上,对全院的感染情况和存在问题有了基本了解之后,为了将有限的人力和物力用在最需要解决的问题上而采取的某种特定监测。其作用在于:①对重点部门、高危人群、易感部位进行的专题监测研究;②筛选医院感染的危险因素;③根据相关危险因素的暴露情况,对特定类型的医院感染的发病率进行预测,以加强医院感染的控制。

4.合理使用药物和医疗措施　严格掌握抗生素和免疫抑制剂的适应证,严格控制抗生素及化学治疗药物的使用,避免耐药菌的产生及环境的化学污染。

5.宣传教育　预防和控制医院感染是全体医护人员的共同任务。对院内职工定期进行培训,使他们懂得医院工作的职业特点,了解医院内控制感染的意义和重要性,掌握防止院内感染的各项措施等。加强医护人员的医德教育,提高文明意识,注意讲究卫生。

二、药源性疾病

在诊断、治疗和预防疾病的过程中,由于使用与诊、治、防的目的无关的药物或不利于防治对象的药物而产生不良的药物反应,称为药源性疾病。药物与机体之间有双重作用,即治疗作用和不良反应。随着医药工业的发展,合成药物不断增加,药物不良反应变得更复杂,发生率也逐渐增高。

1.药源性疾病的原因　药物不良反应分为 A 型药物不良反应(量效关系密切型)和 B 型药物不良反应(量效关系不密切型)。

(1)A 型药物不良反应　是由于药物的药理作用增强所致,其特点是反应可以预测,通常与剂量有关,其在人群中发生率虽高,但死亡率低。药物不同,其毒性表现各异,但其严重程度随剂量加大而增强。毒性反应一般很轻,如恶心、呕吐、头晕等,但严重毒性反应可对肝、肾、心血管或造血系统产生损害。例如用盐酸普鲁卡因做局部麻醉时,用量过大、注入过快,可出现眩晕、震颤、兴奋、惊厥以致昏迷。又如长期服用类固醇激素可影响肝功能,严重者可使肝发生变性、坏死等。

(2)B型药物不良反应 与正常药理作用完全无关,一般很难预测,常见的毒理学筛选难以发现。这类反应常与过敏体质或特异体质、用药时间较长、药物间的相互作用有关。例如口服磺胺甲噁唑,少数人可引起药物过敏,出现红斑皮疹;长期使用广谱抗生素后,敏感菌群被消灭,而不敏感菌群大量繁殖,导致继发感染;噻嗪类利尿药与强心苷并用,前者引起低血钾。

2.药源性疾病的防治

(1)严控进入市场的药物 根据《中华人民共和国药品管理法》规定,任何一种新药在作为商品投入市场前均应经过新药审批,不符合规定者不许出售。

(2)对已上市新药继续进行监测 新药的临床试验往往试验时间较短,包含人数不多,且并未包括孕妇、儿童、老年人等特殊人群,因此新药在上市后仍应继续进行监测。

(3)临床医务工作者应熟悉各种药物的不良反应 掌握主要致病药物及疾病的临床类型,做到合理用药,提高治疗质量,避免药源性疾病的发生。

三、药物所致营养缺乏症

某些食物能影响药物的吸收和代谢,降低其疗效;某些食物营养素可与某些药物相互作用,从而产生毒副作用。反过来,某些药物也能影响食物的消化和营养素的吸收和利用,造成营养缺乏。抗生素和磺胺药可使B族维生素和维生素K的生物合成发生障碍。洋地黄类药物等抗癌药物,可使用药者食欲缺乏、呕吐,直接影响食物的摄取,长期服用,体重减轻,引起各种营养素缺乏。抗酸药影响磷的吸收,并能破坏硫胺素,使维生素A和铁的吸收减少,易引起脂肪痢。

为避免药物所致营养缺乏症,医护人员应告诉患者用药时要禁忌哪些食物、服药时间等。对胃肠有刺激作用的药物,须在饭后15～60 min服用。阿司匹林、吲哚美辛等某些刺激性大的药物可在饭中服用。健胃药、止酸药、止咳药等刺激性小的药剂,可在饭前30～60 min服用,这样能保持药物的有效浓度,增强疗效。为了达到杀虫目的,驱虫药应空腹服用。

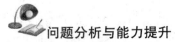

问题分析与能力提升

一、选择题

1.下列哪种环境不属于Ⅱ类环境　　　　　　　　　　　　　　　　　　　　(　　)

　　A.非洁净手术部(室)　　　　　　　　B.产房

　　C.母婴同室　　　　　　　　　　　　D.重症监护病区

　　E.血液病病区、烧伤病区等保护性隔离病区

2.医院空气中微生物的消毒方法有　　　　　　　　　　　　　　　　　　(　　)

　　A.紫外线照射、化学消毒剂、负离子发射器消毒

　　B.紫外线照射、化学消毒剂、红外线消毒

C. 紫外线照射、化学消毒剂、碱化消毒

D. 紫外线照射、化学消毒剂、氯化消毒

E. 紫外线照射、化学消毒剂、高压消毒

3. 医院不同区域的噪声要求不同,手术室和病房要求应小于　　　　　（　　）

A. 75 dB(A)　　　　　　　　　　　　B. 65 dB(A)

C. 55 dB(A)　　　　　　　　　　　　D. 45 dB(A)

E. 35 dB(A)

4. 医院不同区域的噪声要求不同,特殊病房要求是　　　　　　　　　（　　）

A. 20 ~ 30 dB(A)　　　　　　　　　　B. 30 ~ 40 dB(A)

C. 40 ~ 50 dB(A)　　　　　　　　　　D. 50 ~ 60 dB(A)

E. 60 ~ 70 dB(A)

5. 患者肠梗阻,在急诊观察室留观,护士的护理工作不包括　　　　　（　　）

A. 预检分诊　　　　　　　　　　　　B. 处理医嘱

C. 建立病历　　　　　　　　　　　　D. 入室登记

E. 观察病情

6. 管理急救物品应做到"五定",其内容不包括　　　　　　　　　　　（　　）

A. 定期检查维修　　　　　　　　　　B. 定点安置、定人保管

C. 定数量品种　　　　　　　　　　　D. 定时使用

E. 定期消毒、灭菌

7. 湿度过低可引起　　　　　　　　　　　　　　　　　　　　　　　（　　）

A. 烦渴　　　　　　　　　　　　　　B. 水分蒸发太慢

C. 肌肉紧张　　　　　　　　　　　　D. 气闷难受

E. 影响散热

8. 病室内两床之间的距离不得少于　　　　　　　　　　　　　　　　（　　）

A. 0.5 m　　　　　　　　　　　　　　B. 1 m

C. 1.5 m　　　　　　　　　　　　　　D. 2 m

E. 2.5 m

9. 二级医院所指的是　　　　　　　　　　　　　　　　　　　　　　（　　）

A. 医学院的附属医院　　　　　　　　B. 诊治专科疾病而设置的医院

C. 全国、省、市直属的市级大医院　　D. 农村乡、镇卫生院和城市街道医院

E. 一般市、县医院及省辖市的区级医院

10. 适宜的病室环境是　　　　　　　　　　　　　　　　　　　　　（　　）

A. 破伤风患者,室内光线应明亮　　　B. 室内相对湿度在30% ~ 40%为宜

C. 气管切开者,室内相对湿度为40%　D. 婴儿室温宜在22 ~ 24 ℃

E. 产休室,应保暖不宜开窗

二、问答题

1. 普遍性防护原则包括哪些内容?

2. 如何防治医院感染?

3. 简述消毒灭菌方法选择的原则。

4. 医院感染的特点是什么?

5. 医院感染流行病学三大要素是什么?

（新乡医学院　　任静朝）

描述性研究

学习目标

1. 掌握暴发调查的方法、现况调查的方法及疾病筛查的评价。
2. 熟悉描述性研究的常用指标、暴发调查、现况调查、疾病筛查的概念。
3. 了解暴发调查的步骤及现况调查的种类。

描述性研究(descriptive study)又称描述性流行病学,它是指根据专门设计的调查所获得的资料或已有的各类资料,按照不同地区、不同时间及不同人群特征分组,描述人群中疾病、健康状态或暴露因素的分布情况。在此基础上进行比较分析,获得疾病三间分布特征,进而提出病因假设和线索。描述性研究既是流行病学研究工作的起点,也是其他流行病学研究方法的基础。

在某一特定时间对某一特定范围内的人群,以个人为单位收集和描述人群的特征及疾病或健康状况的方法称为现况调查或横断面研究。在特殊情况下,当以人群为基本单位收集某疾病某特征的频率并进行描述的方法称为生态学研究。利用已有的疾病或健康的资料和日常记录进行的描述性研究称为历史常规资料分析。此外,根据流行病学研究的性质,描述性研究亦包括暴发调查、个案分析、筛检等研究方法。

第一节 疾病的分布

一、描述疾病发生频率的指标

(一)发病率

1. 定义 发病率(incidence rate)表示在一定时期内、一定人群中某病新病例出现的频率。其计算公式:

$$发病率 = \frac{一定期间内某人群中某病新病例数}{同时期暴露人口数} \times k \qquad 式(8-1)$$

$k = 100\%, 1\,000‰ 或 100\,000/10\,万$

2. 分子与分母的确定　分子是一定期间内的新发患者数。若在观察期间内一个人多次患病时,则应多次计为新发病例数,如流行性感冒、腹泻等。对发病时间难确定的一些疾病可将初次诊断时间作为发病时间。分母中所确定的暴露人口是指可能会发生该病的人群,对那些不可能患该病的人,不应计入分母。但在实际工作中暴露人口数不易获得,一般使用年平均人口数(某年 7 月 1 日零时人口数,或年初、年末人口数之和除以 2 作为年平均人口数)。发病率可按不同特征(年龄、性别、职业、民族、种族、婚姻状况、病因等)分别计算,此即发病专率。但对比不同资料时,应进行发病率的标准化。

3. 应用　在流行病学中,可用作描述疾病的分布,通过比较某病不同人群的发病率来探讨发病因素,提出病因假说,评价防制措施的效果。

发病率与患病率之间有何关系?它们各自的用途是什么?

(二)罹患率

罹患率(attack rate)是指在某一局限范围,短时间内某病新发病例的频率指标。其计算公式:

$$罹患率 = \frac{观察期间内某病新病例数}{同时期暴露人口数} \times k \qquad 式(8-2)$$

$k = 100\%$ 或 $1\ 000\%_0$

罹患率适用于局部地区疾病的暴发,食物中毒、传染病及职业中毒等暴发流行情况。观察时间可以日、周、旬、月为单位。其优点是可以根据暴露程度精确的测量发病概率。

(三)患病率

1. 定义　患病率(prevalence rate)亦称现患率。是指某特定时间内总人口中,曾患有某病(新、旧病例)所占的比例。可按时间不同分为期间患病率和时点患病率。时点患病率在实际中其时间长度为不超过 1 个月,而期间患病率通常超过 1 个月。

$$时点患病率 = \frac{某一时点一定人群中现患某病新旧病例数}{该时点人口数} \times k \qquad 式(8-3)$$

$$期间患病率 = \frac{某观察期间一定人群中现患某病的新旧病例数}{同期的平均人口数} \times k \qquad 式(8-4)$$

$k = 100\%$,$1\ 000\%_0$,$10\ 000/万$ 或 $100\ 000/10$ 万

期间患病率实际上等于某一特定期间内开始时的患病率加上该期间内的发病率。

2. 影响患病率升高、降低的原因　①升高的因素:病程延长;未治愈者的寿命延长;新病例增加;病例迁入;健康者迁出;诊断水平提高;报告率提高。②降低的因素:病死率高;新病例减少;健康者迁入;病例迁出。

3. 应用　患病率主要用于病程较长的慢性病的研究,可用来研究这些疾病的流行因素、监测慢性病的防治效果。它可反映某地区人群对某疾病的疾病负担程度,依据患病率来合理地计划卫生设施、人力物力及卫生资源的需要。由于患病率受到发病率和病程的双重影响,因此对其意义要仔细分析。

(四)感染率

感染率(infection rate)是指在调查期间内所检查的人群中,某病现有感染人数所占的比例。其主要用于隐性感染率较高疾病的研究。

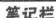

$$感染率 = \frac{调查时某病感染人数}{调查时受检人数} \times 100\% \qquad 式(8-5)$$

(五)续发率

续发率(secondary attack rate,SAR)指在某些传染病最短潜伏期到最长潜伏期之间,易感接触者中发病的人数占所有易感接触者总数的百分率。

$$续发率 = \frac{一个潜伏期内易感接触者中发病患者数}{易感接触者总人数} \times 100\% \qquad 式(8-6)$$

续发率常用于家庭、集体宿舍或幼儿园的班组发生传染病时的流行病学调查。可分析比较不同传染病的传染力大小,分析流行因素,评价防疫措施。

二、描述死亡频率的指标

(一)死亡率

1.定义 死亡率(mortality rate)表示某人群在一定期间内(一般为一年)死于某病的频率,是测量人群死亡危险最常用的指标。

$$死亡率 = \frac{某人群某年总死亡人数}{该人群同期平均人口数} \times k \qquad 式(8-7)$$

$k = 1\,000‰$或$100\,000/10$万

2.应用 死亡率反映一个人群总的死亡水平,是衡量人群因病伤死亡危险性大小的指标,是一个国家或地区卫生、经济和文化水平的综合反映。比较不同地区、年代死亡率时因人口构成不同,需要先对死亡率进行标化。死亡率如按疾病的种类、人群的性别、年龄、职业等分类计算则称为死亡专率。

(二)病死率

1.定义 病死率(fatality rate)表示一定时期内(通常为1年),患某病的全部患者中因该病死亡者的比例。病死率与死亡率不同,病死率并非真正的率,只是一个比值。

$$病死率 = \frac{某时期内因某病死亡人数}{同期患某病的患者数} \times 100\% \qquad 式(8-8)$$

2.应用 该指标表示确诊疾病的死亡概率,它可表明疾病的严重程度,也可反映医疗水平和诊断能力,通常多用于急性传染病,较少用于慢性病。

(三)生存率

1.定义 生存率(survival rate)指在接受某种治疗的患者或患某病的人中,经若干年随访(通常为1、3、5 年)后,尚存活的患者数所占的比例。

$$生存率 = \frac{随访满\,n\,年尚存活的病例数}{随访满\,n\,年的病例数} \times 100\% \qquad 式(8-9)$$

2.应用 该指标反映了疾病对生命的危害程度,可用于评价某些病程较长疾病的远期疗效。在某些慢性病、癌、心血管疾病等的研究中常常应用。

(四)潜在减寿年数和伤残调整寿命年

1.潜在减寿年数(potential years of life lost,PYLL) 是指某病某年龄组人群死亡者的期望寿命与实际死亡年龄之差的总合,即是指死亡所造成的寿命损失。潜在减寿年数是人群中疾病负担测量的一个直接指标,也是评价人群健康水平的一个重要指

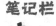

标。可用于衡量某种死因对一定年龄组人群的危害程度。潜在减寿年数与死亡密切相关。它是在考虑死亡数量的基础上,以期望寿命为基准,进一步衡量死亡造成的寿命损失,强调了早亡对健康的损害。用它评价疾病对人群健康影响的程度,可消除死亡者年龄构成的不同对预期寿命损失的影响。该项指标可用来计算不同疾病或不同年龄组死者总的减寿年数。

$$PYLA = \sum_{i=1}^{e} a_i d_i \qquad \text{式}(8-10)$$

式中:$a_i = e - j_i$;e:期望寿命(岁);j_i:各相应年龄组组中值;a_i:第 i 年龄组死亡者的减寿年数;d_i:第 i 年龄组死亡人数。

2. 伤残调整寿命年(disability adjusted life year,DALY) 是指从发病到死亡所损失的全部健康寿命年,包括因早死所致的寿命损失(years of life lost,YLL)和疾病所致伤残引起的健康寿命损失年(years lived with disability,YLD)两部分。该指标是一个定量计算因各种疾病造成的早死与伤残对健康寿命年损失的综合指标,即是对疾病死亡和疾病伤残而损失的健康寿命年的综合测量,是用于测量疾病负担的主要指标之一。通过对不同地区、不同病种进行 DALY 分布分析,帮助确定危害严重的主要病种、重点人群和高发地区,为确定防治重点及研究重点提供重要信息依据。

三、疾病的分布

(一)疾病的流行强度

1. 散发 是指某病在某地区人群中呈历年的一般发病率水平,病例在人群中散在发生或零星出现,病例之间无明显联系。散发用于描述较大范围(如区、县以上)人群的某病流行强度。而不用于人口较少的居民区或单位,因为其发病率受偶然因素的影响较大,年度发病率很不稳定。

2. 暴发 指在一个局部地区或集体单位的人群中,短时间内突然发生许多临床症状相似的患者。短时间主要是指在该病的最长潜伏期内,暴发往往通过共同的传播途径感染或由共同的传染源所引起,如集体食堂的食物中毒、托幼机构的麻疹暴发流行等。

3. 流行 指某地区、某病在某时间的发病率显著超过该病历年的散发发病率水平。流行与散发是相对的流行强度指标,只能用于同一个地区、不同时间、同一种疾病历年发病率之间的比较。有时某病的流行在短期内越过省界波及全国甚至超出国界、州界,形成世界大流行。如 2003 年 SARS 的流行,几个月的时间就波及 32 个国家和地区。

(二)疾病的人群分布

与疾病有关的一些人群特征可成为疾病的危险因素,这些信息包括:年龄、性别、职业、种族和民族及婚姻与家庭等。

1. 年龄 作为一个混杂因素,在大多数疾病中因年龄出现的频率差异要比其他变量为大。一般来说,慢性病有随年龄增长发病率随之增加的趋势。相反,对急性传染病来说,随年龄的增加发病率有减少的趋势。年龄不仅与传染病发病频率有关,而且与疾病的严重性也有关。研究疾病年龄分布的目的:①有助于深入探索致病因素,为

笔记栏

疾病的年龄分布和时间分布包括哪些内容?

病因研究提供线索;②可帮助提供重点保护对象及发现高危人群,为今后有针对性地开展防治工作提供依据;③有助于观察人群免疫状况的变化、确定预防接种对象和进行预防接种措施的实施,以保证预防接种的效果。

2. 性别 描述疾病在不同性别人群的分布规律,一般是指比较男女间的发病率和死亡率。有时也可用性别比来表示,但最好按不同年龄组直接进行比较,因为不同年龄组其男女的比例不尽相同。若人群中男女人口数没有明显差别,也可用男女的比例数做比较。

疾病分布所表现出的性别差异主要取决于以下因素:①男女两性暴露或接触致病因素的机会不同,如森林脑炎、血吸虫病、钩端螺旋体病等一般表现为男性发病多于女性。②遗传、生理解剖及内分泌等因素不同,如乳腺癌、地方性甲状腺肿、胆囊炎等,均以女性发病为主,而肺癌、肝癌、食管癌、胃癌等表现为男性发病多于女性。

3. 职业 从事不同职业的人群,其疾病的分布可能有所不同。在研究职业与疾病的关系时,首先应考虑职业接触机会的多少和劳动条件的好坏;其次考虑不同职业人群所处的社会经济地位;还应考虑不同职业的劳动强度和精神紧张度等,因为以上因素均能从不同程度上影响疾病的职业分布。如煤矿工人易患硅沉着病,硒矿及炼焦工人易患肺癌,蓄电池厂工人易患铅中毒,脑力劳动者易患高血压和冠心病等。

4. 种族和民族 许多疾病的分布常常会表现出种族和民族上的差异,其主要原因是不同种族、民族间的遗传、地理环境、宗教、生活习惯、社会经济、卫生水平及文化素质有所不同。如美国黑人的高血压、脑血管疾病、结核、梅毒的发病率和死亡率高于白人,而白人的动脉硬化病和白血病的死亡率较高。

5. 婚姻与家庭 已有的研究表明,对多数疾病和各种原因的死亡率来说都可以看到已婚者的死亡率最低,单身和丧偶者次之,离婚者最高。对已婚妇女,其婚后的性生活、怀孕、分娩、哺乳等均会对健康产生影响,影响的程度依疾病不同有所差异。如宫颈癌在已婚妇女中常见,性经历开始早,以及性伴多是发病的重要危险因素,乳腺癌在单身妇女中多见,这可能与内分泌的不平衡有关。

(三)疾病的时间分布

1. 短期波动 短期波动是以日、周、月计数的短期观察数据的汇总,含义与暴发相近,区别在于暴发常用于少量人群,而短期波动常用于较大数量的人群。短期波动或暴发系因人群中大多数人在短时间内接触或暴露同一致病因素所致。如食物中毒的暴发,多因大量人群同时食用相同的被污染食物引起,其潜伏期短,发病可在几天或几小时内达高峰。传染病的流行曲线多呈对数正态分布,曲线达高峰的速度与流行期限、传染性、潜伏期长短、人群中易感者的比例及易感人群的密度等因素有关。非传染病如上海市桑毛虫皮炎及自然灾害、人为造成的环境污染等都会引起短期波动或暴发。原因易查,应及时调查研究,采取防治措施。

2. 季节性 疾病每年在一定季节内呈现发病率升高的现象称季节性。①严格的季节性,多见于虫媒传播的传染病。②季节性升高,疾病在一年四季中均可发病,但在不同的月份,疾病发生的频率可表现出较大的差异,如呼吸道传染病一般在冬春季发病率升高,而肠道传染病则在夏秋季发病率升高。有些非传染病也有季节性升高现象,如营养不良性疾病糙皮病常春季高发,脑卒中多发生在冬春季等。

3. 周期性 周期性是指疾病发生频率经过一个相当规律的时间间隔,呈现规律性变动的状况。在无有效疫苗使用之前,大多数呼吸道传染病均可表现出周期性流行的特点。疾病周期性流行的特点主要取决于以下几个方面:① 疾病的传播机制易于实现,只要有足够的易感者便可迅速传播;②由于这类疾病可形成稳固的病后免疫,流行后人群免疫水平持续的时间长短,决定该病流行间隔的时间;③ 新生儿的增加及易感者积累的速度及病原体变异的速度。

4.长期趋势 又称为长期变异,是对疾病动态的连续数年乃至数十年的观察;在这个长时间内观察探讨疾病的临床表现、发病率、死亡率的变化或它们同时发生的变化情况,如有些疾病可表现出有经过几年或几十年的持续发病上升或下降的趋势。这种变化不仅在传染病中可观察到,在非传染病中也同样可观察到。疾病长期变异的原因比较复杂,可能是由于社会生活条件的改变、医疗技术的进步、诊断标准的变化、死亡与发病统计的准确性、自然条件及生产条件的变化、生活习惯的改变及环境污染等因素而导致致病因素和宿主均发生变化的结果。研究疾病长期趋势,有助于探索致病因素和宿主变化的原因,为探讨疾病的病因提供线索,并为有针对性地制定疾病的预防策略和措施提供依据。

(四)疾病的地区分布

各种疾病,包括传染病、非传染性疾病及原因未明的疾病,均具有地区分布的特点。不同地区疾病的分布不同,这与周围的环境条件有关,它反映出致病因子在这些地区作用的差别。

1.疾病的城乡分布 城市与农村由于生活条件、卫生状况、人口密度、交通条件、工业水平、动植物的分布等情况不同,所以疾病的分布也出现差异,这种差异就是由各自的特点所决定的。城市工业较集中,污染严重,慢性病患病率明显升高,如高血压、肺癌及其他肿瘤,城市高于农村。农村由于卫生条件较差,肠道传染病、虫媒传染病及自然疫源性疾病,如疟疾、流行性出血热、钩端螺旋体病等均高于城市。

2.地方性疾病 也称地方病,是指局限于某些特定地区内相对稳定并经常发生的疾病。广义上看,由各种原因所致的具有地区性发病特点的疾病均属地方病。判断地方性疾病的依据:①该地区的各类居民,任何民族其发病率均高;②在其他地区居住的相似的人群中该病的发病频率均低,甚至不发病;③ 迁入该地区的人经过一段时间后,其发病率和当地居民一致;④人群迁出该地区后,发病率下降或患病症状减轻或自愈;⑤除人之外,当地的易感动物也可发生同样的疾病。

判断地方性疾病的依据是什么?

第二节 暴发调查

暴发是指在一个局部地区或集体单位中,短时间内突然出现许多性质相同的病例,在采取有效控制措施后,病例迅速减少。因为暴发的病例发生集中,一般有共同的传染源或共同的传播途径。对于传染病的暴发来讲,大多数患者出现在该病的最长潜伏期内。还有一些未知原因造成了大量患者和众多死亡,其中很多一部分由细菌、病毒的变异引起,或以往寄生于动物身上的病源传播到人类而造成疾病暴发;另有少部分暴发的疾病为非传染性疾病,如"麻痹症""克山病""大骨节病"等。

暴发调查的目的:①从方法学来讲暴发流行病学调查是研究流行过程常用的基本

笔记栏

方法之一;②暴发调查可迅速消灭暴发疫区(消灭疫源地);③暴发,单个疫源地调查,成为地区流行病学分析的基础,为研究流行过程提供了基础资料;④接到报告后迅速赶赴现场,对疾病暴发的全面情况进行调查,提出初步假设;⑤据调查结果采取相应的措施,观察暴发发展情况,进一步验证结论是否正确;⑥总结经验教训,防止类似事件发生。

一所学校出现了食源性疾病的暴发,现派你去现场调查并处理疫情,请问你将从哪些方面开展工作?

疾病暴发通常起初原因不明且发展迅速,欲对其进行有效的控制需要获得及时、真实和足够的信息。全面、深入的暴发调查是整个工作的关键。其一般的调查步骤和方法如下。

(一)核实诊断,证实暴发

疾病暴发的信息最初可能来自基层医疗单位、流行病学监测点、疾病预防控制机构常规和紧急报告;或来源于实验室、药房、兽医站等。卫生工作者接到暴发信息后,必须仔细核查信息的真实性,排除疫情被人为地夸大或缩小。此时可从三方面入手:①尽快从多个渠道收集信息,将不同来源的信息进行比较;②及时向发病单位的卫勤领导、医生或卫生员等详细了解有关情况;③派遣经验丰富的公共卫生医师和临床医师进行快速的现场访问,根据临床特征,结合实验室检查判断暴发信息的确凿性。

如果经确认,暴发信息不真实,应立即向公众澄清事实,以免引起不必要的恐慌。一旦认定暴发属实,接下了就要初步分析暴发的总体形势,分析疾病的性质和严重程度,分析暴发影响的范围、患者人数、受暴发威胁的人数。根据对形势的初步推断,紧急做好暴发控制的准备和组织工作。

(二)准备和组织

虽然时间紧迫,但周密的准备和组织将使现场工作事半功倍,可以从以下几个方面着手组织现场调查。

1.区域的确定和划分　首先明确调查的范围,将调查范围划分成多个区域,并确定重点调查区,每区安排一个合适的调查队。

2.人员的选择　现场调查队需要哪些专家和人员取决于资深卫生工作者对暴发做出的初步假设。调查队成员一般包括:流行病学家、临床医师、微生物学家、环境卫生工作者、行政官员、毒理学家、昆虫学家和护士等。

3.统一领导指令　虽然各调查队分开工作,但整个调查工作是一盘棋。调查时必须成立强有力的领导团体,明确上下级关系,各调查队应在统一的领导下展开工作。

4.物资筹备和后勤供应　调查队必须在最短的时间内获得一切必需物资和持续稳定的后勤供应。所需物资主要有:交通工具、通信工具、冷链系统、救护装备、生活用品、防护设备、消毒器械、标本采集装置、各种药物和充足的现金等。

5.实验室支持　事先通知权威或专业的实验室,求得实验室支持,安排好标本的采集和检测工作。

(三)现场调查

现场调查是暴发调查的核心,主要内容和步骤如下:

1.安全预防　调查者在检查传染性强的患者、尸体解剖和个案调查时,首先应做好充分的安全防护工作,采取适宜的防护措施,但是不必要的防护措施将会减慢调查进程,而且使花费大大增加。若能有针对性地接种疫苗,往往卓有成效。

2.病例发现　在发现病例的过程中,诊断标准十分重要,必须准确,同时又不至于过分严格,否则将会夸大疫情或遗漏病例,病例应分为"确诊""假定"和"疑似"不同等级,"原发"和"二代"不同水平。患者和疑似患者发现后,应积极进行救治和隔离,并保护和密切观察与患者有亲密接触者。

3.采集标本　血清学检测和病原体的分离、鉴定对于探明暴发的原因具有重要意义,病原的查明有助于找到针对性的防治和控制措施。视疾病性质、可选择患者的各种分泌物、血液、体液和组织为标本,标本的抽样应具有代表性,以便于进行有意义的统计学比较。标本获得后必须储存在低温、密闭、吸水性能好的特定工具盒内,装有传染性物质的包裹应用特殊标签注明,标本运输应严格执行法定程序。

4.探索传染源和传播途径　通过深入的卫生学调查,可以逐步探明此次暴发的传染源和传播途径。如鉴明发病时序、计算疾病的潜伏期、检测水源、食物和饮料的污染情况,检测环境卫生状况、分析气候变化,观察传媒动物和宿主动物的种群、密度和带菌率变化,对比各种试验性控制措施的效果,进行动物实验等。在调查的同时,应根据调查结果即时地修订或补充控制措施。

(四)资料整理

在进行现场调查的同时,应及时整理和分析最新收到的临床、现场和实验室资料。通过分析临床资料,可计算疾病症状、体征的出现频率,计算疾病轻重型的比例等;通过分析现场资料,可计算各种罹患率,描述三间分布,绘制发病曲线,找出可疑危险因素;通过实验室资料分析,可确定病原类型,计算人群感染率,计算隐性感染和显性感染所占的比重,评价人群的免疫水平。综合分析调查结果,结合既有的知识和经验,最终常能查明暴发的病原、传染源和传播途径。依据此次暴发的性质和特征,采取综合的防治措施,则能尽快将疫情扑灭。

(五)确认暴发终止

不同类型疾病的暴发,判断方法略有不同:

1.人与人直接传播的疾病　病原携带者全部治愈,度过一个最长潜伏期后,没有新病例发生,就可宣告暴发终止。

2.共同来源的疾病　污染源得到有效控制,病例不再增多,则认为暴发终止。

3.节肢动物传播的疾病　经过昆虫媒介的潜伏期和人类潜伏期总和后,无病例发生,表明暴发终止。

(六)文字总结

调查结束后,总结经验,吸取教训。调查者应尽快将调查过程整理成书面材料,记录好暴发经过、调查步骤和所采取的控制措施及其效果,并分析此次调查的得失。

暴发调查应注意的问题:暴发调查的自始至终必须同步进行暴发控制,暴发控制才是现场行动的真正目的;暴发调查既应运用法律武器,获得法律支持,又应接受法律的制约和限制。法律赋予了流行病工作者调查疾病暴发的权利和公众合作的义务,另外,我国对重大疾病和传染病疫情的公布有严格规定,不得随意提供给媒体;暴发调查应讲究工作方法,争取各个部门的协作,获得群众的支持,消除有关人员的顾虑,稳定公众的情绪,方能保证调查工作顺利进行;在暴发调查进行过程中,还应不断向上级卫生行政和业务部门汇报疫情;不时地解答群众的疑虑,消除群众的误解。

笔记栏

第三节　现况调查

现况调查是流行病学研究方法中的一种基础性研究方法。它是按照事先设计的要求在某一人群中应用普查和抽样调查的方法收集特定时间内疾病的描述性资料，以描述疾病的分布及观察某些因素与疾病之间的关联。亦可称为横断面调查（cross-sectional study）或患病率调查（prevalence study）。它所收集的资料既不是过去暴露史，也不是常规报告资料或随访的调查资料，而是调查当时所获得的疾病、健康和其他有关的资料，故称它为现况调查。

一、现况调查的目的

1. 描述疾病或健康状况的分布情况　即在特定时间内对某一地区人群进行调查，得到某种疾病在地区、时间和人群中的分布，从而发现高危人群，为疾病的防治提供依据。

2. 发现病因线索　描述某些因素或特征与疾病或健康状况的联系以建立病因假设，供分析流行病学研究。例如，在对冠心病的现况调查中发现冠心病患者中有高血压、高血脂、肥胖等因素的比例明显高于非冠心患者群，从而提出冠心病的某些病因假设。

3. 评价疾病的防治效果　如定期在某一人群中进行横断面研究，收集有关暴露与疾病的资料，通过这种类似前瞻性研究的研究结果，可评价某些疾病防治措施的效果。

4. 为疾病监测或其他类型流行病学研究提供基础　在某一特定人群中长期进行疾病监测，可对所监测疾病的分布规律和长期变化趋势有深刻的认识和了解。现况调查还可用于衡量一个国家或地区的卫生水平和健康状况。

二、现况调查的种类

（一）普查

1. 概念　普查（census）是指为了解某病的患病率或健康状况，于特定时间内对特定范围内的人群中每一成员所做的调查或检查。特定的时间应该较短，甚至指某时点，一般1~2 d或1~2周，最长不宜超过2~3个月，特定范围可指某一地区或某种特征的人群。

2. 目的　可因不同的研究工作而异。①为了早期发现、早期诊断和早期治疗患者，如妇女宫颈癌的普查；②为了解疾病和健康状况的分布而进行的普查，如对儿童发育、营养状况调查。

3. 开展普查时必备的条件　①有足够的人力、物资和设备用于发现病例和及时治疗；②所普查的疾病患病率较高；③疾病的检验方法操作技术不很复杂，试验的敏感性和特异性均较高。

4. 优缺点　优点：①由于是调查某一人群的所有成员，所以在确定调查对象上比较简单；②所获得的资料全面，可以知道全部调查对象的相关情况，准确性高；③普查所获得的数据对疾病的流行因素研究能有一定的启示。缺点：①普查对象多,调查期限短暂,漏查难免;②由于工作量大可能导致调查的精确度下降,调查质量不易控制;③对患病率低,诊断技术复杂的病不宜开展普查。

（二）抽样调查

抽样调查研究中,常用的抽样方法有几种?

1. 概念　抽样调查(sampling survey)是指从全体被研究对象中,按照一定的方法抽取一部分对象作为代表进行调查分析,根据抽取样本所调查出的结果可以估计出该人群某病的患病率,或某些特征的情况。这种调查方法为抽样调查。

2. 基本原理　遵循随机化原则,且样本必须足够大,这样才能获得有代表性样本,通过样本信息推断总体。

3. 抽样方法

（1）单纯随机抽样(simple random sampling)　也称简单随机抽样。从总体 N 个对象中,利用抽签或其他随机方法(如随机数字)抽取 n 个,构成一个样本。它的重要原则是总体中每个对象被抽到的概率相等(均为 n/N)。在实际工作中,单纯随机抽样往往由于总体数量大,编号、抽样麻烦及抽到个体分散而导致资料收集困难等原因实际应用的不多,但它是其他各种抽样方法的基础。

（2）系统抽样(syetematic sampling)　又称机械抽样,是按照一定顺序,机械地每隔若干单位抽取一个单位的抽样方法。方法:设总体单位数为 N,需要调查的样本数为 n,则抽样比为 n/N,抽样间隔为 $K=N/n$。将每 K 个单位为一组,然后用单纯随机方法在第一组中确定一个起始号,从起始点开始,每隔 K 个单位抽取一个作为研究对象。

（3）分层抽样(stratified sampling)　即先将总体按若干标志或特征(如性别、年龄、居住条件、文化水平等)分成若干层,然后在每层中抽取调查单位,再合成为总体的一个样本,这种方法称分层随机抽样。具体抽样方法可用简单随机抽样法或系统抽样法。由于各层次之间的差异已被排除,其抽样误差较其他抽样为小,代表性亦较好。例如按年龄分层,没有考虑各层男女比例的差异很大,如果差异很大,就不能算好的分层。层间差异大,层内差异小,最适合分层抽样。

（4）整群抽样(cluster sampling)　将总体分成若干群组,抽取其中部分群组作为观察单位组成样本的抽样方法。若被抽到的群组中的全部个体均作为调查对象,称为单纯整群抽样(simple cluster sampling)。整群抽样要求群间变异越小越好,否则抽样误差较大,不能提供总体的可靠信息。优点是便于组织,节约人力、物力,多用于大规模调查。缺点是抽样误差较大,分析工作量也较大。

（5）两级或多级抽样(two-stage or multistage sampling)　又称多阶段抽样。在大型流行病学调查中,常结合使用几种抽样方法。先从总体中抽取范围较大的单元,称为一级抽样单位(如省、市),再从每个抽得的一级单元中抽取范围较小的二级单元(如区、县),依次类推,最后抽取其中范围更小的单元作为调查单位。优点:可以充分利用各种抽样方法的优势,克服各自的不足,并能节省人力、物力。缺点:在抽样之前要掌握各级调查单位的人口资料及特征。

4. 样本大小的确定　样本量要合适,估计样本大小时应根据以下几点:

（1）考虑总体与个体之间的差异程度,如果研究单位之间的变异较大,则样本要大些;反之,样本可以小些。

(2)如果对调查结果精确性的要求高,即容许误差小,则样本要大些。

(3)预计所调查疾病的现患率或阳性率高,则样本可以小些。一般地,在做某病的现患率调查时,其样本量可用下式估计:

$$n = \frac{z_\alpha^2 \times pq}{d^2}$$ 式(8-11)

式中 n 为样本量; z_α 为显著性检验的统计量,$\alpha = 0.05$ 时,$z_\alpha = 1.96$,$\alpha = 0.01$ 时 $z_\alpha = 2.58$;p 为预期的现患率;$q = 1 - p$;d 为容许误差,即样本率与总体均数率之差,是调查设计者根据实际情况决定的。

5.抽样调查的优缺点   优点:①节省人力、物力和时间;②以样本推断总体的误差可以事先估计并加以控制;③调查的精确度高。缺点:①它毕竟是一种非全面的调查方法,只能提供说明整个总体情况的统计资料;②抽样调查的设计、实施与资料分析比较复杂,存在抽样误差和偏倚,不适用于变异过大的资料;③不适用于患病率过低的疾病。

三、现况调查的实施步骤

由于现况调查的规模一般都较大,涉及的工作人员和调查对象也很多,遇到的问题可能是复杂多样的,因此,现况调查的实施要遵循科学的研究程序,对调查中的每个环节都要进行周密的设计和推敲,只有遵循科学研究共同的规范、程序,调查结果才能经得起检验。

1.确定研究目的   这是现况调查的第一步,开展现况调查必须首先明确本次研究的目的是为了描述疾病的三间分布,还是要寻找疾病危险因素的线索;是建立有关正常生理生化指标的参考值,还是进行疾病的三早预防;或者是为了评价疾病防治措施效果。研究目的是整个现况调查的出发点,它对现况调查的各个步骤有决定性影响。

2.确定研究对象   选择研究对象同样是顺利开展现况调查的关键环节,应根据研究目的对调查对象的人群分布特征、地域范围及时间点有一个明确的规定,并结合实际情况明确在目标人群开展调查的可行性。如果为了研究某些相关因素与疾病的关联,则要选择暴露人群或职业人群;如果是为了评价疾病防治措施效果,则要选择已实施了该预防或治疗措施的人群。

3.确定研究类型和方法   研究类型的确定也要以研究目的为依据。如目的是为了"三早",则可以选择其高危人群进行普查;若为了了解某病的患病率,则可以采用抽样调查。另外,在人群中进行现况调查时,可能会涉及一些需要经过一定设备进行测量的变量,需要做相应的实验室检查,应注意尽量采用简单易行的技术和灵敏度、特异度高的检验方法,这一点在患病率低的疾病现况调查中尤为重要,如果特异度过低,则会出现大量假阳性者。

4.资料的收集   在现况调查中,收集资料的方法一经确定,就不要变更,在整个科研过程中必须先后一致,以避免研究资料的不同质性。资料收集过程中要注意,暴露(特征)的定义和疾病的标准均要明确和统一。所有参与检验或检测的人员及调查员都必须经过培训,以统一调查和检测标准,避免测量偏倚的产生。

5.资料的整理与分析

(1)资料的整理   现况调查结束后首先对原始资料逐项进行检查与核对,以提高

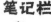

原始资料的准确性和完整性,填补缺项、漏项,对重复的予以删除,对错误的予以纠正;对疾病或某种健康状态按已明确规定好的标准进行归类、核实等,以免影响调查质量。接下来按照卫生统计有关技术规定及流行病学需要来整理资料,如组的划分、整理表的拟定,以便进一步分析计算。

(2)资料分析 ①描述分布:将疾病的现况调查资料按不同的人口学特征和时间、地区、某种生活习惯等加以整理,并计算疾病的患病率、感染率、病原携带率、某因素的流行率等,以观察疾病在不同人群、时间、地区上的分布特征。②相关分析:是描述一个变量随另一个变量的变化而发生线性变化的关系,相关分析适用于双变量正态分布的资料或等级资料,如年龄与血压之间的相关分析。③单因素对比分析:对于二分类变量(是否患高血压、是否吸烟)的资料,可以分析对比患病组与未患病组之间某因素阳性率的差异(如高血压组与非高血压组的吸烟率差异),分析两者是否存在关联。也可以反过来比较有无某因素组的患病率差异(如吸烟组与非吸烟组高血压的患病率差异)。④多因素分析:在单因素分析的基础上,可进一步用多因素分析(多元线性回归、Logistic 回归等)方法进行分析,例如可以用 Logistic 回归分析高血压与体重、吸烟、性别、年龄、血脂等因素的关系。

6. 现况调查的质量控制 为了保证现况调查的质量,必须在调查实施过程中进行质量控制,主要控制措施有:样本选取尽量做到随机化;应答率一般应高于 80% ~ 90%;进行预调查;统一培训调查员;调查或检查方法标准化且前后一致;控制偏倚;调查后复检(一般复检 10%)等。

7. 常见的偏倚及其控制 影响现况调查资料准确性的有抽样误差和系统误差。抽样误差是不可避免的,但可以测量其误差大小和评价,且可以通过样本大小和抽样设计来适当控制,而系统误差使调查结果产生偏倚,是人为造成的错误,一旦认识到即可以通过相应的方法防止产生。现况调查中存在的偏倚及其控制方法如下:

(1)选择偏倚(election bias) 选择偏倚是由于不正确地选择了研究对象组成研究组,使从研究开始的时候,研究组与其所代表的人群就存在除研究因素以外的其他因素分布不均衡性,即选择出的研究对象或样本人群与其代表的总体间的某些特征具有系统的差别,因而导致研究结果与真实情况之间产生差异。在各种流行病学研究中都可能产生选择偏倚,应用随机化的方法选择研究对象和严格的诊断标准等措施可以有效地防止选择偏倚。根据选择偏倚产生的原因,介绍无应答偏倚和志愿者偏倚。

1)无应答偏倚 由于各种原因对访问调查或通信调查未提供答案者称为无应答者,他们常不同于一般调查对象。如果无应答者比例很高,例如在抽样调查中达到30%,其调查结果就可能偏离真实情况,因而产生偏倚,称为无应答偏倚。产生此偏倚的原因一是被调查者对调查的意义不清楚,有的认为自己健康状况良好,或有的患其他慢性病或高龄不愿外人打扰,因而拒绝调查或检查,甚至有意躲避。故应在调查前及调查实施过程中做好宣教工作和组织工作,从关心被调查者的健康出发,耐心地做好解释工作。二是调查方法或调查内容不适当,不能得到调查对象的密切配合。因此应结合调查工作的需要,改进调查工作方法。在拟定调查内容、制定调查表时,对调查内容必须认真考虑。

2)志愿者偏倚 来自特殊群体的志愿者,其心理因素和躯体状况与非志愿者有区别,且对研究的依从性可能优于一般人群,以该类人群的样本作为研究对象所获得的资料会明显不同于非志愿者,由此影响了研究结果的真实性,称为志愿者偏倚。防止的方法是随机选择研究对象。

(2)信息偏倚(information bias)　在资料收集阶段,由于观察和测量方法上有缺陷,使各比较组所获得的信息产生系统误差,即为信息偏倚。产生信息偏倚的原因主要是诊断或判断结果的标准不明确、既往资料不准确或遗漏、对各比较组采用了不一致的观察或测量方法,以致获得的错误信息影响了研究结果的真实性。认真培训调查员、尽量使用客观指标、广泛地收集各种信息等措施可以控制信息偏倚。根据信息偏倚产生的原因,通常分为回忆偏倚、观察者偏倚和测量偏倚。

1)回忆偏倚　询问调查对象有关个人疾病史、个人生活习惯、特征或暴露时,由于种种原因回答不准确而引起的偏倚称为回忆偏倚。当询问患者某种暴露史,患者因受疾病的折磨而对暴露史记忆犹新,而健康的调查对象常不介意过去的暴露史而将其遗忘,因而调查中应尽量询问近期的情况。

2)观察者偏倚　在实际工作中,由于不同观察者观察同一名调查对象的调查或检查结果存在差异所造成的错误,例如血压测量、细胞计数等。或是同一名观察者对不同调查对象前后两次调查或检查结果不同所造成的错误。防止观察者偏倚产生的方法包括对疾病诊断和阳性结果应有明确的标准;对调查和检测的人员经过统一的培训;提高调查工作人员的水平和责任心。

3)测量偏倚　由于测量器械或仪器本身不准确,检验方法不准确,试剂不符合规格,或试验条件不稳定等都可引起测量误差。防止测量偏倚产生的方法包括选用不宜产生偏差的仪器、设备;仪器使用前要进行校正;试验、检验方法应有详细的规定并要求严格遵循;诊断标准、排除标准、纳入标准必须统一。

第四节　疾病筛检

筛检(screening)是运用快速、简便的试验、检查或其他方法,将健康人群中那些可能有病或缺陷,但表面健康的人,同那些可能无病者鉴别开来。它是从健康人群中早期发现可疑患者的一种措施,不是对疾病做出诊断。筛检试验将受检人群分为两部分。视结果阴性者为健康,结果阳性者为可疑患者,并建议做进一步的诊断和治疗,可达到对疾病早期发现、早期诊断、早期治疗的目的(二级预防)。也可用于发现人群中某些疾病的高危个体,并从病因学的角度采取措施,以减少疾病的发生,达到一级预防目的。筛检试验(screening test)就是用于识别健康人群中未被发现的某病患者或可疑患者,或者是高危个体的特殊方法。筛检试验应具备简单、廉价、快速、安全、易于被群众接受及良好的可靠性与精确性。

一、筛检的目的

1.在外表健康的人群中发现某病的可疑患者,并进一步进行确诊,达到早期治疗的目的。以此延缓疾病的发展,改善预后,降低死亡率。

2.确定高危人群,并从病因学的角度采取措施,预防或延缓疾病的发生,实现一级预防。

3. 了解疾病的自然史,开展疾病流行病学监测。

二、筛检试验的评价

(一)评价方法

筛检试验的评价是指将待评筛检试验与诊断目标疾病的标准方法即"金标准"进行同步盲法比较,判定该方法对疾病"诊断"的真实性和价值。具体过程为:先确定适宜的"金标准",接着用它筛选适量的目标疾病患者(病例组)和非患者(对照组),然后用待评价筛检试验再对他们检测一次,最后将所获结果与"金标准"诊断结果进行比较,并用一系列指标来评价筛检试验对某病的诊断价值。为了减少偏倚,整个过程应遵循盲法原则。

1. 确定"金标准" 所谓"金标准"是指当前临床医学界公认的诊断疾病的最可靠方法。使用金标准的目的就是准确区分受试对象是否为某病患者。常用的金标准有活检、手术探查、尸体解剖、特殊的影像学诊断及长期随访的结果等。

2. 选择受试对象 受试对象应能代表筛检试验可能应用的目标人群。为使病例组有代表性,病例组应该考虑各型患者,如典型和不典型的、病情严重程度不同的(轻、中、重)、不同病程阶段的(早、中、晚)及有无治疗史和有无并发症的病例。对照组最好选择需要与研究疾病鉴别的其他患者,即所选择的对照组与病例组具有许多相似的条件,而应慎用志愿者和其他健康人群。选择对照组尤其要重视年龄、性别及某些重要的生理状态等方面与疾病组具有可比性。

3. 估算样本量 与研究样本量有关的因素:待评价筛检试验的灵敏度,待评价筛检试验的特异度,显著性检验水平α,容许误差δ。当灵敏度和特异度均接近50%时,可用公式计算:

$$n = (z_{\alpha}/\delta)^2(1-p)p \qquad \qquad 式(8-12)$$

式中n为所需样本量;z_{α}为正态分布中累计概率等于$\alpha/2$时的z值,如$z_{0.05}=1.96$或$z_{0.01}=2.58$。δ为容许误差,一般定在0.05或0.01;p为待评价筛检方法的灵敏度或特异度,通常用灵敏度估计病例组所需样本量,特异度估计对照组所需样本量。

当待评价筛检试验的灵敏度或特异度小于20%或大于80%,样本率的分布呈偏态,需要对率进行平方根反正旋转换,并用如下公式计算样本量:

$$n = \left[57.3z_a/\sin^{-1}(\delta/\sqrt{p(1-p)})\right]^2 \qquad \qquad 式(8-13)$$

例如,待评价的筛检试验的灵敏度为90%,特异度为85%,试计算病例组和对照组所需样本量。

设$\alpha=0.05$,$\delta=0.05$,则:

$$n_1 = \left[57.3 \times 1.96/\sin^{-1}(0.05/\sqrt{0.90(1-0.90)})\right]^2 \approx 137$$

$$n_2 = \left[57.3 \times 1.96/\sin^{-1}(0.05/\sqrt{0.85(1-0.85)})\right]^2 \approx 195$$

因此,评价该筛检试验,病例组样本量为137例,对照组样本量为195例。

4. 整理评价结果 经"金标准"确诊的患者,可能被筛检试验判为有病或无病,分别称为真阳性(A)和假阴性(C);而"金标准"确诊的非患者,也可能被筛检试验确认为有病或无病,分别称为假阳性(B)和真阴性(D)。整理成四格表如下(表8-1)。

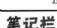

表 8-1　筛检试验或诊断试验的评价

筛检试验	金标准		合计
	患者	非患者	
阳性	真阳性(A)	假阳性(B)	R_1
阴性	假阴性(C)	真阴性(D)	R_2
合计	C_1	C_2	N

评价筛检试验的真实性与可靠性的指标有哪些?

(二)筛检试验评价的指标

1.真实性(validity)　亦称有效性,指测量值与实际值相符合的程度。用于评价筛检试验真实性的指标包括灵敏度与假阴性率、特异度与假阳性率、正确指数、似然比。

(1)灵敏度与假阴性率　灵敏度(sensitivity),又称真阳性率,是指实际有病而按该筛检试验的标准被正确地判为有病的百分比。它反映筛检试验发现患者的能力。理想的试验应为 100%。

$$灵敏度 = \frac{A}{A+C} \times 100\% \qquad 式(8-14)$$

假阴性率,又称漏诊率或第Ⅱ类错误。指实际有病,但根据筛检试验被确定为无病的百分比。它反映的是筛检试验漏诊患者的情况。理想的试验应为 0。

$$灵敏度 = \frac{C}{A+C} \times 100\% \qquad 式(8-15)$$

灵敏度与假阴性率之间为互补关系,用公式表达为:灵敏度 = 1 - 假阴性率。即灵敏度越高,假阴性率越低,反之亦然。

(2)特异度与假阳性率　特异度(specificity),又称真阴性率,是指实际无病按该筛检试验标准被正确地判为无病的百分比。它反映筛检试验确定非患者的能力。理想的试验应为 100%。

$$特异度 = \frac{D}{B+D} \times 100\% \qquad 式(8-16)$$

假阳性率,又称误诊率或第Ⅰ类错误。是指实际无病,但根据筛检试验被判为有病的百分比。理想的试验应为 0。

$$特异度 = \frac{B}{B+D} \times 100\% \qquad 式(8-17)$$

特异度与假阳性率之间为互补关系,用公式表达为:特异度 = 1 - 假阳性率。即特异度越高,假阳性率越低,反之亦然。

(3)约登指数(Youden's index)　也称正确指数,是指灵敏度和特异度之和减去 1,是综合评价真实性的指标。指数范围介于 0 ~ 1 之间。指数越大,其真实性越高。

$$正确指数 = (灵敏度+特异度)-1 = 1-(假阴性率+假阳性率) \qquad 式(8-18)$$

(4)似然比(likelihood ratio,LR)　即患者中出现某种试验结果的概率与非患者中出现相应结果的概率之比,说明患者出现该结果的机会是非患者的多少倍。因检验结果有阳性与阴性之分,似然比可相应地分为阳性似然比(positive likelihood ratio,+LR)和阴性似然比(negative likelihood ratio,−LR)。阳性似然比是指筛检结果的真阳性率与假阳性率之比,说明患者中某种试验出现阳性结果的机会是非患者的多少倍。比值越大说明患病的概率越大,试验结果的诊断价值越高,其计算公式是:

$$+LR = \frac{真阳性率}{假阳性率} = \frac{灵敏度}{1-特异度} \qquad 式(8-19)$$

阴性似然比是筛检结果的假阴性率与真阴性率之比。说明患者中某种试验出现阴性结果的机会是非患者的多少倍。其比值越小,试验结果的诊断价值越高,其计算公式是:

$$-LR = \frac{假阴性率}{真阴性率} = \frac{1-灵敏度}{特异度} \qquad 式(8-20)$$

如同灵敏度和特异度一样,似然比是一个相对稳定的综合性评价指标,它不受患病率的影响,在选择筛检试验时应选择阳性似然比高的方法。

2.可靠性(reliability)   也称信度、精确度(precision)或重复性(repeatability),是指在相同条件下试验对相同人群重复试验获得相同结果的稳定程度。可靠性高,说明试验结果受随机误差的影响不大。

(1)变异系数(coefficient of variance,CV)   当某试验是做定量测定时,可用变异系数来表示可靠性。即所测平均数的标准差与测定的均数之比,比值越小,可靠性越好。

$$变异系数(CV)= 标准差/算术均数×100\% \qquad 式(8-21)$$

(2)符合率(agreement rate)   又称一致率,当某试验是做定性测定时,同一批研究对象两次诊断结果均为阳性与均为阴性的人数之和占所有进行试验人数的比率。符合率可用于比较两个医师诊断同一组患者,或同一医师两次诊断同一组患者的结果。同时符合率还可进行调整,即计算调整一致率。

$$符合率 = \frac{A+D}{A+B+C+D} × 100\% \qquad 式(8-22)$$

$$调整一致率 = \frac{1}{4}\left(\frac{A}{A+B} + \frac{A}{A+C} + \frac{D}{C+D} + \frac{D}{B+D} \right) × 100\% \qquad 式(8-23)$$

(3)影响可靠性的因素   在实际工作中,影响筛检试验可靠性的因素有以下几种:

1)实验条件的影响   包括试验的环境条件,如温度、湿度等;试剂与药品的质量及配制方法;仪器是否校准等。

2)观察变异   可来自测量员之间,也可来自测量员本身。不同观察者同时测量一批检测标本时,常因测量员间检测技术或能力的不一致而导致测量结果的不同。同一观察者在不同时间、条件下重复检查同一样本时也会造成测量结果的不一致。

3)受试对象生物学变异   生物个体的各种生理、生化或免疫学测量值均随测量的时间、条件等变化而不断变化。如测量血压时,常遇到受试者生理或精神状态的影响;血糖值在饭前、饭后不同时间有明显差异。

3.预测值   是指应用筛检的结果来估计受检者患病和不患病可能性的大小的指标。根据筛检的阳性与阴性结果分别称为阳性预测值和阴性预测值。阳性预测值(positive predictive value,PPV)是指筛检试验阳性结果中真正患病的比例;阴性预测值

（negative predictive value，NPV）是指筛检试验阴性结果中真正未患病的比例。计算公式如下：

$$阳性预测值 = \frac{A}{A+B} \times 100\% \qquad 式（8-24）$$

$$阴性预测值 = \frac{D}{C+D} \times 100\% \qquad 式（8-25）$$

一般来说，患病率相同时，筛检试验的灵敏度愈高，则阴性预测值愈好，临床医师更有把握判断阴性结果为非患者；反之，特异度愈高，则阳性预测值愈好，临床医师越有理由判断阳性结果为患者。阳性预测值和阴性预测值不仅与灵敏度、特异度有关，还受患病率（P）高低的影响。阳性预测值与阴性预测值与患病率、灵敏度及特异度的关系可以用以下公式表示：

$$阳性预测值 = \frac{灵敏度 \times 患病率}{灵敏度 \times 患病率 + （1-患病率）（1-特异度）} \times 100\%$$
$$式（8-26）$$

$$阴性预测值 = \frac{特异度 \times （1-患病率）}{特异度 \times （1-患病率）+（1-灵敏度度）\times 患病率} \times 100\%$$
$$式（8-27）$$

也就是说，当一项筛检试验的灵敏度、特异度确定后，阳性预测值与患病率成正比，阴性预测值与患病率成反比。

4.筛检试验阳性结果截断值的确定　对筛检试验测得的观察值的正常与异常要有个明确的界定，即划分该试验阳性与阴性的标准。或者是说需确定某项指标的正常值，用以区分某人可能"已患"或"未患"某病。如何确定筛检试验阳性结果的截断值或临界点，与筛检试验测得患者与非患者的观察值的分布有关。如图8-1所示，A为患者的最低值，B为非患者的最高值，在AB之间既有患者又有非患者，形成一个重叠区。如果把患者与非患者的分界点定在A，固然不会漏掉患者，但将会把一部分非患者划入患者组中，出现假阳性，如果将分界点定在B，虽没有将非患者误算为患者，但又可能漏掉相当一部分患者，出现假阴性；将分界点定在AB之间的某个数值，则既有一小部分患者被算作非患者（漏诊），又有一小部分非患者被算作患者（误诊）。

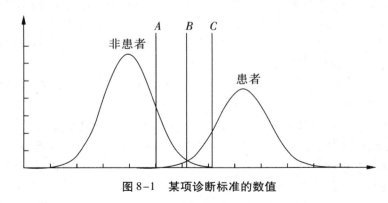

图8-1　某项诊断标准的数值

至于筛检试验阳性结果的临界点选择在何处，则根据具体情况而定，以下几点可供参考：

（1）如疾病的预后差，漏掉患者可能带来严重后果，且目前又有可靠的治疗方法，则临界点向左移，以提高灵敏度，尽可能多地发现可疑患者，但会使假阳性增多。

（2）如疾病的预后不严重，且现有的诊疗方法不理想，临界点可右移，以降低灵敏度，提高特异度，尽可能将非患者鉴别出来，但增加假阴性。

（3）当假阳性和假阴性的重要性相等时，可将临界点定在非患者的分布曲线和患者的分布曲线的交界处。

5. 提高筛检试验效率的方法

（1）收益（yield） 也称收获量，系指经筛检后能使多少原来未发现的患者得到诊断和治疗。为了提高筛检收益，使筛检尽可能多地从人群中发现无症状患者，在实施筛检时，可采用多项筛检试验检查同一对象，以提升筛检的灵敏度或特异度，来增加筛检的收益，这种方式称为联合试验。根据联合的形式，分为串联（系列）试验与并联（平行）试验。当多个试验系列使用时，前一个试验结果阳性才进行下一个试验，一旦出现阴性结果判定为系列试验阴性，只有全部筛检试验结果均为阳性者才定为阳性。该法可以提高特异度，但使灵敏度降低，漏诊率增加。当多个试验平行使用时，任何一项筛检试验结果为阳性则判定为平行试验阳性，只有全部试验结果为阴性才判断为平行试验阴性。该法可以提高灵敏度，却降低特异度，假阳性率升高，容易造成误诊。现以尿糖试验和血糖试验在人群中筛检糖尿病的资料（表8-2）为例，说明联合试验对试验真实性的影响。

表8-2 尿糖和餐后血糖试验筛检糖尿病的结果

尿糖	血糖	糖尿病患者	非糖尿病患者
+	−	14	10
−	+	33	11
+	+	117	21
−	−	35	7599
合计		199	7641

血糖试验：

灵敏度 $= \dfrac{33 + 117}{199} \times 100\% = 75.38\%$

特异度 $= \dfrac{10 + 7599}{7641} \times 100\% = 99.58\%$

尿糖试验：

灵敏度 $= \dfrac{14 + 117}{199} \times 100\% = 65.83\%$

特异度 $= \dfrac{11 + 7599}{7641} \times 100\% = 99.59\%$

串联试验：

灵敏度 $= \dfrac{117}{199} \times 100\% = 58.79\%$

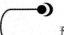

$$特异度 = \frac{10 + 11 + 7599}{7641} \times 100\% = 99.73\%$$

并联试验：

$$灵敏度 = \frac{14 + 33 + 117}{199} \times 100\% = 82.41\%$$

$$特异度 = \frac{7599}{7641} \times 100\% = 99.45\%$$

（2）选择患病率高的人群　当试验方法确定后，试验的灵敏度和特异度就已经确定。此时选择患病率高的人群筛检，是提高效率的有效手段。选择患病率高的人群，一方面可使新发现的病例数增加；另一方面可使阳性预测值升高，试验成本下降，其结果使试验的效率提高。临床上通过询问病史、筛查高危人群、职业人群和特殊暴露人群，实行逐级转诊制度，建立专科门诊及专科医院等，其结果都可提高就诊群体的疾病阳性率，因而提高了试验效率。

问题分析与能力提升

一、选择题

1. 拟了解儿童急性呼吸道感染情况，应选用以下哪一个测量指标　（　）
   A. 发病率　　　　　　　　　　　B. 罹患率
   C. 患病率　　　　　　　　　　　D. 期间患病率

2. 某病在某地区显著超过该病历年散发发病率水平时，称　（　）
   A. 散发　　　　　　　　　　　　B. 暴发
   C. 流行　　　　　　　　　　　　D. 大流行

3. 疾病分布是指　（　）
   A. 民族分布、性别分布、职业分布　B. 时间分布、地区分布、人群分布
   C. 城乡分布、年龄分布、民族分布　D. 民族分布、年龄分布、职业分布

4. 在抽样调查中，下列哪种抽样方法的抽样误差最大　（　）
   A. 单纯随机抽样　　　　　　　　B. 系统抽样
   C. 分层抽样　　　　　　　　　　D. 整群抽样

5. 某乡5 000户约2万人，欲抽其1/5人口进行某病调查，随机抽取1户开始后，每隔5户抽取1户，抽到的户其每个成员均进行调查，这种抽样方法为　（　）
   A. 分层抽样　　　　　　　　　　B. 系统抽样
   C. 整群抽样　　　　　　　　　　D. 简单抽样

6. 对病因不明的疾病，描述性研究的主要任务是　（　）
   A. 因果推断　　　　　　　　　　B. 寻找病因线索，提出病因假设
   C. 验证病因　　　　　　　　　　D. 确定病因

7. 根据现况调查资料可计算出　（　）
   A. 发病率　　　　　　　　　　　B. 患病率
   C. 死亡率　　　　　　　　　　　D. 病死率

8. 一项乳腺癌筛检试验，活检证实患有乳腺癌的1 000名妇女和未患乳腺癌的1 000名妇女，检查结果患乳腺癌组织有900名得出阳性结果，未患乳腺癌组中有100名阳性，该试验的灵敏度是　（　）
   A. 90%　　　　　　　　　　　　B. 10%

C.25%   D.30%

9.某一特定的筛检试验,当用于患病率较高的人群时,下列叙述哪项是正确的   (   )

   A.阳性预测值升高、阴性预测值升高   B.阳性预测值升高、阴性预测值降低

   C.阳性预测值降低、阴性预测值升高   D.阳性预测值降低、阴性预测值降低

10.假定某一筛选计划检查了 1 000 人,又假定某病的流行率为 4%,该筛选试验的灵敏度为
   90%,特异度为 80%,则筛选出来的阳性人数是   (   )

   A.228 人   B.392 人

   C.772 人   D.192 人

二、问答题

1.发病率与患病率间有何关系?又有何不同?各自的用途是什么?

2.如何判断某一种疾病是否属于地方疾病?

3.现况研究的主要用途是什么?

4.简述普查和抽样调查的优缺点。

5.何谓筛检试验?筛检试验的目的是什么?

6.提高筛检试验效率的方法有哪些?

(新乡医学院 李宏彬)

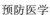

第九章

分析性研究

学习目标

1. 掌握病例对照研究及队列研究的基本原理,整理和分析资料的基本方法,以及常用指标的计算方法和意义。

2. 熟悉病例对照研究及队列研究的一般实施步骤。

3. 了解病例对照研究的衍生类型,病例对照研究及队列研究的常见偏倚。

分析流行病学(analysis epidemiology)又称分析性研究,是基于比较分析的设计理念,对描述性研究提出的病因假设进行检验或者验证,推断某些可疑病因因素与所关注的结局事件之间有无关联及关联强度大小的一类观察性研究方法,是流行病学病因学研究中最基本、最重要的研究类型之一。分析流行病学包括病例对照研究和队列研究。

第一节 病例对照研究

病例对照研究(case control study)是在疾病发生之后追溯可疑病因的一种回顾性研究方法,又称作回顾性研究(retrospective study)。最经典的病例对照研究案例是英国流行病学家 Doll 和 Hill 发现吸烟与肺癌的关系,他们的结论已被后来其他研究所证实。近年来,在经典病例对照研究方法的基础上出现了多种衍生类型,丰富和发展了该研究方法,也拓展了其应用范围。

一、概述

(一)概念

病例对照研究(case control study)是按疾病状态将研究对象分为患有某病的病例组与未患该病的对照组,调查两组对象过去某种可疑因素的暴露情况,并分析这些因素是否与该病发生存在关联的一种观察性研究方法。

病例对照研究中经常涉及暴露这个概念,暴露(exposure)是指研究对象接触过某种待研究的物质(如服用药物),具备某种待研究的特征(如年龄、性别、基因等)或行为(如吸烟)。

(二)基本原理

病例对照研究是根据对比的思维设计的,它应用了逻辑推理方法中的求异法原理,通过比较不同场合中有关因素的分布差异来判断因果关系。病例对照研究的具体原理是以确诊的患有某特定疾病的患者作为病例,以不患有该病但具有可比性的个体作为对照,通过询问、实验室检查或复查病史,收集既往各种可能的危险因素的暴露史,测量并比较病例组与对照组中各因素的暴露比例,经统计学检验,若两组差别有意义,则可认为因素与疾病之间存在着统计学上的关联,根据有关标准判断是否是真正的因果关联(图9-1)。

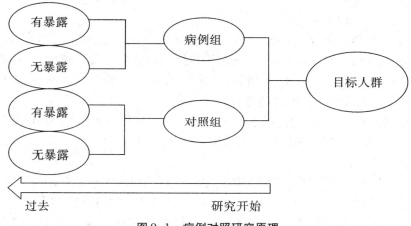

图9-1　病例对照研究原理

(三)特点

病例对照研究具有以下特点:

1.属于观察性研究　研究者对研究对象只是客观收集两组对象既往暴露情况,没有任何人为干预,暴露与否已成事实。

2.必须事先设立对照组病例　对照研究是比较病例组和对照组两组对象既往研究因素暴露情况的差异,设立对照可以为病例组提供用于比较危险因素的暴露程度。

3.从"果"到"因"的研究　对已经发病或者有结局的对象追溯可能与发病有关的因素,研究之前已经存在某种确定的结果或状态。

4.无法确认因果关联　由于是从"果"到"因"的研究,研究因素与研究疾病之间的时间先后顺序无法确定。

(四)用途

病例对照研究是由果到因的研究,用途较为广泛,主要有:

1.探索疾病的致病因素或危险因素　对原因不明疾病,如心血管疾病、肿瘤等可疑危险因素进行广泛探索,提出值得进一步研究的病因线索。

2.健康或卫生事件的影响因素　通过对健康及生存状态相关的医学事件或公共卫生事件的研究,例如交通意外、自杀等相关因素的研究,为制定相应的政策法规提供依据。

3.疾病预后因素的探讨　同一疾病有不同的结局,将发生结局的作为病例组,未发生结局的作为对照组,分析产生结局的影响因素。

4.防治效果影响因素分析　比较病例组和对照组接受某种措施的比例来评价该措施的防治效果。

(五)病例对照研究类型

根据研究设计的不同,可以将病例对照研究分为两大类:非匹配病例对照研究和匹配病例对照研究。匹配病例对照研究又可分为频数匹配(frequency matching)和个体匹配(individual matching)。

1.非匹配病例对照研究　从患有所研究的疾病的人群和未患有所研究疾病的人群中分别选取一定数量的研究对象,一般除了要求对照组的人数不能少于病例组,对于对照组没有其他限制和规定。

2.匹配病例对照研究　匹配(matching)又称配比,指所选择的对照在某些因素或特征上与病例保持一致,目的是在对两组进行比较时排除匹配因素的干扰,提高研究效率。常用的匹配因素有性别、年龄、居住地等,例如以性别作为匹配因素时,可以使两组的性别相同或相近,排除性别对研究结果的影响。

(1)频数匹配　又叫成组匹配(category matching),指在选择对照组时要求其某些特征或变量的构成比例与病例组一致。例如在病例组中男女比1:2,对照组中男女比也应该是1:2。

(2)个体匹配　以病例和对照个体为单位进行匹配叫个体匹配。其中1:1匹配又叫配对(pair matching)。1:2,1:3,1:4……1:R匹配时直接称为匹配。在病例对照研究中采用匹配的目的,一是提高研究的效率,二是控制混杂因素的作用。根据Pitman效率递增公式$2R/(R+1)$可知,1:1匹配的效率为1,并且随着R值的增加,效率逐渐增加,但增加的幅度越来越小,这同时也增加了工作量。因此,一般选择1:1匹配,对于罕见病的研究可以采用1:R匹配,但R值不宜超过4。

二、设计与实施步骤

1.提出病因假设　明确研究目的,根据以往疾病分布或现况调查的资料,查阅相关文献,提出病因假设。

2.制订实施计划

(1)确定病例与对照的方法:根据资料类型选择成组或匹配比较方法,选择匹配要确定适宜的对照形式。

(2)选择研究对象:根据研究方法估计所需研究对象的数量,确定病例和对照的来源和选择方法,制定病例的纳入标准,同时根据研究方法选择对照人群。

(3)明确研究因素:根据病因假设和研究所具备的条件确定研究因素,考虑可能的混杂因素。

(4)设计调查表格或问卷:尽量包含所有可能的危险因素。

(5)确定研究信息的收集方法。

(6)确定资料整理和分析方法。

（7）项目经费的预算，保证较高的成本效益。

（8）制定质量控制措施以确保结果准确。

3.收集资料

（1）调查员的培训与预调查　培训调查员使其熟悉调查内容，规范调查方法。开展小样本的预调查发现调查表中的问题，针对问题对研究计划进行修改完善。

（2）实施正式调查　按照调查计划及统一的调查方式，不得随意更改。

4.资料的整理与分析　根据设计核实资料，并采用正确的统计方法对资料进行整理分析。

5.总结并撰写研究报告　对结果加以总结评价，提交研究报告。

三、设计要点

（一）研究因素

根据研究目的确定暴露因素的种类和数量，可以是多个研究因素，它们来源于临床观察、公共卫生实践、文献资料等。每项因素要有明确的定义，尽可能采用国内外公认的统一标准。研究因素的测量可以采用定性或定量测量。

（二）研究对象的选择

1.病例的选择

（1）病例的确定　病例应该符合统一明确的诊断标准，制定疾病诊断标准应注意：①尽量采用国际或国内统一的诊断标准；②无诊断标准的疾病须自行制定标准情况下，应考虑制定标准的假阳性率和假阴性率；③研究对象的其他特征，例如年龄、性别、居住地等应有明确的规定与限制。

（2）病例的来源　研究病例主要有两个来源：一个以医院为基础，另一个以社区为基础。从医院选择病例优点是比较容易收集，研究对象更易合作，资料容易获得，包括医疗记录和生物标本。缺点是样本代表性较差，存在选择偏倚，并且不能代表全社区人群的所有病例，因此结果的外推受限。在实际操作中可以通过不同地区不同等级的多家医院选择病例。从社区选择病例可以利用居民健康档案和疾病的监测数据，常见病可以通过组织普查或抽样调查选择病例，其优点是代表性好，选择偏倚较小，保证病例和对照来源于同一源人群。缺点是实施较困难，花费的人力物力较多。

（3）病例的种类　包括新发病例（incident case）、现患病例（prevalent case）和死亡病例（death case）。新发病例患病时间较短，对暴露信息的回忆比较清楚，信息较为准确可靠。现患病例患病时间较长，对暴露史的回忆可能不清楚，或者是患病后已经改变的暴露情况。死亡病例的信息由家属或他人提供，准确性较差。选择病例类型要根据研究目的和实际需求来考虑，条件允许的情况下尽量选择新发病例。

2.对照的选择

（1）对照的确定　选择对照应遵循三个原则：①可比性，指比较的病例组和对照组除了在研究因素有差别外，其他因素应相同或相似；②代表性，对照的选择最好是产生病例人群中所有未患病者的一个随机样本；③对照不患有所研究的疾病及与研究因素有关的其他疾病。

（2）对照的来源　①同一医疗机构患有其他疾病的患者，且未患有与研究疾病病因上有联系的疾病;②社区中非该病病例或健康人群;③病例的配偶、同胞、邻居、同事等。实际工作中,第一种使用最多,而第二种最接近全人群无偏样本。为了增强研究结果的可信度,可以设立多种形式的对照。

(三)样本含量的估算

样本含量指最小的样本数量。样本含量的大小不仅会影响调查的结果与结论,而且过大的样本量会造成不必要的浪费。

1. 影响样本含量的因素 ①研究因素在对照人群中的暴露比例(P_0);②估计该研究因素效应的强度,即相对危险度(RR)或暴露的比值比(OR);③假设检验第Ⅰ类错误α;④假设检验的把握度($1-\beta$)。

2. 样本含量的估计方法

(1)非匹配设计病例组与对照组人数相等

$$N = \frac{(Z_\alpha \sqrt{2} + Z_\beta \sqrt{+})^2}{(p_1 - p_0)^2} \qquad 式(9-1)$$

式子中 N 为病例组或对照组人数;Z_α 和 Z_β 分别是 α 和 β 对应的正态分布分位数,可以从相关表中查得;p_0 和 p_1 分别是对照组和病例组估计的某因素的暴露率。

$$q_0 = 1 - p_0 , q_1 = 1 - p_1 , \bar{p} = (p_0 + p_1)/2 , \bar{q} = 1 - \bar{p}$$
$$p_1 = (OR \times p_0)/(1 - p_0 + OR \times p_0) \qquad 式(9-2)$$

公式9-1可以简化为:

$$N = \frac{2 \bar{p} \bar{q}(Z_\alpha + Z_\beta)^2}{(p_1 - p_0)^2} \qquad 式(9-3)$$

例9-1 一项关于饮酒与肝癌关系的病例对照研究,研究人群的饮酒率约为23%,假定暴露引起的比值比为2.5,双侧 $\alpha = 0.05$,检验效能 $1-\beta = 0.90$,求需调查的人数。

解:依题意,$p_0 = 0.23$,$q_0 = 1 - 0.23 = 0.77$,$OR = 2.5$,根据上述计算公式可得:

$p_1 = (2 \times 0.23)/(1 - 0.23 + 2 \times 0.23) = 0.37$

$q_1 = 1 - 0.37 = 0.63$

$\bar{p} = (0.23 + 0.37)/2 = 0.3$

$\bar{q} = 1 - 0.3 = 0.7$

查表4-1得 $Z_\alpha = 1.96$,$Z_\beta = 1.282$。由公式9-3可求得:

$$N = \frac{2 \times 0.3 \times 0.7 \times (1.96 + 1.282)^2}{(0.37 - 0.23)^2} = 226$$

即病例组与对照组各需调查226人。

(2)非匹配设计病例组与对照组人数不相等

设:病例数:对照数$= 1:c$,则病例数为:

$$N = (1 + \frac{1}{c}) \bar{p} \bar{q} (Z_\alpha + Z_\beta)^2 / (p_1 - p_0)^2 \qquad 式(9-4)$$

式子中:

$$\bar{p} = (p_1 + c p_0)/(1 + c) \qquad 式(9-5)$$

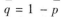笔记栏

$$\overline{q} = 1 - \overline{p}$$

p_1 的计算公式同式（9-2）

对照数 $= c \times N$

仍以上例为例，假如病例数与对照数按照 1：2 设计，则计算如下：

$$\overline{p} = （0.37 + 2 \times 0.23）/（1 + 2）= 0.277$$

$$\overline{q} = 1 - 0.277 = 0.733$$

$$n = （1 + 1/2）\times 0.277 \times 0.733 \times （1.960 + 1.282）^2 /（0.37 - 0.23）^2 = 164$$

对照数 $= 2 \times 164 = 327$

（3）1：1 匹配设计 Schlesselman 推荐的公式如下

$$m = \left[\frac{Z_\alpha}{2} + Z_\beta \sqrt{p} \right]^2 / \left(p - \frac{1}{2} \right)^2 \qquad 式（9-6）$$

其中 $p = OR/(1+OR) \approx RR/(1+RR)$

m 为病例与对照暴露情况不一致的对子数，需要的总对子数 M 为：

$$M \approx m/(p_0 q_1 + p_1 q_0) \qquad 式（9-7）$$

p_1 的计算公式同 式 9-2

$$q_1 = 1 - p_1$$

$$q_0 = 1 - p_0$$

（4）1：R 匹配设计 由前述可知，样本量一定的情况下病例数与对照数的比为 1：1 时统计效率最高。当病例来源有限时，为了提高把握度，可以增加病例与对照的比例至 1：R，用式 9-8 计算所需的病例数 N，进而按病例数与对照数之比为 1：r 求得对照数 $r \times N$。

$$N = \left[Z_\alpha \sqrt{(1 + \overline{p})(1 - \overline{p})} + Z_\beta \sqrt{(1 - p_1)/r + p_0(1 - p_0)} \right]^2 /(p_1 - p_0)^2$$
$$式（9-8）$$

p_1 的计算公式同 式 9-2：

$$\overline{p} = (rp_0 + p_1)/(1 + r) \qquad 式（9-9）$$

（四）资料的收集

1. 问卷调查，一般情况下开展病例对照研究需要制定调查问卷，根据实验目的拟订调查项目。由调查员对调查对象进行访问调查，收集相关资料。

2. 查阅医疗卫生工作记录各类疾病登记报告、医院病历记录等，从中获取所需的信息。

3. 体格检查或生物标本检测，对研究对象进行体检，采集生物标本，测量各项指标。

（五）调查的质量控制

1. 科学设计调查问卷 每一个调查项目应该围绕研究目的设计，问卷的设计需要流行病学、统计学、临床医学、社会学等方面的专家参与。设计好的问卷要评估信度和效度，并在正式实施调查之前进行预调查，对存在的问题进行修改完善。

2. 严格控制调查质量 在开展调查前应制定统一的调查标准和调查方法，培训调查员，让他们知道研究目的、调查内容及各调查项目的含义。对病例组和对照组的调

查同时进行,必要时使用盲法,保证测量的准确性。

四、资料整理

对于收集到的资料经过核查、校正、验收、归档后,对资料进行编码和录入,保证收集到的信息的完整和准确。

1. 描述研究对象的一般性质 描述病例组和对照组各种特征的构成,例如年龄、性别、种族、职业等。

2. 均衡性检验 比较病例组和对照组非研究因素是否均衡可比,消除其对研究结果的干扰,从而得到真实的联系。均衡性检验时应将两组的各项特征逐一进行比较,根据资料的类型选择适当的检验方法。

五、资料的统计分析

(一)非匹配或成组匹配病例对照研究

1. 资料整理的基本格式 见表9-1。

表9-1 非匹配或成组匹配病例对照研究资料整理表

暴露因素	病例组	对照组	合计
有	a	b	n_1
无	c	d	n_0
合计	m_1	m_0	n

例9-2 以某地区原发性肺癌危险因素的病例对照研究为例,肺癌病例对照吸烟史的比较具体数据见表9-2。

表9-2 肺癌病例对照吸烟史的对比

吸烟	病例组	对照组	合计
有	506	386	892
无	302	422	724
合计	808	808	1616

2. 联系的假设检验 从表9-2可知,病例组的暴露比例为 a/m_1,对照组的暴露比例为 b/m_0,两组暴露比例的比较用 χ^2 检验:

$$\chi^2 = \frac{(ad - bc)^2 \times n}{m_1 m_0 n_1 n_0}$$

式(9-10)

如果病例组与对照组合计样本量 $n \geq 40$,但 $1 \leq T \leq 4$(T 为理论频数),则采用校正公式:

$$\chi^2 = \frac{\left(|ad - bc| - \frac{n}{2}\right)^2 \times n}{m_1 m_0 n_1 n_0}$$

式(9-11)

以例9-2为例，本例适用非校正χ^2检验。

$$\chi^2 = \frac{(422 \times 506 - 302 \times 386)^2 \times 1616}{808 \times 808 \times 724 \times 892} = 36.03$$

自由度为1，查χ^2界值表，$P<0.001$。表明吸烟与肺癌有统计学关联。

3. 关联强度 病例对照研究一般无法直接得到暴露组与非暴露组的观察人数，不能直接计算发病率或死亡率，病例对照研究中可用OR来反映暴露因素与疾病关联程度的大小。OR叫作优势比，指某因素在病例组和对照组的暴露比值之比。从表9-1可知，病例组的暴露比例为a/m_1，无暴露比例为c/m_1，暴露比值为$\frac{a/m_1}{c/m_1} = \frac{a}{c}$；对照组的暴露比例为$b/m_0$，无暴露比例为$d/m_0$，暴露比值为$\frac{b/m_0}{d/m_0} = \frac{b}{d}$

$$OR = \frac{a/c}{b/d} = \frac{ad}{bc} \qquad \text{式（9-12）}$$

OR的含义和队列研究中的相对危险度（relative risk，RR）相似，指暴露组发生某病的危险性是非暴露组的多少倍。$OR>1$，表明研究因素与疾病正关联，暴露因素为疾病的危险因素；$OR<1$，表明研究因素与疾病负关联，暴露因素为疾病的保护因素；$OR=1$，表明研究因素与疾病无关联。

以表9-2为例，其比值比为：

$$OR = \frac{506 \times 422}{386 \times 302} = 1.83$$

说明吸烟者发生肺癌的风险是不吸烟者的1.83倍。

4. 总体OR的置信区间的估计 上述的OR值只是一个研究样本的点估计值，由于样本存在抽样误差，应对总体OR值进行统计推断。一般采用95%的可信限。可以用Miettnen χ^2值法计算OR的95%可信区间：

$$OR\ 95\%\ CI = OR^{(1 \pm 1.96/\sqrt{\chi^2})} \qquad \text{式（9-13）}$$

OR的95%置信区间如果不包括1，表示暴露因素与疾病有统计学关联。如果包括1则表示暴露因素与疾病的联系没有统计学意义。

仍以表9-2为例，总体OR 95%的置信区间为：

$OR\ 95\%\ CI = OR^{(1 \pm 1.96/\sqrt{36.03})} = (1.50, 2.23)$

OR的95%置信区间如果不包括1，表示吸烟与肺癌有统计学关联。

（二）分层分析

1. 分层资料的整理 见表9-3。

表9-3 第i层内病例与对照按暴露有无分组

i层分组情况	暴露		合计
	有暴露	无暴露	
病例组	a_i	b_i	n_{1i}
对照组	c_i	d_i	n_{0i}
合计	m_{1i}	m_{0i}	t_i

2.计算各层的 OR

$$OR_i = \frac{a_i d_i}{b_i c_i}$$ 式(9-14)

3.计算总的 OR 如果各层的 OR 相等或非常接近,而且方向一致,表明各层资料之间具有齐性,可计算总的 OR。

$$OR_{MH} = \frac{\sum (a_i d_i / t_i)}{\sum (b_i c_i / t_i)}$$ 式(9-15)

4.计算总的卡方值

$$\chi^2_{MH} = \frac{\left[\sum a_i - \sum E(a_i)\right]^2}{\sum Var(a_i)}$$ 式(9-16)

其中,$\sum E(a_i)$ 为 $\sum a_i$ 的理论值,$\sum Var(a_i)$ 为 $\sum a_i$ 的方差:

$$\sum E(a_i) = \sum \frac{m_{1i} n_{1i}}{t_i}$$ 式(9-17)

$$\sum Var(a_i) = \sum \frac{m_{1i} m_{0i} n_{1i} n_{0i}}{t_i^2 (t_i - 1)}$$ 式(9-18)

5.计算总 OR 的可限区间   Miettinen 卡方值法:

$$OR\ 95\% CI = OR^{1 \pm 1.96/ \sqrt{\chi^2_{MH}}}$$ 式(9-19)

具体计算可在 EPI 软件实现。

仍以例9-2为例,由于吸烟者的比例存在性别的差异,可能影响研究结果,现将性别作为分层因素,分析吸烟与肺癌的关系(表9-4)。

表9-4   按性别分层后吸烟与肺癌的关系

组别	男性			女性		
	吸烟	无吸烟	合计	吸烟	无吸烟	合计
病例组	392	195	587	147	74	221
对照组	236	351	587	92	129	221
合计	628	546	1174	239	203	442

计算各层的 OR 值:

$$OR_1 = \frac{392 \times 351}{195 \times 236} = 2.99$$

$$OR_2 = \frac{147 \times 129}{74 \times 92} = 2.79$$

由于 OR_1 和 OR_2 非常接近,可以用式9-15计算总的 OR_{MH}:

$$OR_{MH} = \frac{\frac{(392 \times 351)}{1174} + \frac{(147 \times 129)}{442}}{\frac{(195 \times 236)}{1174} + \frac{(74 \times 92)}{442}} = 2.95$$

计算总的卡方值:根据表4-4的数据,可得 $\chi_{MH}^2 = 110.66$

OR_{MH} 的95%置信区间 $OR\ 95\%\ CI = OR_{MH}^{1 \pm 1.96/\sqrt{110.66}} = (2.41, 3.61)$

可信区间不包括1,即可认为该 OR 值在0.05水平上有统计学意义。

(三)分级暴露资料分析

1. 分级资料的整理　见表9-5。

表9-5　病例对照研究分级暴露资料整理表

组别	暴露分组						
	0	1	2	3	4	……	合计
病例	$a_0(c)$	a_1	a_2	a_3	a_4	……	n_1
对照	$b_0(d)$	b_1	b_2	b_3	b_4	……	n_2
合计	m_0	m_1	m_2	m_3	m_4	……	n

2. 卡方检验同非匹配或成组匹配病例对照研究

例9-3　表9-6是Doll和Hill研究每日吸烟支数与肺癌发生之间的暴露等级关系。采用×行 × 列 χ^2 检验,$\chi^2 = 43.15$,自由度为3,$P < 0.001$,表明每日吸烟量与肺癌发生有关,具有统计学意义。

表9-6　每日吸烟支数与肺癌发生之间的剂量-反应关系

组别	每日吸烟支数(支)				
	0	1 ~	5 ~	15 ~	合计
病例	$2(a_0 = c)$	$33(a_1)$	$250(a_2)$	$364(a_3)$	$649(n_1)$
对照	$27(b_0 = d)$	$55(b_1)$	$293(b_2)$	$274(b_3)$	$649(n_2)$
合计	$29(m_0)$	$88(m_1)$	$543(m_2)$	$638(m_3)$	$1298(n)$

3. 计算各等级暴露的 OR 同非匹配或成组匹配病例对照研究

以最低水平的暴露组为参照组,根据表9-6的数据计算出吸烟 1 ~、5 ~、15 ~ 三个等级的 OR 值分别为:

$$OR_1 = \frac{33 \times 27}{2 \times 55} = 8.10$$

$$OR_2 = \frac{250 \times 27}{2 \times 293} = 11.52$$

$$OR_3 = \frac{364 \times 27}{2 \times 274} = 17.93$$

4. 卡方趋势检验　OR 值随着每日吸烟支数的增加而增大,显示出剂量-反应关系。对于暴露等级资料 OR 值变化趋势是否有统计学意义,可进行趋势检验。具体计算过程详见专业书籍。

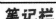

笔记栏

（四）1∶1 匹配病例对照研究资料分析

1. 资料整理成配对四格表　见表9-7。

表9-7　1∶1 配对病例对照研究资料整理表

对照	病例		合计
	有暴露史	无暴露史	
有暴露史	a	b	n_1
无暴露史	c	d	n_2
合计	m_1	m_2	n

2. 卡方检验　分析中需要比较的是有差异的部分，即 b 和 c。若 $b>c$ 或 $b<c$，则所研究的因素与疾病可能有关联。假设检验用 McNemar 公式计算：

$$\chi^2 = \frac{(b-c)^2}{(b+c)}$$　　　　式(9-20)

此公式适用于大样本，对子数较少（$b+c<40$）时可用 McNemar 校正公式：

$$\chi^2 = \frac{(|b-c|-1)^2}{b+c}$$　　　　式(9-21)

3. 计算 OR

$$OR = \frac{c}{b} \quad (b \neq 0)$$　　　　式(9-22)

4. 计算 OR 的可限区间　计算方法同非匹配或成组匹配病例对照研究。

例9-4　Sartwell 等研究了美国口服避孕药与妇女患血栓栓塞的关系。按 1∶1 配对病例对照研究设计，数据见表9-8。

表9-8　口服避孕药与妇女患血栓栓塞的关系

对照	病例		合计
	使用避孕药史	无使用避孕药史	
使用避孕药史	13	10	23
无使用避孕药史	95	57	152
合计	108	67	175

该例 $b+c>40$，可采用式(9-20)：

$$\chi^2 = \frac{(10-95)^2}{10+95} = 68.81$$

$P<0.001$，说明口服避孕药史与血栓栓塞有统计学关联。

根据式(9-22)，$OR=95/10=9.5$

根据式(9-13)，$OR\ 95\% CI = 9.5^{(1 \pm 1.96/\sqrt{68.81})} = (5.53, 16.31)$

结果表明，口服避孕药史与妇女患血栓栓塞有统计学关联。

（五）多因素分析

疾病的危险因素往往是复杂的,一种疾病的发生可能受多个病因的影响。我们通常采用多元回归分析的方法探讨因变量与多个自变量的关系。多元 Logistic 回归分析属于概率型非线性回归,主要用于分析二分类变量与多个自变量之间的关系。

六、偏倚及其控制

研究误差中的系统误差部分叫作偏倚。病例对照研究是回顾性观察研究,比较容易产生偏倚,这些偏倚可以通过严谨的设计和细致的分析加以识别、减少和控制。常见的偏倚有选择偏倚、信息偏倚和混杂偏倚。

病例对照研究常见偏倚有哪些?

（一）选择偏倚

由于研究对象选择不正确,与目标人群的重要特征具有系统差异而引起的误差叫作选择偏倚。常见的选择偏倚有入院率偏倚、现患-新发病例偏倚、检出证候偏倚、时间效应偏倚等。

1. 入院率偏倚　又叫作伯克森偏倚(Berkson's bias)。在医院中进行的研究易发生此种偏倚。由于医院与患者具有选择性,不同临床类型的患者在不同等级医院就诊以及住院均可能存在差异,样本不能代表目标人群。为了减少偏倚,尽可能在多家医院选择对象。为避免这种偏倚,最好从一般社区人群中选择研究对象。

2. 现患-新发病例偏倚　又称奈曼偏倚(Neyman's bias),指现患病例与新发病例的构成不同而造成的偏倚。病例对照研究中往往选择存活者作为病例,如果存活病例与死亡病例之间的特征存在差异则会造成偏倚。因此为了避免这种偏倚,尽可能选择新发病例作为研究对象。

3. 检出证候偏倚　指疾病与暴露之外存在着另一个因素,它能引起或促进某证候的出现,人们因这种证候而就医,提高了早期病例的检出率,得出了该因素与该疾病相关联的错误结论。在所收集的病例中应该包括早、中、晚期患者,且在暴露组中的分布一致。

4. 时间效应偏倚　慢性病患者从开始暴露于危险因素到出现症状,期间有一段较长的潜隐过程,在研究中将即将发生病变和早期病变而未能检出的人错误地归为非病例组,而被选入对照组,因此过低估计疾病与暴露的关联程度。在调查研究中尽量采用疾病早期诊断技术。

（二）信息偏倚

在研究过程中从研究对象获取信息时所产生的系统误差。诊断或结果判断的标准不明确、测量方法缺陷、资料不准确或遗漏等都是信息偏倚的来源。常见的信息偏倚有回忆偏倚和调查偏倚。

1. 回忆偏倚　由于研究对象对有关暴露情况的回忆不准确产生的偏性。病例对照研究是回顾性研究,容易产生回忆偏倚。可以选择一些不容易被人们遗忘的事件作为调查内容,同时注意问卷的提问方式和调查技术。

2. 调查偏倚　指对研究所需的指标和数据进行测量时所产生的系统误差。测量所用的仪器、试剂、方法和条件不符合标准,调查员没能正确掌握调查技术或责任心不强等,都可能不同程度影响结果的准确性。仪器使用前应校准,严格掌握试剂的要求,认真培训调查员,统一调查方式并进行抽查和复查,做好质量控制。

(三)混杂偏倚

当研究某个因素与某种疾病的关联时,由于某个既与疾病有关系,又与研究因素有联系的其他因素的影响,掩盖或夸大了所研究的暴露因素与疾病的联系。这种偏倚叫作混杂偏倚。导致混杂作用的因素叫作混杂因素。在设计阶段可以通过限制、匹配、随机化等方法控制混杂偏倚,在分析阶段可以通过分层分析、标准化、多变量分析等方法控制混杂因素。

七、优点与局限性

1.病例对照研究的优点

(1)特别适用于发病率很低的罕见疾病病因的研究。

(2)适用于潜伏期特别长的疾病的病因学研究,病例对照研究是选择已患疾病的病例作为研究对象,不需要等待很长时间去观察效应的发生,可以很快获得结果。

(3)一次研究中可以同时调查多个因素与疾病的关联。

(4)研究时间较短,节省人力、物力,容易出结果。

2.病例对照研究的局限性

(1)病例对照研究只能为病因提供线索或初步检验病因假设,因果论证强度较队列研究差。

(2)不适用于研究人群中暴露比例很低的因素,需要的样本量大,难以实施。

(3)不能直接计算暴露组与非暴露组的发病率,只能近似计算比值比 OR。

(4)容易产生各种偏倚,尤其是回忆偏倚。

(5)选择对照时,难以选择与病例组有相似危险因素的对照。

第二节　队列研究

一、概述

(一)概念

队列研究(cohort study)是分析性研究中的一种重要研究方法,又称为随访研究(follow-up study)或前瞻性研究(prospective study),是根据研究人群是否暴露于某研究因素或暴露水平的不同分为不同的群组或队列,随访追踪观察一定时间,比较各组队列人群某病的发病或死亡等结局情况的差异,从而判断暴露因素与研究疾病有无因果关联及关联强度大小。

这里的暴露是指研究对象接触过某种研究因素,或者具有某种特征或行为。例如某项关于胃癌的病因学研究欲探讨食用泡菜、胃幽门螺杆菌感染、遗传因素是否与胃癌的发病有关,这三个研究因素就是暴露因素,经常食用泡菜、感染幽门螺杆菌、具备胃癌家族史即为暴露。而队列则是指是否具有该暴露因素的一组人群,队列可以是固定的,即人群在相同时间进入队列并对其随访到观察期结束,也可以是动态的,即研究开始后不断有人加入或退出。

(二)基本原理

队列研究的原理是什么?

队列研究的基本设计原理是:从研究的目标人群中随机选择一个有代表性的样本人群,根据个体是否暴露于某研究因素将样本人群划分为暴露组和非暴露组,并对两组对象未来的发病或死亡的结局状况进行追踪观察。如果该研究因素是某病的危险因素,经过一定时间以后,暴露组发病或死亡的比例则应比非暴露组高。也就是说,假如暴露组发病率或死亡率明显高于非暴露组,且差异具有统计学意义,则表明暴露因素与疾病的发病或死亡存在关联。反之,假如暴露组与非暴露组的发病率或死亡率组间差异无统计学意义,则表明暴露因素与疾病的发病或死亡没有关联。其设计原理图如图9-2所示。

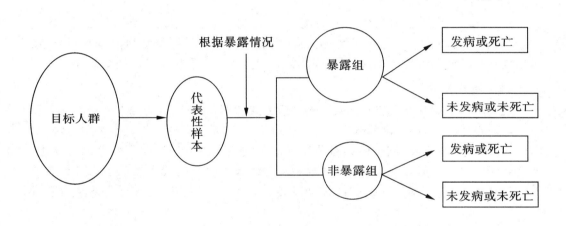

图9-2　队列研究的设计原理

(三)特点

队列研究具有如下基本特点:

1.属于观察性研究　队列研究的暴露因素不是由研究者施加给研究对象的,是客观、自然存在于研究对象的,这与实验性研究的干预因素有本质的区别。

2.必须设立对照组　队列研究是通过比较暴露组与对照组的结局差异来观察暴露因素与疾病的关联,有比较才有鉴别,只有与对照组进行对比,才能反映暴露因素的作用。

3.研究方向由"因"及"果"　因前果后的时间先后顺序是判断因果关联的必要条件。与回顾性的病例对照研究不同的是,队列研究是一种由"因"及"果"的前瞻性研究。其研究因素的暴露在前,相关结局事件在后,因前果后的时间先后顺序是清晰明确的,具备判断因果关联的这一必要条件。

4.检验效能高于病例对照研究　队列研究的暴露因素及结局状况都是研究者可

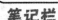

以准确测量的,不是依靠研究对象回忆而得到,因此其信息的准确性高于病例对照研究。再者,队列研究属于前瞻性研究,因前果后的时间先后顺序是明确的。

(四)用途

队列研究的用途主要包括以下几个方面:

1. 检验验证病因假设　队列研究主要用于对某研究因素与疾病发病之间的关联进行深入的比较分析和检验验证,深入检验病因假设是其最主要的用途和目的。

2. 评价自发的预防效果　队列研究在前瞻性追踪观察过程中,有可能某些危险因素的暴露者会自我改变其暴露情况,如观察饮酒与肝癌的关联时,暴露组中有部分研究对象可能会自行戒酒。由此,可能会观察到戒酒人群比不戒酒人群的胃癌发病率有所降低。这其实就是一种自我性的预防效果的观察,但这种预防作用并不是由研究者有目的地人为干预产生的,而是由研究对象自发地改变暴露情况后产生的,这也常被称为"人群的自然实验"。

3. 描述疾病的人群自然史　所谓疾病的人群自然史是指疾病在某人群中,从发生、发展到结局(死亡、痊愈或残疾)的自然发展过程。队列研究作为前瞻性研究,除可以检验验证病因假设之外,还可以观察接触暴露后整个发病及转归的全过程。

(五)研究类型

队列研究根据队列组建时间及资料获取方式的不同,可以分为如下三种类型:

1. 前瞻性队列研究(prospective cohort study)　这是队列研究的基本类型,是根据研究工作开始时(当前时点)研究对象暴露情况的差异进行分组和队列组建,其研究的结局需要前瞻追踪观察一定时间才能得到。此设计类型的优点是关于暴露和结局的资料真实性相对较高,结果可信,但缺点是需要花费一定的时间进行前瞻性地追踪观察,所消耗的人力物力也较大。

2. 历史性队列研究(historical cohort study)　又称为回顾性队列研究(retrospective cohort study),是根据研究对象过去某个时点的暴露状况进行分组,从过去某个时点的暴露追踪至现在的发病或死亡情况。此设计类型的优点是可以很快获得结果、节省时间及人力物力,但缺点是需要有较为完整的有关暴露因素与结局状况的相关历史记录资料,而且有可能所利用的历史资料在积累时并未受到研究者的控制,资料内容不能满足设计要求。

3. 双向性队列研究(ambispective cohort study)　指在历史性队列研究之后,继续做前瞻性队列研究,为历史性队列研究和前瞻性队列研究相结合的设计模式,也可称为混合性队列研究。此种设计方法兼具上述两类研究方法的优点,还弥补了相互的不足。

二、设计与实施

队列研究在设计时,应该周密考虑暴露因素的确定、研究结局的规定、研究对象的选择、样本含量的确定及资料的收集等方面。

(一)暴露因素

队列研究中的暴露因素即研究因素,一次队列研究常常只研究一个因素。按照暴露因素所带来的结局事件的不同,通常将其分为两个类别:一类是致使疾病发病概率升高,将其称为危险因素或致病因素;另一类是致使疾病发病概率降低的因素,则称之为保护因素。

队列研究设计时一定要认真考虑如何选择、规定和测量暴露因素。队列研究一般是选择前期描述性研究或病例对照研究所发现的有统计学关联的某因素或某特征作为暴露因素。为了准确地测量暴露因素,应对其进行明确的定义。如研究吸烟与慢性支气管炎的病因学关联时,就必须事先明确规定什么是吸烟,常用的吸烟定义为平均每天吸烟量达到 1 支或以上、时间持续 1 年以上者,也有人将 1 年内吸烟总量达到 180 支以上者定义为吸烟。究竟如何定义暴露因素,可以通过查阅文献或请教有关专家,同时结合研究目的、研究结果精确度的要求等因素,综合考虑后对暴露因素进行定义。

(二)研究结局

队列研究除收集暴露因素的相关资料外,另外一方面的资料就是关于结局情况的资料。队列研究中所谓的结局是指观察过程中预期要出现的结果事件,如研究饮酒与肝癌发病的关联,则以肝癌发病作为结局。测量和收集结局变量的资料应有明确而统一的标准,最好采用国际公认的诊断标准。

(三)研究对象

根据队列研究的设计原理,其研究对象分为暴露组和对照人群(非暴露组)两组人群。

1. 暴露组人群的选择

(1)特殊的暴露人群 指对某特定因素有较高暴露水平的人群。如绝经后使用外源性雌激素者。

(2)职业人群 某些职业人群因其长期接触某些职业有害因素,常可将其作为暴露人群来研究职业有害因素的致病作用。如在探讨石棉与肺癌发病关联的研究中,可将长期从事石棉制品加工的人群作为暴露人群。

(3)一般人群 选择某社区人群,将其中暴露于研究因素的个体归入暴露组。在一般人群中选择暴露组,通常要考虑两点:①所研究的因素与疾病是人群中常见的,不必要或没有特殊暴露人群;②研究结果主要用于指导一般人群疾病的防治工作。

(4)有组织的人群 这部分人群同属于一个相对稳定的组织体系,易于联系,应答率较高。如由医生协会登记注册的执业医师。

2. 对照组人群的选择 选择对照组时一定要注意与暴露组的可比性,即对照组除未暴露于所研究的因素外,其他因素如年龄、性别、职业等应尽可能与暴露组相同。对照组通常有以下几种类别:

(1)内对照 选择一组研究人群,将其中暴露于所研究因素的对象作为暴露组,其余的作为对照,此种对照即为内对照。当暴露人群来自于一般人群或有组织的人群时常用内对照。队列研究应尽量选用内对照,因为对照容易选取,且组间可比性较好。

(2)外对照 暴露人群选定后,从其他人群中选择对照人群,此种对照即为外对照,一般当暴露人群为职业暴露或特殊暴露人群时常用外对照。如以经常接触含铅化合物的工人作为暴露人群,以不接触含铅化合物的其他人群作为对照。

(3)总人口对照 也叫一般人群对照,不另设对照组,而是将暴露组结果与一般

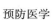

人群的发病率或死亡率进行比较。其优点是一般人群的发病率或死亡率资料容易得到;缺点是资料可能比较粗糙,甚至缺乏要比较的项目,且组间可比性较差。

（四）样本含量

队列研究的样本量由以下几个因素决定:①对照人群的估计发病率 P_0;②暴露人群的估计发病率 P_1;③所要求的显著性水平 α,通常 α 取 0.05 或 0.01;④把握度(power)即检验效力 $1-\beta$,通常 β 取 0.10。

在暴露组与对照组样本等量的情况下,可用下式计算出各组所需的样本含量:

$$n = \frac{Z_\alpha \sqrt{2\,\overline{pq}} + Z_\beta \sqrt{p_0 q_0 + p_1 q_1}^2}{(p_1 - p_0)^2} \qquad 式(9-23)$$

式中 p_1 与 p_0 分别代表暴露组与对照组的预期发病率,$\overline{p}$ 为两个发病率的平均值,$q = 1 - p$,Z_α 和 Z_β 为标准正态分布下双(单)侧尾部面积为 α 或 β 时所对应的正态变量 Z 界值,可查表求得。

例9-5 某医生采用队列研究的方法评价某药物预防脑卒中再发的效果,得知不用药者脑卒中的再发率为 23%,估计 RR 值为 0.5,设 $\alpha = 0.05$,$\beta = 0.1$,样本量该取多大?

已知:$Z_\alpha = 1.96$,$Z_\beta = 1.282$,$p_0 = 0.23$,$q_0 = 1 - 0.23 = 0.77$

求:$p_1 = RR \times p_0 = 0.5 \times 0.23 = 0.115$,$q_1 = 1 - p_1 = 1 - 0.115 = 0.885$,$\overline{p} = \dfrac{p_0 + p_1}{2} = \dfrac{0.23 + 0.115}{2} = 0.173$,$\overline{q} = 1 - \overline{p} = 1 - 0.1725 = 0.827$。

将数据代入公式得:

$$n = \frac{(1.96\sqrt{2 \times 0.173 \times 0.827} + 1.282\sqrt{0.23 \times 0.77 + 0.115 \times 0.885})}{(0.115 - 0.23)^2} = 225.11 \approx 225$$

此外,由于队列研究的随访时间比较长,失访在所难免,故在确定样本量时要考虑到失访率。一般按 10% 估计失访率,故在原估计样本量的基础上加 10% 作为实际样本量。

（五）资料的收集

队列研究的结局变量需通过随访观察而获得,在随访过程中应注意以下问题:

1. 随访期　即随访时间的长短,取决于暴露与疾病的联系强度,以及疾病潜伏期的长短。暴露因素的作用越强,随访时间就越短;疾病的潜伏期越长,随访时间也越长。对每个研究对象开始随访和终止随访的日期均应明确,以明确是否满足随访的时间要求。

2. 观察终点　观察终点是指观察对象出现了预期的结局事件,至此就不再继续观察该对象了。观察的终止时间是整个研究工作可以得出结论的时间,也可说此时整个研究工作到达了终点,应以暴露因素作用于人体至产生结局的一般潜伏期作为确定随访期限的依据。

观察终点常为规定疾病的发生或死亡。如规定发生胃癌为终点,研究对象患了冠心病等其他疾病则不应视为已达观察终点。如果研究对象在未到观察终点之前死于其他疾病,则应作为失访。

笔记栏

三、资料分析

队列研究是根据暴露组与非暴露组人群在结局事件发生水平的差异,来判断研究因素与研究的结局事件之间是否存在关联,并进一步估计关联的强度。因此,队列研究资料分析的第一步就是要正确计算结局事件的发生率。

（一）率的计算

1. 累计发病率(comulative incidence,CI)　①适用条件研究人群数量比较多,人口较为稳定,资料比较整齐;②计算方法无论观察时间长短,均可用观察开始时的人口数作分母,以整个观察期内的发病(或死亡)人数为分子,即一定时期内某人群某病新发生例数与观察开始时总人数之比。

2. 发病密度(incidence density,ID)　队列研究在追踪观察的过程中,有的队列人群稳定性较差,人口波动较大,不断有新的对象加入或原有对象的退出,因此每个对象被观察的时间可能不一致。此种情况下,不能仅仅考虑观察人数的多少,还要考虑每个个体观察时间的长短。

(1)适用条件观察时间比较长,研究人群稳定性较差,人口波动较大。

(2)计算方法在计算率的时候,分子仍用某人群在某观察期内新发生的病例数,但分母采用"观察人时数"而不是观察人数。所谓的观察人时数(person-time,PT)是观察人数乘以观察时间的积,由于常用年作为时间单位,故又称人年数(person-year)。如10万人年表示对10万人观察1年或对1万人观察10年等。时间也可用月、日作为单位。观察人时数的计算可参阅有关书籍。

$$发病密度 = \frac{某人群在观察期内的发病人数}{观察期内的观察对象人年数} \times 100\,000/10\,万 \qquad 式(9-24)$$

（二）关联强度

队列研究资料整理格式见表9-9。

队列研究关联强度指标有哪些?

表9-9　队列研究资料整理表

组别	病例	非病例	合计	发病率
暴露组	a	b	$a+b=n_1$	$I_e=a/n_1$
非暴露组	c	d	$c+d=n_0$	$I_0=a/n_0$
合计	$a+c=m_1$	$b+d=m_0$	N	

1. 相对危险度或率比　相对危险度(relative risk,RR)或率比(rate ratio)是指暴露组发病率(I_e)与非暴露组发病率(I_0)之比,它反映了暴露与疾病的关联强度。

计算公式:

$$RR = \frac{I_e}{I_0} = \frac{a/(a+b)}{c/(c+d)} \qquad 式(9-25)$$

意义:RR说明暴露组的发病危险是非暴露组的多少倍。

RR的95%可信区间:

$$RR_U, RR_L = RR^{1 \pm 1.96/\sqrt{x^2}}$$ 式（9-26）

相对危险度无单位，比值范围在 $0 \sim \infty$ 之间。$RR = 1$，表明暴露与疾病无联系；$RR < 1$，表明存在负联系（提示暴露是保护因子）；反之 $RR > 1$，表明两者存在正联系（提示暴露是危险因子）。比值越大，联系越强。实际上，0 与 ∞ 只是理论上存在的值，恰恰等于 1 也不多见。RR 数值大小与关联强度的关系见表9-10。

表9-10 RR 值的关联强度参考表

RR 值	关联强度
$0.9 \sim 1.1$	无
$0.7 \sim 0.8$ 或 $0.2 \sim 1.4$	弱
$0.4 \sim 0.6$ 或 $0.5 \sim 2.9$	中等
$0.1 \sim 0.3$ 或 $0.0 \sim 9.0$	强
<0.1 或 >9.0	很强

2. 归因危险度或率差　归因危险度（attributable risk，AR）或率差（rate difference）是指暴露组发病率与非暴露组发病率之差，它反映暴露因素所引起的发病率改变的数值即发病归因于暴露因素的程度。

计算公式：

$$AR = I_e - I_0 = \frac{a}{a+b} - \frac{c}{c+d} = I_0(RR-1)$$ 式（9-27）

AR 的 $95\% CI = AR^{1 \pm 1.96/\sqrt{x^2}}$

意义：AR 表示暴露可使人群比未暴露时增加的超额发病的数量，如果暴露去除，则可使发病率减少多少（AR 的值），因此 AR 在疾病预防中很有意义。

要注意的是 RR 和 AR 都是表示关联强度大小的指标，但在公共卫生学上的意义却有不同。RR 反映暴露组的发病危险是非暴露组的多少倍，其数值大小主要反映病因学作用的强弱；而 AR 反映的是暴露组中由于暴露因素所带来的发病率改变的数值。也即去除该危险因素，可使发病率下降的数值，因此其在公共卫生学及疾病预防控制工作中意义更大。

3. 暴露组归因危险度百分比（$AR\%$）或病因分值（etiologic fraction，EF）　$AR\%$ 是指暴露人群中由暴露因素引起的发病在所有发病中所占的百分比。

计算公式：

$$AR\% = \frac{I_e - I_0}{I_e} \times 100\% = \frac{RR-1}{RR} \times 100\%$$ 式（9-28）

意义：反映了暴露因素在暴露组发病中所贡献的作用程度。如某吸烟与肺癌的关联研究中得到 $AR\%$ 为 86%，则表明吸烟者肺癌的发病有 86% 可归因于吸烟。

4. 人群归因危险度（population attributable risk，PAR）与人群归因危险度百分比（$PAR\%$）　PAR 表示在全人群中由于暴露而导致的发病率增加。

$$PAR = I_t - I_0$$ 式（9-29）

I_t：全人群发病率；$PAR\%$ 表示全人群中由暴露引起的发病在全部发病中的比例。

$$PAR\% = \frac{I_t - I_0}{I_t} \times 100\%$$ 式（9-30）

有时,队列研究的资料还需进行分层分析和剂量反应关系分析,请参照病例对照研究中的相关内容,两者的方法和意义相似。

（三）分层分析

某些暴露因素可以按照暴露程度的差异进行分级,然后计算不同暴露水平下的危险度。如果暴露的剂量越大,反映暴露因素与疾病发病关联强度的指标数值也越大,表明暴露因素与疾病的发病水平之间存在剂量–反应关系。分层分析时,先计算出不同暴露水平下的发病率,然后以最低暴露水平组作为对照组,分别计算不同暴露水平组的相对危险度和归因危险度。

四、偏倚及其控制

队列研究与其他类型的研究方法一样,在调查设计、实施、资料收集、数据分析、结果推论等各个环节都有可能产生偏倚,要得到高质量的研究结果,必须认真分析偏倚产生的原因并加以控制。

队列研究常见偏倚有哪些?

1.选择偏倚（selection bias） 如果研究人群在某些特征方面与其所来源的目标人群存在差异,即样本人群不能代表总体人群,就可以引起选择偏倚。因此,应保证队列研究的样本人群是总体人群的一个有代表性的样本。但是由于部分研究对象的失访、选择具有某些特征或习惯的志愿者作为研究对象等都可能造成研究对象的选择偏倚。

在研究过程中,某些选定的研究对象因为种种原因脱离了观察,研究者无法继续随访他们,这种现象叫失访,因此而造成对研究结果的影响称为失访偏倚。队列研究由于观察人数较多、观察时间较长,失访是不可避免的。失访率要求一般不超过10%。

2.信息偏倚（information bias） 队列研究中的信息偏倚产生的主要的原因有:使用的仪器不准确、检验技术不熟练、诊断标准定义不明确或掌握不当、询问技巧欠佳造成结果不真实等。

为减少和控制信息偏倚,可以采用如下措施:如选择精确稳定的测量方法、做好检测仪器的校准、规范实验操作规程、做好调查员培训、盲法收集资料等。

3.混杂偏倚（confounding bias） 在研究某个因素与某种疾病的联系时,由于某个既与疾病有制约关系又与所研究的暴露因素有联系的另一个因素的影响,掩盖或夸大了所研究的暴露因素与疾病的联系,这种现象或影响叫混杂（confounding）,由其所带来的偏倚叫混杂偏倚（confounding bias）。如果队列研究的暴露组和对照组在某些非研究因素或特征方面存在差异,则会发生混杂偏倚。控制混杂偏倚可以在设计时利用限制和匹配的方法,在资料分析时可采用分层分析和多因素分析处理。

五、优点与局限性

1.优点

（1）有关暴露与疾病结局的资料都是研究者可以测量和观察的,无回忆偏倚。

（2）可以得到暴露组与非暴露组的发病率或死亡率,由此可以直接计算相对危险度、特异危险度等反映联系强度的指标。

（3）属于前瞻性研究，具备判断因果关联的必要条件。

（4）可以在一次调查中同时观察多种结局事件的发生情况。

（5）暴露因素的作用可分等级，可以探讨剂量–反应关系。

2. 局限性

（1）需要前瞻追踪观察，花费的时间长、人力、物力耗费较高，且设计及实施难度较大。

（2）不适用于罕见疾病的病因学研究，因为此种情况下需要的样本量会很大。

（3）在前瞻追踪观察的过程中，容易出现调查对象失访，出现失访偏倚。

问题分析与能力提升

一、选择题

1. 下列哪项是病例对照研究的优点 （　）

   A. 估计对危险因素的暴露情况时，很少或没有偏倚

   B. 在选择出暴露因素后，可研究多种疾病的结局

   C. 有可能确立病的真实发病率

   D. 可用于研究少见病的病因

2. 在一项有关某病 50 名病例和 50 名对照的研究中，关于某一可能的病因因素所发现差异并无统计学显著性，由此可得出结论 （　）

   A. 该因素和疾病可能无联系 　　　　　B. 该差异临床上可能有显著性

   C. 该差异可能由抽样误差造成的 　　　D. 证明病例组和对照组有可比性

3. 与队列研究相比，应用病例对照研究探讨某病的可疑因素作用的主要缺点是 （　）

   A. 花费昂贵，历时较长 　　　　　　　B. 在确定可疑因素有或无时可能存在偏倚

   C. 在确定所研究疾病有或无时可能存在偏倚　D. 较难获得对照

4. 研究者欲对新生儿黄疸的病因做研究，选择了 100 名患此病的婴儿，并同时在同一所医院选择了 100 名未患此病的新生儿，然后查阅婴儿母亲的妇科和分娩记录以确定产前和分娩中的各种暴露因素，该研究属何种类型的研究 （　）

   A. 现况调查 　　　　　　　　　　　　B. 病例对照研究

   C. 队列研究 　　　　　　　　　　　　D. 临床试验研究

5. 一项病例对照研究中，500 个病例中有暴露史者 400 人，而 500 个对照中有暴露史者 100 人，有暴露史者的发病率为 （　）

   A. 80% 　　　　　　　　　　　　　　B. 40%

   C. 20% 　　　　　　　　　　　　　　D. 无法计算

6. 下列叙述中，哪一条不是前瞻性调查的特点 （　）

   A. 能直接估计因素与发病联系和相关程度，可计算发病率

   B. 暴露人年的计算繁重

   C. 结果可靠，多用于罕见病

   D. 前瞻性调查每次只能调查一个或一组因素

7. 下列哪一条是错误的 （　）

   A. 在前瞻性调查中，暴露组发病率/对照组发病率等于相对危险度

   B. 在回顾性调查中，病例组发病率/对照组发病率等于相对危险度

   C. 在前瞻性调查中，被观察人数×被观察时间是人年数

D.人群特异危险度常用于卫生宣传工作

8.在检验某因素与某病的因果联系时,下列哪种观察方法最有效 （　）

    A.现患调查　　　　　　　　　　　　B.生态学研究

    C.前瞻性队列研究　　　　　　　　　D.抽样调查

9.与病例对照研究比较,前瞻性队列研究的最明显的优点是 （　）

    A.用于探讨疾病的发病因素

    B.疾病与病因的时间顺序关系明确,有利于判断因果联系

    C.适用于罕见病的研究　　　　　　　D.设立对照组

10.队列研究的最大优点是 （　）

    A.对较多的人进行较长时间的随访　　B.发生偏倚的机会少

    C.较直接地验证因素与疾病的因果关系　D.研究的结果常能代表全人群

二、问答题

1.以吸烟与肺癌的病因关系为例简要写出病例对照研究的分析步骤。

2.拟在人群中探索高血压与冠心病的关系,应选择何种方法研究？研究对象如何选择？联系强度的衡量指标是什么？

3.简述队列研究的基本概念、特点、目的用途及设计类型。

4.简述队列研究中反映联系强度的指标计算方法及其含义。

（新乡医学院　李玉春）

实验性研究

第十章

学习目标

1. 掌握流行病学实验性研究的基本要素和原则。
2. 熟悉流行病学实验性研究的实施和评价效果的主要指标。
3. 了解流行病学实验性研究的概念、主要设计类型和优缺点。

早期的实验流行病主要是用动物在实验室模拟传染病的流行规律,以人群为研究对象进行的流行病学实验性研究最早始于 1747 年的英国,但直到 20 世纪才逐渐发展起来,实验流行病学研究逐渐走出实验室,以医院、工厂、学校和社区作为研究现场,以人群为对象进行研究工作。

第一节 实验性研究的基本要素和原则

一、实验性研究的定义

实验性研究(experimental study)是指研究者根据研究目的,将研究对象随机分配到实验组和对照组,对实验组施加某种干预措施,然后追踪观察,通过比较和分析两组对象的结果,从而判断该干预措施效果的一种方法。实验性研究又称干预性研究,广泛应用于评价待研究的因素对结局的影响。

在医学研究中,可根据研究对象的属性把实验性研究分为基础性实验、动物实验和人群实验。以人群为研究对象的实验性研究称为流行病学实验性研究。本章介绍的为流行病学实验性研究。

流行病学实验性研究(epidemiological experiment)亦称实验流行病学(experimental epidemiology),通常以人为研究对象,研究者按照预先确定的研究方案将研究对象随机分为实验组和对照组,将待研究的干预措施给予实验组人群后,随访观察该干预措施的作用结果,比较和分析两组人群的结局,如发病率、死亡率、治愈率等,从而判断干预措施的效果。施加的干预措施可以是加入或去除某种因素;可以是医疗或外科手术干预,可以是新药或预防措施,也可以是改变生活方式的措施。例如欲验证某一病因假设,可对实验组去除这一因素,对照组不去除,随访后观察比较两组的结局。若有差异,则认为该因素可能是病因。再比如考核某种疫苗对某病的预防效果,让实验组接种该种疫苗,对照组不接种,最后比较两组发病情况,据此,对该疫苗的预防效果进行评价。

二、实验性研究的基本要素

实验性研究有三个基本要素:研究因素、受试对象及实验效应。

1. 研究因素　　影响实验结果的原因很多。研究因素是研究者根据研究目的所确定的待研究措施或因素,也称干预措施或处理因素。研究者不关心但它们会在客观上影响实验结果的因素,称为非研究因素或非处理因素。某些非研究因素如果不采取措施加以控制可能会歪曲研究因素与效应之间的真实联系。在实验设计时,应通过随机化,或有意识地去安排一些重要的非研究因素(使它们的水平出现有规律的变化),以便尽可能地消除它们对实验结果的影响,使待研究的研究因素的效应更好地显露出来。研究因素在实验全过程中要标准化,比如药物要使用同一厂家、同一批次。

2. 受试对象　　受试对象亦称实验对象、研究对象,指根据研究目的,研究者从总体人群选取的为研究提供资料且结果唯一直接适用的一部分个体。受试对象是处理因素的承受者。受试对象的选择非常重要,它对实验结果有着重要影响,影响实验成败。受试对象的基本要求是对拟施加的研究因素反应敏感、稳定,且较易获得。

3. 实验效应　　实验效应是指处理因素作用于受试对象后所产生的效果。实验效应通常是通过一系列特定的观测指标来体现的。指标不仅可以用来揭示实验研究对象的某些特征,也可以用来判断某些特定现象或事实的依据与标准。观测指标选择时,应结合专业知识,尽可能选用与处理因素对应的客观指标,要注意观察指标的特异度和灵敏度。

三、实验性研究的基本原则

为更好地控制非研究因素的影响,以较少的受试对象获得较为可靠的信息,实验性研究必须遵循对照、随机化、重复和盲法的原则。

(一)对照

因为研究对象的复杂性,尤其是以人为研究对象时,存在很多混杂因素,在研究中如果不去除,就很难得出客观真实的研究结果。有比较才有鉴别,通过设立均衡可比的对照,才能排除非研究因素对疗效的影响,科学的评定待研究因素的效果。某些疾病是自限性疾病,患者即使不治疗也可因自然转归而症状缓解或消失自愈,例如感冒、手足口病等。若不设对照,极易将疾病的自限性和缓解误认为是研究因素的作用。另外,在临床试验中,被研究者因知道研究工作内容,而对干预措施产生正面或负面效应,即产生所谓的霍桑效应。若无对照,就无法区分是霍桑效应还是干预措施的效应。设立对照是控制实验过程中干预措施之外其他影响因素干扰和偏倚的一种有效措施。

在流行病实验性研究中常用的对照形式包括:

1. 标准对照(standard control)　　又称阳性对照(positive control),是临床上最规

实验性研究中,为什么要设立对照?

范、最常用的一种对照方法。是以目前临床公认的有效药物、现有的标准方法或常规方法为对照,适用于对已知有肯定疗效的治疗方法的疾病进行新药或新疗法的研究。该对照方法效果稳定,能保证对照组成员受到合理治疗。

2. 安慰剂对照(placebo control)　又称阴性对照(negative control),对照组使用安慰剂。安慰剂是外形、颜色、大小、味道与受试药物完全一样,但对实验结果无任何影响的一种物质,如可用糖片或生理盐水作为安慰剂。安慰剂对照实质上也是一种空白对照,但可消除研究对象主观因素的影响。安慰剂对照应限于所研究疾病无有效药物且安慰剂对患者无影响,否则不要应用安慰剂对照。

3. 互相对照(mutual control)　同时研究几种药物或治疗方法时,可以不设对照,分析结果时,各组之间互为对照进行比较分析。

4. 自身对照(self control)　实验中不分组,在同一研究对象中进行实验和对照的比较分析。例如皮肤科用药研究时,使用左右肢体作为实验和对照;判断药物疗效时,比较用药前后体内某些指标的变化情况,进而分析药物疗效。自身对照消除受试者个体差异的影响,节省样本量,但难以排除时间因素的影响,违背了平行对照的原则。

5. 交叉对照(crossover control)　受试者按随机方法分为两组,两组对象均接受前后两个阶段、两种不同的处理措施,然后对其效果进行比较。交叉对照研究分为两个处理阶段,两个阶段间有一个"洗脱期",尽可能避免第一阶段措施药物效应和研究对象心理效应,"洗脱期"的长短应根据疾病的症状或药物残留的时间长短来确定。交叉对照是一种特殊的自身前后对照实验,除自身对照优点外,因有同期对照结果更可靠;可研究药物最佳配伍方案;可消除研究药物应用先后顺序对治疗结果的影响;使每一患者在研究过程中均有接受新疗法或新药治疗的机会,符合伦理。但是,若两阶段观察期过长,可能使两阶段开始前的病情不一致,可比性较差。另外,自身对照使用盲法比较困难,且不适用于急性病的研究,主要用于慢性复发性疾病的治疗性实验。

6. 空白对照　对照组在实验期间不给任何处理,仅对他们进行观察、记录结果。对照组成员在实验阶段未得到任何治疗,可造成不良后果,应用时要特别谨慎。可用于病情轻、稳定,即使不给任何治疗也不会导致病情恶化的疾病,如近视。

(二)随机化

随机化贯穿于实验性研究的不同过程,包括受试对象的选取、分组及实验实施过程均应遵循随机化原则。受试对象的选取遵循随机化可使受试对象是研究总体的有代表性的样本。在临床试验中,为保证样本的代表性,一般是在不同地区的多家临床研究机构同时招募患者。将研究对象随机分配到实验组和对照组,以便两组具有相似的临床特征和预后因素,平衡实验组、对照组已知和未知的混杂因素,从而提高两组的可比性和均衡性,避免造成偏倚,提高研究结果的真实性。

在流行病学实验性研究中常用的随机分组方法主要有三种:完全随机化、区组随机化和分层随机化。

1. 完全随机化(complete randomization)　是单纯随机方法,用抽签、投币、随机数字表、计算机(器)等方法将研究对象随机地分配到实验各组,分组后各组实验对象的例数可以相等,也可以不等。完全随机化方法,简单易行,随时可用,不需要专门工具,但要求在随机分组前抄录全部研究对象的名单并编号。因此,研究对象数量大时,工作量大,有时难以做到。完全随机化法是理解和实施其他随机分组方法的基础。

交叉对照为什么不适用于急性病的研究?

为什么要遵循随机化原则?

2.区组随机化(block randomization) 当研究对象人数较少,而影响实验结果的因素又较多,完全随机化不易使两组具有较好的可比性时,可以采用区组随机化分组。将研究对象按影响实验结果的某因素,分成例数相同的区组,区组内再随机分组。区组内研究对象的个数等于处理组数。区组因素应为已知对实验结果有重要影响的非处理因素。例如按进入实验的时间先后将研究对象先分为不同的区组,再将各区组内的研究对象随机分为实验组和对照组。该法的优点是在分组过程中,任何时刻实验组与对照组病例数保持相对一致,并可根据实验要求设计不同的区组。

3.分层随机化 先根据可能影响研究结果的混杂因素(年龄、性别、病程等)将研究对象分为若干层,再在各层中用简单随机的方法分出实验组与对照组,然后把各层的实验组与对照组分别合在一块形成实验组与对照组。使用分层随机化方法能将影响效果的因素按影响程度的大小依次分层加以考虑,就使得两组的临床特征比较相近,增加组间可比性,结论更可靠。分层随机化法的优点是能较好地控制混杂,保证组间的均衡性,提高实验效率。但分组前需要有一个完整的研究对象名单,且分层不可太多,分层越多选择可比性的研究对象越难,需要的样本量越大。

区组随机化和分层随机化的主要区别是什么?

(三)重复

要获得处理因素的真实效应,除了用随机分组方法提高两组的可比性外,重复是消除非处理因素影响的又一重要手段。重复是指在相同的条件下重复实验的过程。重复有两层含义:①实验过程是多次重复进行的;②设计中提出的方法,别人也能重复进行。实验过程的重复性要求具有一定的样本含量。样本大重复的机会多,样本小重复的机会少。样本含量的大小应在保证研究结论具有一定可靠性的前提条件下科学估计。重复是保证科研成果可靠性的重要措施之一。

(四)盲法

流行病学实验性研究的研究对象一般是人,为了去除人(研究对象、研究者和资料的整理分析人员)的主观心理因素对研究结果产生的干扰作用,常使用盲法(blinding,masking),即在实验实施过程中,有目的地使研究者和研究对象的一方或双方不知道实验设计内容和分组情况,让其处于"盲"的状态。通过盲法,以消除主观心理因素对实验结果的影响,如消除所谓的霍桑效应;减少失访和不依从,如患者知道服用的是安慰剂则可能拒绝合作。盲法分为单盲法、双盲法和三盲法。

1.单盲法(single blind) 单盲是指研究者知道设计及分组情况,研究对象不知道所接受措施的具体内容从而避免了研究对象主观因素对疗效的偏倚。单盲法简单易行,观察者知道受试对象分组情况,对受试者的健康和安全有利。观察者可根据病情变化,采取方案允许的相应处理措施。单盲不能避免由研究者所带来的偏倚。

2.双盲法(double blind) 研究对象和观察者均不知患者分组情况和接受的治疗措施的具体内容,而是由研究设计者来安排和控制全部实验。可避免研究对象和观察者主观因素产生的偏倚,但设计较复杂,实施较困难。

3.三盲法 研究对象、观察检查者和资料分析者均不知道分组情况,直到实验结束时才公布分组和处理情况。该方法从理论上可以更客观地评价研究结果,避免偏倚,但设计、实施非常困难,也减弱了对整个科研工作的监督作用,应用较少。

四、实验性研究的基本特点

1. 前瞻性研究　在实验性研究中,研究对象虽不一定从同一天开始,但总是实施干预措施(治疗或暴露)在前,再随访观察其效应,所以实验性研究是从因到果的研究。

2. 随机化分组　随机化分组是指研究对象按照随机化的方法分配到干预组或对照组,即每个研究对象被分配到干预组或对照组的概率相同。研究者和研究对象均不能决定某对象到干预组或对照组。随机化分组避免了研究者为了得到较好的实验结果,将其感觉对干预措施有效的对象分到干预组,而将其认为对干预措施可能无效者分到对照组。随机化分组可以控制研究中的混杂偏倚。如果条件受限不能采用随机分组方法,干预组和对照组的基本特征应该均衡可比。

3. 具有均衡可比的对照组　流行病学实验性研究具有平行的干预组和对照组,且干预组和对照组的研究对象均来自于同一总体的人群,其基本特征、自然暴露因素、预后因素比较类似,这样实验结果的组间差别才能归为干预措施的效应。

4. 干预措施　流行病学实验研究中必须施加一种或多种干预处理,作为处理因素,可以是预防或治疗某种疾病的疫苗、药物或方法措施等。施加干预措施是实验性研究区别于观察性研究的根本特点。干预措施是研究者为了实现研究目的施加给研究对象的,易产生伦理学问题,这限制了实验性研究的应用。

第二节　实验性研究的设计

一、实验性研究的类型

根据研究目的和研究对象的不同,实验性研究可分为:临床试验、现场试验和社区试验。

1. 临床试验(clinical trial)　临床试验研究以患者为研究对象,以个体为单位进行随机化分组,进行干预。临床试验主要应用于评价各种临床治疗措施在消除疾病症状、恢复健康或提高生存率等方面的有效性。随机化临床对照试验(randomized clinical trials, RCT)常用来检测和评价新药或治疗措施的安全性和有效性,具有较强的论证强度,RCT 的结果在循证医学中常被认为是最有价值的。

2. 现场试验(field trial)　与临床试验相比,现场试验的研究对象是健康人群,并随机化分组,接受处理或某种预防措施的基本单位是个人。由于现场试验的对象是健康人群,目的是预防某种疾病,所以现场试验比较复杂,花费也较高。

现场试验与社区试验的主要区别是什么?

3. 社区试验(community trial)　社区试验又称社区干预试验(community intervention trial),以社区人群整体为干预单位,研究预防药物或措施的效果,或者在疾病发生前对可能增加疾病危险的因素进行干预,并对干预的效果进行评价。常用于评价不易落实到个体的干预措施或方法的效果。社区试验是现场试验的一种扩展,两者概念上的区别在于现场试验接受干预的基本单位是个人,而社区试验接受干预的基本单位是整个社区或某一人群的各个亚人群,如某学校的班级、某工厂的车间或某城市的街道等。如疫苗的效果评价可用现场试验来进行,因为疫苗可以分配给个人。食盐中加碘预防地方性甲状腺肿,干预措施是将碘统一加入食盐中,使整个研究地区的人群食用,而不可能分别授予每一个体。因此,食盐中加碘的效果评价不能用常规的现场试验,而只能用社区试验。

二、实验性研究的设计方案

实验性研究的设计方案常有完全随机设计、配对设计、随机区组设计、交叉设计、析因设计、正交设计等。研究者可根据研究目的,处理因素的多少,并结合资源支持、专业知识等选择设计方案。如果研究的是单个因素的效应,可选择完全随机设计、配对设计、随机区组设计或交叉设计;如果研究的是多个因素,可选用析因设计、正交设计等方案。

(一)完全随机设计

完全随机设计(completely randomized design)亦称简单随机设计(simple randomized design),是一种研究单因素两水平或多水平效应的实验设计方案,是最为常用的一种方法。完全随机设计是采样完全随机分组的方法将同质的研究对象分配到实验组和对照组,实验组给予某种干预措施,对照组给予安慰剂或传统疗法,然后随访观察他们的实验效应,比较分析,从而评价干预措施的效果。如果各组样本含量相等,称为平衡设计(balanced design);如果样本含量不相等,称为非平衡设计(unbalanced design)。其中,平衡设计统计效率较高。

完全随机设计方法设计简单,易于实施,统计分析也较简单,且出现缺失数据时仍可进行统计分析。但是该方法未考虑对结果有较大影响的其他因素,尤其是小样本时,均衡性较差,误差较大。

完全随机设计定量资料的分析方法:若资料满足正态分布、随机独立、方差齐性的条件,可以采用独立样本的 t 检验或方差分析等;若资料不满足上述条件,可采样独立样本比较的秩和检验。完全随机设计定性资料的分析方法:若理论频数不太小时,可以用卡方检验,否则可以用确切概率法。

(二)配对设计

配对设计(paired design)是将某些性质或条件相似的研究对象、部位配成对子,然后采取随机分组的方法,将其分配到不同的处理组,观察比较干预与对照的差异,进而判断干预的效果。例如将同年龄、同性别、同病型的患者配成对子,采用随机化分组的方法,将其中之一分入实验组,另一个分入对照组。

配对设计按受试对象来源的不同,可分为同源配对和异源配对。同源配对(homogenetic matching)又称同体配对(homobody matching),是指实验和对照均在同一受试个体身上进行。异源配对(heterogenetic matching)也称异体配对(heterobody matching),是以影响结果效应的主要影响因素为配对条件,将研究对象配成对子,再随机分配到实验组和对照组。每对的内部除处理因素不同外,其余主要影响因素应尽可能均衡、一致。

配对设计方法,由于人为地控制了主要影响因素,增强了组间的均衡性,使其具有较好的可比性,实验效率较高。配对随机化是控制混杂因素的重要措施。但是配对条件不易严格控制,如果配对失败或配对欠佳,反而会降低实验效率。另外,不能对配对因素进行分析,且配对的过程可能将实验时间延长。

配对设计定量资料的分析方法:若对子的差值服从正态分布,可以采用配对设计资料的 t 检验或随机区组设计方差分析等;若对子间差值不服从正态分布,可采用符合秩和检验。定性资料的分析,可使用配对卡方检验等。

(三)随机区组设计

随机区组设计(randomized block design)又称单位组设计、配伍组设计,是采用区组随机化将研究对象分配到不同的处理组的实验设计方法,即将受试对象按性质(病情、性别等非实验因素)相同或相近者组成 b 个区组(配伍组),每个区组中的受试对象分别随机分配到 k 个处理组。随机区组设计是配对设计的扩展,遵循"区组间差别越大越好,区组内差别越小越好"的原则。例如,为探索某营养素对体重的影响,将 24 只大白鼠按窝别、性别、体重相近配成 8 个区组,每个区组的 3 只大白鼠随机接受 A、B、C 三种不同的营养素,分别测量喂养营养素前、后的体重,算出体重的增量,问大白鼠经三种营养素喂养后增重是否不同?

与完全随机设计相比,随机区组设计各区组内的 k 个受试对象更具有同质性,各处理组间的均衡性更好,更容易发现处理组之间的差别,实验效率较高。

随机区组设计的分析方法:如果资料满足正态分布、随机独立、组间方差齐性,可采用随机区组设计资料的方差分析;如果不满足,可采用随机区组设计资料的秩和检验。

第三节 实验性研究实施与评价

一、实验性研究设计与实施

(一)明确研究目的

研究设计时首先应明确研究目的,即本研究要解决的问题是什么,这是落实其他设计内容的核心和依据。如考核预防措施的效果,应考虑是控制个体发展,还是控制疾病流行;如考核治疗措施的效果,应考虑是降低病死率,或是提高好转率,还是彻底治愈。目的不同,采取的措施、研究对象均不相同。通常在一次实验中,只能要求解决一两个问题。实验性研究的研究目的主要有两种:①对干预措施本身的有效性和安全性进行评估;②与其他同类措施进行比较,决定它们的相对价值。

(二)确定研究因素和效应指标

研究因素也就是根据研究目的而施加的某种干预措施,可通过查阅文献和开展小规模的预试验来明确。确定研究因素时应明确以下几方面:

1. 研究因素的数量 一般一次研究只观察一个因素,使其作用明确、突出且简单、易实施。在需要和条件可能的情况下亦可同时观察几种因素,这样可节约对照组,还可进行组间的互相比较。

2. 研究因素的效应期 研究因素要在一定观察期内产生明显而特异的效应,且效应期越短越好。研究因素的效应期也决定了研究随访观察的时间长度。

3. 研究因素的性质和强度 在药物疗效考核中应在设计中明确规定给药方法、剂量和疗程等。

需要注意研究因素的性质、强度、施加的方法在整个实验过程中必须始终如一,保持不变。如果研究因素是某新的手术方法,则实验中手术的程序、熟练程度应一致;如果研究因素是某新药,则药品的生产厂家、批次等应保持一致。另外,还要注意找出非研究因素,因为非研究因素在实验中可能会导致研究结果的误差。在设计时,应力求明确并设法消除其影响,以免干扰实验结果的评价,若不能去除,则应注意区分,即把可能对结果产生影响的非研究因素及其效应区别开来,控制其对研究因素效果的干扰。

研究因素作用于研究对象的实验效应是通过效应指标显示出来的。一项干预措施的实施可能影响的结局是多种的,有些是与疾病有直接相关的结局,如病死率和生存时间;有些是干预产生的间接结果,如资源分配的公平性、患者的满意程度等。在一项研究中,通常确定 1~2 个主要结局指标,几个或十几个次要结局指标。选择效应指标时应注意以下问题:①所选指标确实能反映出研究因素的效应,也就是指标的特异性。如抗结核治疗应选用痰菌阴转为指标;②尽量选用客观性强的硬指标,如易于量化的硬指标,而少用凭主观感觉而来的软指标;③选灵敏度高的指标,即对处理因素的效应反映灵敏,能最大限度反映处理效应的指标;④尽量选用易测量和重复性强的指标。

(三)确定研究对象

应根据研究目的制定出严格的选择标准,包括选入标准和排除标准确定研究对象。选入标准界定了研究者希望未来使用该干预措施或该研究结果适用的患者范围,也是对入选患者范围宽窄的界定,需要平衡代表性、可行性和伦理性等方面因素。进行临床实验时,应选择经统一、公认的诊断标准确诊的病例。用来制定排除标准的因素包括:疾病的严重程度,患者的年龄、性别,有无并发症和伴发症,病史和既往治疗史。研究对象选择时应注意以下主要原则:

1. 选择干预措施有效的人群 在现场实验中,为评价某疫苗的效果,应选择某病的易感人群且近期内未接种过与该病有关的其他生物制品,并注意防止将患者、隐性感染者与非易感者选入。

2. 入选的研究对象 应能从实验中受益,即参加研究,当实验结束时患者的疾病得到了有效的治疗或症状得到缓解。

3. 选择预期发生率较高的人群 如评价疫苗的预防效果,应在疾病高发区人群中接种,这样可以减少样本量,节约资源。

4. 选择干预对其无害的人群 若干预对其有害,不应选作研究对象,不选接受处理因素后易发生不良反应者或禁止使用危重患者。如新药在临床实验时,老人、儿童、孕妇均应除外,因这些人易发生不良反应;有胃刺激的药不能用于有胃出血史的人。

5. 研究对象的依从性要好 依从性(compliance)是行为学范畴的概念,是人对外界要求的主动响应程度。患者对于医疗和临床试验的要求和规定遵守的程度称为临床依从性。尽量选择能服从实验安排,并能坚持配合到底的研究对象。若研究对象不能遵守实验规则,或中途退出实验,将会给实验结果带来偏倚。

6. 能将实验坚持到底的人群　癌症,严重肾、肝病者,这些人可能在研究尚未结束前就死亡或因病重而被迫停止实验。

7. 伦理问题　实验性研究常涉及伦理问题,应获得受试者的知情同意。

(四)确定实验现场

根据不同的实验目的,选择相应的实验现场。在选择时,须注意如下原则:

1. 实验现场人口相对稳定,流动性小,研究对象的数量要足够。

2. 预期结局事件(如所研究的疾病)在该地区有较高且稳定的发病率。

3. 若评价疫苗的免疫效果时,应选择近期内未发生该病流行的地区。

4. 实验地区的医疗卫生条件较好,卫生防疫保健机构比较健全,登记报告制度较完善,医疗机构及诊断水平较好等,能保证完成实验研究。

5. 现场当地领导重视、人群合作、有较好的协作条件等。

(五)估计样本量

为什么要进行样本量的估计?

研究总体中的个体往往很多,甚至是无限的,逐个进行研究是不可能的,也是没有必要的。科学的办法是通过抽样对有代表性的样本进行研究,进而通过样本数据对研究总体的规律进行推断。样本中研究对象的数量即样本量。样本量过大,不但会造成人力、物力和时间的浪费,也会给实验研究的质量控制带来困难;样本量过小,会降低研究结果的可靠性与精确性。因此,在设计时,就应估计出一个适量的样本。所谓适量是指有一定的把握得出正确研究结论时所需要的最小样本。

1. 决定样本含量大小的因素

(1)总体变异性　若效应指标为数值变量,则其标准差越大,所需的样本含量越大。若效应指标为分类变量,如治愈率、缓解率、有效率、病死率等,则频率指标越低,所需的样本量越大。这些可通过预试验或查阅文献获得。

(2)实验组和对照组所比较的指标之间的差值 δ　差值越大,所需的样本量(n)越小,反之则越大。这一差值可通过查阅文献或预实验进行估计或用专业上认为有意义的最小差值替代。

(3)第一类错误的概率,即假阳性错误的概率 α　α 越小,所需 n 越大。α 的大小根据研究目的而定,通常 α 取 0.05 或 0.01。

(4)第二类错误的概率,即假阴性错误的概率 β 或检验功效($1-\beta$)　第二类错误的概率越小,检验功效越大,所需样本含量越多。一般 β 取 0.10 或 0.20。

(5)单侧检验还是双侧检验　单侧检验比双侧检验所需的样本含量小。

2. 样本含量估算方法　根据资料类型的不同,样本含量估算方法不同。

(1)计量资料样本含量的估算公式

$$N = 2\left[(u_{\alpha}+u_{\beta})\,\sigma\,/\delta\right]^2 。$$

式中 N 为实验组与对照组各自需要的样本量;σ 为两样本所在总体标准差的估计值,一般假设其相等,为期望值;δ 为两均数的差值;u_{α} 和 u_{β} 分别为 α 和 β 对应的标准正态分布的分位数,可查表获得。

(2)计数资料样本含量的估算公式

$$N= 2(u_{\alpha}+u_{\beta})^2 p(1-p)/(p_1-p_2)^2$$

式中 N 为实验组与对照组各自需要的样本量;p_1 与 p_2 分别为两总体率的估计值;p 为两个率的合计值,$p = (p_1+p_2)／2$;u_α 和 u_β 的意义同前。

(六)研究对象的随机化分组

随机化分组是指将样本中的研究对象随机分配到实验组与对照组中去。随机化分组可以使每个研究对象有同等的机会进入实验组或对照组,而不受研究者或研究对象主观愿望或客观原因的影响。通过随机化分组可平衡已知或未知的非研究因素对两组结果的影响,提高了实验组与对照组的可比性,消除了混杂因素的影响,保证了研究结果的真实性,也是控制或消除选择偏倚和混杂偏倚的手段之一。分组时,一般要求两组的例数相等或相近。随机化分组方法见本章第一节。

(七)设立对照

实验性研究是以人为研究对象的,而人易受多方面因素的影响。例如,在临床上,年龄、性别、病程、严重程度、疾病类型和治疗历史等均会影响疗效。影响研究效应的主要因素有以下几种:

(1)疾病的自然史 疾病的发生、发展过程均有一定的变化规律。有些疾病具有自限性,有些疾病有周期波动,如果不设立对照,则很难把干预措施的真实效应区分出来。例如当疾病有自限性时,如果不设立对照,则可能将疾病的自然病程误认为干预措施的效应。

(2)安慰剂效应 根据生理学和心理学原理推断,多数药物既有特异的药理作用,也有非特异的安慰剂作用。当研究对象使用安慰剂后,虽然没有真正的药理作用,但由于依赖医药而表现的一种正向心理效应,这种心理效应可能影响生理效应,可以有利于疾病症状的缓解,称为安慰剂效应。当以主观感觉的变化情况作为干预措施效果的结局指标时,结局效应中可能包含安慰剂效应在内。

(3)霍桑效应 是指正在进行的研究对被研究者的影响,常常为有利的影响。被研究者知道研究的内容,常常会影响他们的行为。

(4)不能预知的结局 有一些人类生物学个体因素,例如年龄、性别、免疫状态、心理状态等,可能会影响结局效应,使同一种疾病在不同个体中表现出来的疾病特征不一致。不同的研究对象,对干预措施的反应可能也不同。

(5)潜在的未知因素的影响 人类的知识总是有局限性的,很可能还有一些影响干预效应的因素,但目前我们尚未认识。

实验研究的最终目的是为了验证干预措施作用的有无及作用的大小,而只有控制实验过程中干预措施之外其他影响因素的干扰和偏倚后,才能成功地将干预措施的真实效应客观地、充分地暴露或识别出来,设立对照就是一种控制干扰和偏倚的有效措施。

设立对照时,应注意如下原则:①两组除干预措施之外,其他能影响结果的条件如年龄、性别、病情、病程等应尽可能地相同或相似;②两组选择病例的方法、诊断标准等必须一致;③两组的研究对象对所研究疾病的易感程度及感染的机会均衡可比;④对两组的观察要同样重视。

常用的对照形式有:标准对照、安慰剂对照、自身对照、交叉对照等。具体方法见本章第一节。应根据不同的研究目的和要求,选用合理的对照形式。

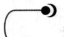

笔记栏

（八）应用盲法

在流行病学实验研究中，尤其是在临床试验中，若研究对象知道自己是处于实验组还是对照组，或者研究者知道研究对象的分组情况，则会由于主观因素的影响而造成偏倚。例如研究对象为了迎合研究者的愿望，倾向于对自身的症状向好的方面叙述；在临床疗效考核中，研究对象将受到许多特别的注意，研究者也倾向于研究药物有效，会更加关心实验组的对象，这些均可能夸大研究药物的效果。为了控制主观心理因素对研究结果产生干扰应采用盲法。根据盲法的程度分为单盲法、双盲法和三盲法。具体见本章第一节。

（九）资料的收集与分析

1. 资料的收集　在资料收集前，应根据研究目的设计调查表或病例报告表。在随机分配前对研究对象进行筛查，凡对干预措施有禁忌者、无法追踪者、可能失访者、拒绝参加实验者，以及不符合标准的研究对象，则应排除。经过排除后，其结果可减少偏倚，但可能影响研究结果的外推，被排除的研究对象愈多，结果推广的面愈小。收集资料的过程，就是填写调查表、记录和收集体检或实验室检查结果的过程，实验中的任何观察、测量结果均应及时、准确、真实、完整、规范地记录下来，不得随意更改。资料收集过程中，应尽可能防止偏倚的出现，要对研究的全过程实施质量控制。例如资料收集方法和程序的标化、测量仪器的标化、资料收集人员的培训等。

资料整理分析时，对于退出对象应如何处理？

2. 资料的整理　整理资料是依据研究目的和设计对研究资料的完整性、规范性和真实性进行核实，并进一步录入、归类，使其系统化、条理化，便于进一步分析。资料整理时，不能受主观因素影响人为取舍资料，应对所有研究对象均进行整理，不能只整理与预期结果相符的所谓的"有用资料"，而去除与预期结果不符的资料。同时也要说明退出者的情况。退出（withdrawal）指研究对象在随机分配后从实验组或对照组退出。这不仅会造成原定的样本量不足，使研究工作效力降低，且易产生偏倚。退出的原因可能有不合格（ineligibility）、不依从（noncompliance）、失访（loss to follow-up）。在资料整理时，一般要把不合格的研究对象剔除，包括不符合纳入标准者、一次也没有接受干预措施或没有任何数据者。为了防止因剔除研究对象造成的偏倚，有学者主张在随机分配后发现不符合标准者，将对象分为"合格者"和"不合格者"进行分析，若两者结果不一致时，则在下结论时应慎重。对于不依从的对象，在资料整理分析时应根据研究对象的依从性进行分组分析，即同时进行意向性分析、遵循研究方案分析、接受干预措施分析。单独用上述任何一种结果分析时均存在一定的局限性。对于失访者，在资料整理和分析时，应考虑两组失访率的差异。若失访率不同，则资料分析结果可能产生偏倚。即使两组失访率相同，如果失访原因或失访者的特征不同时，两组效应也可能不同。

3. 资料的分析　在实验设计中，就要明确制订出资料的分析计划，包括预期分析的指标、分析方法、控制混杂因素的方法等。在对资料进行整理分析时，需要注意正确运用统计学的方法，并结合专业理论知识，合理而恰当地对结果做出解释。资料分析时包括统计描述、统计推断和临床与公共卫生意义的判断。常用的指标有有效率、病死率、治愈率、生存率、相对危险降低、需要治疗人数等。评价实验效果的指标，应根据实验目的而选择。

（1）评价治疗措施效果的主要指标

有效率（effective rate）：

有效率 =（治疗有效例数/治疗总例数）×100%

治愈率（cure rate）：

治愈率 =（治愈例数/治疗总例数）×100%

病死率（case fatality rate）：

病死率 =（因该病死亡人数/某病受治疗人数）×100%

n 年生存率（survival rate）：

n 年生存率 =（n 年存活的例数/随访满 n 年的例数）×100%

这是直接法计算生存率的公式。当随访时间较长，研究对象开始进入随访的时间不一致，且存在研究对象失访时，为了充分利用资料，可用寿命表法进行分析。

（2）考核病因预防的主要指标

发病率（incidence rate）：

发病率 =（一定时期内某人群中某病新病例数/同期该人群暴露人口数）×K

K = 100%，1 000‰，10 000/万，100 000/10 万……

感染率（prevalence of infection）：

感染率 =（受检者中感染人数/受检人数）×100%

相对危险度降低（relative risk reduction，RRR）：

RRR =（对照组事件发生率–实验组事件发生率）/对照组事件发生率

绝对危险度降低（absolute risk reduction，ARR）：

ARR = 对照组事件发生率–实验组事件发生率

（3）评价预防措施效果的主要指标

保护率：

保护率 =［（对照组发病或死亡率–实验组发病或死亡率）/对照组发病或死亡率］×100%

抗体阳转率：

抗体阳转率 =（抗体阳转例数/接种总例数）×100%

效果指数：

效果指数 =（对照组发病或死亡率/实验组发病或死亡率）×100%

保护功效（protective efficacy，PE）：

$$PE = \frac{I_0 - I_E}{I_0}$$

保护功效是指对照组如果接受干预措施，则会减少的发病或死亡的比例，或实验组中归因于干预措施而减少的发病或死亡的比例。

对慢性非传染性疾病评价指标常用中间结局变量，例如人群认知、态度、行为改变；行为危险因素变化，如控烟、合理膳食、体育运动；高危人群的生活指标等；生存质量变化，包括生理功能、心理功能、社会功能、疾病症状体征、对健康感受和满意程度等主要方面；干预投入、产出效果评价等。

（十）临床疗效研究的评价标准

1. 防治效果的结论是否从 RCT 中获得。

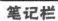

2. 是否报告了全部的临床结果。

3. 是否详细介绍研究对象的情况。

4. 是否同时考虑临床意义和统计学意义。

5. 是否介绍防治措施的实用性。

6. 论文结论是否包括了全部研究对象。

二、实验性研究的常见偏倚及其控制

1. 选择偏倚　主要是研究对象选择和分组时,没有严格按照随机化原则,使研究结果偏离真实情况。控制选择偏倚的方法:严格掌握研究对象的入选标准和排除标准;实施过程中使用随机抽样和随机分组法。

2. 失访与不依从　失访是指研究对象因迁移或其他疾病死亡等种种原因造成失访,从而破坏了原有样本的代表性。

依从性是指研究对象遵守实验设计所规定的程序和措施的程度。临床试验中的不依从主要有以下三种:①撤出,研究对象不再接受相应的治疗,退出了研究;②进入,患者在分组后治疗前,实验组和对照组互换;③换组,临床开始治疗后,实验组与对照组互换。

控制失访和不依从性的方法:做好宣传工作,让对象了解研究的重要性;尽可能缩短研究持续时间,选择居住地离医院近的患者;实验开始后,与研究对象保持密切联系,联络感情搞好关系,尽量给患者方便,多提醒研究对象按时服药或定期检查。

3. 干扰和沾染　干扰是指实验组额外接受了与实验效应一致的其他处理措施,从而造成人为夸大疗效的假象,或对照组接受了"干扰"药物,从而引起对照组疗效增高,使两组间的疗效差异缩小,进而低估效应的现象。

沾染是指对照组对象额外地接受了实验组药物,造成人为夸大对照组疗效,从而低估效应的现象。

控制干扰和沾染的方法:使用盲法,不随意增加和减少药物种类,严格按设计方案进行。

三、流行病学实验性研究的优缺点

1. 流行病学实验性研究的优点

(1)实验性研究为前瞻性研究,在整个实验过程中,研究因素事先设计,结局变量和测量方法事先规定,通过随访将每个研究对象的反应和结局自始至终观察到底,实验组和对照组同步进行比较分析,论证强度高,最终能做出肯定性的结论。

(2)按照随机化的方法,将研究对象分为实验组和对照组,做到了各组具有相似的基本特征,提高了可比性,减少了研究中的混杂和偏倚。

(3)进行了随访观察,可以获得一种干预和多个结局的关系,也有助于了解疾病的自然史。

2. 流行病学实验性研究的缺点

(1)受干预措施适用范围的约束,所选择的研究对象代表性不够,以致会不同程度的影响实验结果推论到总体。

（2）整个实验设计和实施条件要求高、控制严、难度较大。

（3）研究人群数量较大,实验计划实施要求严格,随访时间长,因此依从性不易做得很好,影响实验效应的评价。

（4）研究过程中,以人为研究对象,研究者根据研究目的对实验组施加干预措施,而对照组不施加,所以有时可涉及医德问题。

问题分析与能力提升

一、选择题

1. 下列哪一点是实验流行病学研究不具备的 （　）

    A. 须随机化分组　　　　　　　　B. 须有干预措施

    C. 是前瞻性研究,必须随访观察实验结果

    D. 实验组和对照组是自然形成的

    E. 有严格的平行可比的对照

2. 下列哪项试验不属于实验流行病学研究 （　）

    A. 社区试验　　　　　　　　　　B. 临床试验

    C. 观察性试验　　　　　　　　　D. 干预试验

    E. 现场试验

3. 下列哪项是实验流行病学研究 （　）

    A. 分析危险因素暴露的结局　　　B. 筛查早期患者

    C. 探讨病因的线索　　　　　　　D. 评价病例暴露危险因素的比例

    E. 评价某种预防措施的效果

4. 现场试验中实验组和对照组人群最大的不同点是 （　）

    A. 观察指标不同　　　　　　　　B. 入选标准不同

    C. 随访方法不同　　　　　　　　D. 干预措施不同

    E. 目标人群不同

5. 下列哪项是实验流行病学研究的优点 （　）

    A. 可平衡和控制两组的混杂因素提高两组可比性

    B. 省时、省钱、省力,可进行罕见病的研究

    C. 易于控制失访偏倚

    D. 能够及早治疗患者或预防和控制疾病

    E. 可计算相对危险度和归因危险度

6. 下列哪项不是流行病学实验研究的缺点 （　）

    A. 其结果的论证强度弱于分析性研究　　B. 随访时间长、易失访

    C. 设计和实验条件高、控制严、难度大　　D. 依从性不易做好,影响其结果评价

    E. 花费人力、物力、财力,有时还可能涉及伦理问题

7. 用盲法进行临床试验可以减少 （　）

    A. 信息偏倚　　　　　　　　　　B. 选择偏倚

    C. 志愿者偏倚　　　　　　　　　D. 混杂偏倚

    E. 入院率偏倚

8. 对一种疫苗效果进行双盲研究是指 （　）

    A. 受试者和设计者都不知道哪些受试者接受疫苗,哪些受试者接受安慰剂

    B. 观察者和设计者都不知道哪些受试者接受疫苗,哪些受试者接受安慰剂

C.观察者和受试者都不知道哪些受试者接受疫苗,哪些受试者接受安慰剂

D.观察者和受试者都不知道什么疫苗

E.观察者和设计者都不知道什么疫苗

9.某药治疗高血压患者100例,观察一个疗程1个月,服药后70%患者血压降至正常且无不良反应,下列哪个结论正确　　　　　　　　　　　　　　　　　（　　）

    A.该药有效　　　　　　　　　　　　B.不能做结论因未设平行可比的对照组

    C.很难下结论因为观察时间太短　　　D.很难下结论因为样本量太小

    E.很难下结论因为没有进行统计学检验

10.对儿童接种乙肝疫苗后,评价效果可选用　　　　　　　　　　　　　（　　）

    A.有效率、治愈率　　　　　　　　　B.抗体阳转率、保护率

    C.相对危险度、特异危险度　　　　　D.病死率、死亡率

    E.罹患率、患病率

二、问答题

1.简述流行病学实验性研究的原则。

2.简述流行病学实验性研究的基本原理。

3.实验性研究中常见的对照形式有哪些?

4.简述实验性研究的优缺点。

5.影响实验性研究样本量大小的因素有哪些?

（新乡医学院　任静朝）

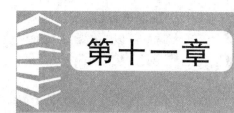

第十一章
病因及其推断方法

学习目标

1.掌握流行病学病因的定义及其内涵,流行病学病因研究的一般方法与步骤,因果关系的判定标准及其应用。

2.熟悉常见的流行病学病因模式,因果联系的基本方式,建立病因假设的逻辑学方法,Mill准则与假设演绎法,统计学联系与因果联系,病因推断的一般步骤。

3.了解病因观及其发展简史,病因与必需病因的概念。

探索病因(causation of disease)是流行病学的基本任务之一,明确病因对于临床上疾病的诊断、治疗及人群防治都具有十分重要的意义。各医学学科从不同的视角采用不同的方法进行病因研究,而流行病学研究病因是以人群为对象,通常采用描述性、分析性和实验性研究方法,包含建立病因假设、验证假设及因果关系推断等不同阶段。其在病因研究中的作用是其他学科所不能替代的,其重要意义也是其他学科所无法比拟的。

第一节 病因的概念及研究方法

一、病因的定义

(一)病因观及其发展

随着社会进步和科学技术的发展,人们对于病因的认识也在不断变化、更新。病因观的发展历程大致经历以下时期。

在原始社会早期,疾病对于人们来说是神秘莫测的,除了明显由外部因素导致的外伤及死亡之外,其他疾病则大多被归因于"神魔",与之相对应的是只能以向神灵祈祷或采用巫术驱魔等方法来预防或治疗疾病,或称"神灵主义病因观"。

到了奴隶社会,随着人们对世间万物的认识水平提高,特别是受到一些哲学思想和理论的影响,产生了朴素唯物主义病因观。如被称为"医学之父"的希波克拉底在他的著作《空气、水和住所》(*Airs*,*Waters and Places*)一书中明确地论述了环境与疾病的关系,并总结出地方病的主要影响因素有五大类:气候、土壤、水、生活方式和营养,这种病因观也被视为现代公共卫生与流行病学学科形成与发展的思想萌芽。

此后,人们在与"瘟疫"做斗争的过程中,逐步认识到疾病是可以"传染"的,可以由动物传给人,也可在人与人之间传播。在发现微生物之前,对于传染病流行过程的"三个环节"已经有了初步的认识,并采取了相应的控制措施,如隔离患者,接种"人痘"预防天花等。随着显微镜的发明和微生物学的发展,人类认识到许多疾病是由微生物引起的,并提出了特异病因学说。德国学者 Robert Koch 等人提出了判定特异性病原体的四条法则,即 Koch 法则(Koch's postulates),炭疽病是第一个被证实符合这些原则的疾病。生物病原的研究对推动医学的发展曾起到过重大的作用,也可称为生物医学模式的病因观或单病因说,在这种病因观思想的指导下,人们把病因归纳为生物因素(病原微生物)、物理因素和化学因素等。

随着人类疾病谱、死因谱的改变,慢性非传染性疾病成为人群健康的最大杀手,而特异病因说或单病因说在解释这类疾病时显得力不从心。加上人类社会化程度不断提高,社会因素、心理因素在疾病发生中的作用逐渐引起重视,最终形成了现代生物-心理-社会医学模式的病因观,也称为多病因学说或多因多果病因说。

(二)病因的定义

由于基础医学、临床医学和预防医学等不同学科的研究视角不同,观察对象(个体或群体、普通人群或临床患者、人或动物)不同,对病因的理解也不尽相同。流行病学是从宏观视角、群体水平研究病因问题的。20 世纪 80 年代,美国约翰·霍普金斯大学流行病学教授 Lilienfeld AM.(1920—1984 年)将病因定义为:"那些能使人群发病概率增加的因素,就可以认为是疾病的病因,当它们中的一个或多个不存在时,疾病频率就会下降。"这一定义被国际流行病学界广泛认可和接受。

Lilienfeld 的病因定义较好地反映了现代流行病学的病因观,反映了多病因学说的基本思想。他主要是从预防医学的角度,以提高疾病预防、控制水平为目的而提出的。不强调疾病发生的生物学机制,也不强调病因与疾病之间的特异性联系,体现了现代公共卫生的思想理念。例如,通过对人群的观察研究,发现长期吸烟者发生肺癌的风险高于同一人群中的非吸烟者,而在人群中采取有效的控烟措施,降低人群的吸烟率,经历一个时期之后,人群肺癌发病率或死亡率随之下降。尽管我们对于吸烟导致肺癌的机制及烟草中具体是哪些成分是导致肺癌的元凶等可能仍不是十分清楚,但只要吸烟可以影响肺癌发生的概率,我们就可以认为吸烟行为就是肺癌的病因之一。

同时,这一病因定义也反映了多病因的观点。各种因素可能单独作用,也可能协同作用。也许某种因素单独存在时不足以导致疾病发生,但与其他因素共存时就可能导致疾病发生,我们同样可以认为该因素就是疾病的病因。

(三)危险因子

危险因子(risk factors)是流行病学中对那些与疾病发生有正关联的各种因素的通称。危险因子既可以是外部环境因素,如电离辐射、高温、空气污染物、病原微生物等,也可以是机体自身的因素,如遗传、免疫、内分泌等;既可以是理化因素或生物学因素,也可以是精神、心理或行为因素;甚至一些基本人口学特征如年龄、性别、受教育程度、收入水平等也可以作为疾病发生的危险因子。一种危险因子(如吸烟)可能和许多种疾病有联系,而一种疾病(如冠心病)又可能与许多危险因子有关。现代流行病学研究中利用物理、化学、生物学、统计学等各种技术方法,可以测定并评价各种危险因子在疾病发生中作用的大小,以及消除某种危险因子后可使疾病频率减少多少。在制定预防、控制疾病的规划或指导医疗卫生工作实践时,危险因子是一个很有实际意义的概念。

二、病因模型

病因模型就是用简洁的概念关系图来表达病因与疾病之间的关系,它反映了对疾病病因的基本认识,是病因观的一种形象表达方式。比较有代表性的病因模型有三角模型、轮状模型、疾病因素模型、病因网模型等。

(一)三角模型

三角模型(triangle model)也叫流行病学三角(triangle of epidemiology)。该模型认为疾病的发生是致病因子、宿主、环境三个方面相互作用的结果,三者各占正三角形的一角(图11-1)。如果三者保持平衡状态,就不会发生疾病。一旦三者中的任一因素发生变化,打破了这种动态平衡状态,就将发生疾病。三角模型考虑到了宿主因素和环境因素在疾病发生中的作用,比单一病因论有较大的进步,有助于人们对疾病发生的条件做进一步认识。这种病因模型比较适用于有特异病因(病原体)的急性传染病。例如,上呼吸道感染是一种由病毒或细菌引起的常见疾病,但三角模型用于解释多种因素长期作用导致的慢性病则显得力不从心。

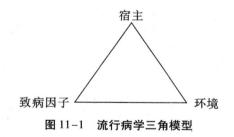

图 11-1　流行病学三角模型

(二)轮状模型

轮状模型(wheel model)又称车轮模型,是用两个同心圆来反映宿主与环境的相互关系,宿主方面的因素包括遗传、免疫、代谢、心理等,环境因素分为生物环境、理化环境和社会环境(图11-2)。轮状模型各部分的相对作用大小可能会随疾病不同而有所变化。如单基因遗传病的发生主要取决于遗传因素,则遗传内核可大些,而急性传染病则主要受环境因素和宿主免疫状况影响。

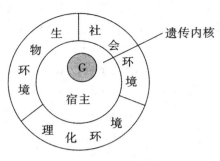

图 11-2　轮状模型

(三)疾病因素模型

现代流行病学观点通常将影响疾病发生的因素分为四大类:生物学因素、环境因素、行为与生活方式因素和卫生服务与保健因素(图 11-3)。其中,生物学因素是指遗传、免疫、内分泌等;环境因素包括社会因素(如社会形态、制度、法律、经济、文化等)和自然因素(如地理、气候、化学、物理、动物宿主、生物媒介等);行为与生活方式因素包括运动、睡眠、应激、不良嗜好、静坐生活方式等;卫生服务与保健因素包括卫生服务制度与体系、医疗保障制度、卫生资源、卫生服务利用、个体保健等。疾病因素模型就是针对某种特定疾病,建立与疾病相关的各类影响因素列表,并逐一分析其在疾病发生发展中的作用及各因素之间的相互关系。这种方法病因分类明确,通俗易懂,可操作性强,具有较强的实践指导意义。

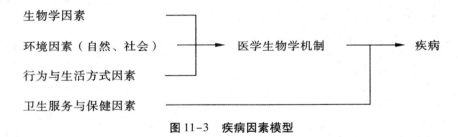

图 11-3　疾病因素模型

(四)病因网模型

疾病的发生往往是多种因素综合作用的结果,且多种因素之间也是相互关联或互为因果,在慢性病尤为如此。如果按各因素关联的先后顺序将它们连接起来就构成一条病因链(chain of causation),多个病因链相互交错就构成了病因网(web of causation)。病因网模型可以比较全面地反映某种疾病的各种发病因素及其相互关系。

三、必需病因和充分病因

(一)概念

根据病因与疾病发生之间的逻辑关系,可将病因分为必需病因和充分病因。
如果在某种疾病的发生之前一定存在某种因素,则该因素就称为必需病因

(necessary cause)。换言之,如果缺少这种因素,疾病就不会发生。对于有明确生物病原体的传染病,病原微生物感染对于疾病发生来说就是必需的。一些按病因命名的慢性疾病如缺铁性贫血、尘肺病、血管性痴呆等有必需病因,但对于绝大多数慢性病来说,往往没有哪种因素是必需的,也就是说不存在必需病因。

如果当某种或某些因素的作用一定会导致某种疾病发生,该因素就是充分病因(sufficient cause)。充分病因一般不是单一因素,通常是一系列条件、因素和事件等诸多因素的综合,又称为组合病因(component cause)。假设某种疾病只有三种充分病因的组合,而且每个充分病因组合中都有因素 A(如传染病的病原体)、缺少因素 A 疾病就不会发生,则因素 A 就是该病的必需病因(图 11-4);第一种组合中包含因素 A、B、C、D、E,第二种组合中包含因素 A、C、D、F、G,第三种组合中包含因素 A、B、F、G、H,且每种组合中可能还有一些未知因素存在。这种组合病因的概念其实只是一种理论假设,但在现实中,我们可能并不十分清楚(也很难弄清楚)每种充分病因的组合中具体都包含哪些因素,我们也不清楚某种疾病到底有多少种充分病因的组合,但有一点是清楚的,那就是对各种充分病因组合中的任一因素采取干预措施,消除该因素的作用,都可以打破该种充分病因组合,则疾病发生的风险就会降低。如图 11-4 所示,假设该病只有三种充分病因的组合,其中因素 A 是必需病因,因素 G 或因素 F 可能并非必需病因,也不是对发病影响较大的因素,但只要消除了因素 G 或因素 F,则可以打破后两种组合,疾病发生风险也将会随之明显下降。无论该病有多少种充分病因的组合,无论每种充分病因的组合中包含多少种因素,也无论该因素是否为必需病因或对疾病发生的影响作用大小,消除任一因素的影响都可以降低发病风险。而且,干预的因素越多,发病风险降低的就越大。因此,从公共卫生的角度来说,即便是不清楚某种疾病到底有多少种充分病因的组合,也不清楚各种充分病因的组合中具体包含哪些因素,只要对其中任一因素采取干预措施,都可以降低疾病发生风险,并不一定非要针对那些所谓必需病因或影响较大但难以干预的因素采取干预措施,针对那些相对容易消除的因素采取干预措施,可能会收到事半功倍的效果。

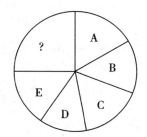 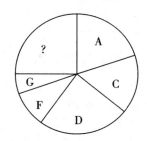 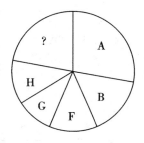

图 11-4 某种疾病充分病因组合示意
(说明:每个字母代表一种因素,扇形面积代表其影响作用大小)

单一因素作为充分病因和(或)必需病因归纳起来可能有四种情况(表 11-1),对于大多数疾病来说,单一因素往往既非"充分"又非"必需"。

表 11-1　单一因素作为充分病因和(或)必需病因的各种可能情况

充分病因	必需病因	疾病
+	+	几乎不存在
+	-	几乎不存在
-	+	传染病及按病因命名的非传染病
-	-	大多数疾病

(二)局限性

充分病因和必需病因是传统的决定论因果观的产物,但现代流行病学的病因观是遵循概率论因果观(或称广义因果律),单一因素在疾病发生中的作用有大有小,但大多数情况下并非所谓"特异""必需"或"充分",对于慢性非传染性疾病尤其如此。单一因素在大多数情况下对于疾病的发生既非"必需"又非"充分",似乎该因素在疾病发生中的影响作用很小或不重要,其实不然。某种因素存在与否,或许并不能决定疾病是否发生,但如果该因素能大大增加疾病发生的概率,该因素就是该疾病的重要的病因。这种认识对于疾病预防、治疗与控制的卫生实践来说,尤其具有现实意义。

四、因果联系的方式

研究因果联系的方式对于研究病因作用方式、探讨发病机制及指导疾病预防都具有重要意义。因果联系的基本方式有:单因单果、单因多果、多因单果、多因多果等(图 11-5)。

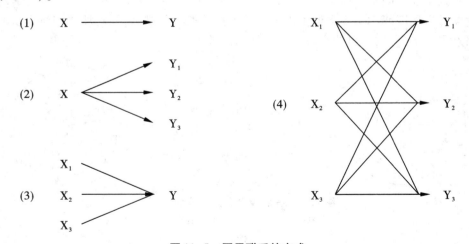

图 11-5　因果联系的方式
(1)单因单果　(2)单因多果　(3)多因单果　(4)多因多果

1.单因单果　单因单果即一种病因引起一种疾病,即所谓特异性因果关系。但即便是有特异性病原体的传染病的发生,不仅仅取决于病原体的存在,还受到机体免疫力和环境因素的影响。因此,以单因单果的思维模式去研究病因,难免得出狭隘的、片面的结论。

2. 单因多果　单因多果是指一种因素可引起多种疾病,例如吸烟可能与肿瘤、心脑血管疾病、慢性呼吸道疾病、消化系统疾病等多种病的发生有关。虽然表面上看这种联系有流行病学或实验室研究的证据,但也不宜完全归因于吸烟单一因素的作用,其他病因也或多或少发挥一定作用。

3. 多因单果　多因单果是指多个病因引起一种疾病,例如高钠低钾、超重和肥胖、过量饮酒、遗传因素、精神紧张等可以引起高血压。但事实上,多种因素的共同作用往往并非导致单一结果,临床上也经常会看到一些患者同时共患多种相关疾病,高血压患者可能同时患有冠心病、脑血管病、糖尿病等。因此,多因单果的思维模式难免管中窥豹之嫌。

4. 多因多果　多因多果是指多种病因同时存在,往往导致多种疾病同时或先后发生。例如高脂膳食、缺乏体力活动、吸烟、饮酒可能会引起原发性高血压、冠心病、脑血管病、乳腺癌等。实际上这些疾病的病因并非完全相同,每个病例的情况可能都有差异,只不过这些疾病有共同的致病因素而已。当这些因素存在时,就会增加这些疾病的发生概率。很显然,多因多果的作用方式能更好地解释疾病发病机制的复杂性和不确定性,也更加符合现代公共卫生和预防医学的思想理念。

五、流行病学病因研究方法与步骤

(一)病因假设的建立

建立病因假设一般是根据临床资料或描述性研究结果,遵循一些逻辑学法则通过逻辑推理过程而完成的。描述性研究方法主要包括现况调查和生态学研究,现况调查主要是了解疾病在某时点的分布情况,同时可以调查与发病相关的一些因素分布,从而发现病因线索。由于疾病和可疑因素的测量是在同一时点,无法判断先后顺序,因此不能证实因果关系,但有助于建立病因假设。生态学研究也称相关性研究,是以人群组为观察单位收集疾病频率和暴露因素的资料,进一步分析二者是否存在关联。根据生态学研究结果可以发现病因线索、建立假设,但与现况调查一样,不能证实因果关系。

1. Mill 准则及其应用　Mill 准则(Mill cannon)是由英国逻辑学家、经济学家 John Stuart Mill(1806—1873 年)最早提出,原本有四条准则,经后人修改后现有五条准则。

(1)求同法(method of agreement)　是指在不同情况或条件下,当发生某事件 A,则均有某因素 a,则 a 很可能是 A 的原因。也就是找出发病者的共同点,从而发现病因线索。例如,2008 年,我国某家医院短期内先后收治了多例婴幼儿泌尿系结石病例,进一步调查发现他们都有食用某品牌奶粉史,提示食该品牌奶粉可能是导致这些婴幼儿发病的原因,最终调查结果证实该品牌奶粉违规添加三聚氰胺导致了该病。

(2)求异法(method of difference)　是指当发生某事件 A 时有某因素 a 存在,而未发生事件 A 时则无某因素 a,则 a 很可能是 A 的原因。例如,通过比较发病者与未发病者的不同点,或比较发病风险高与发病风险低者的不同点,从而找出可能的病因。如乙肝病毒感染者的肝癌发病率显著高于非乙肝病毒感染者,提示乙肝病毒感染可能是肝癌的病因。

(3)共变法(method of concomitant variation)　如果某因素 a 出现的频度或强度发生变化,某事件 A 发生的频率与强度也随之变化,则 a 很可能是 A 的原因。例如 20 世纪 60 年代初发生于欧洲的反应停事件,在联邦德国等多个西欧国家先后有约 1.2 万例新生儿出现短肢畸形(海豹肢畸形),临床医师怀疑可能与孕妇服用了反应停(thalidomide,沙利度胺)有关。生态学研究发现反应停在不同国家销售量不同,在销售量最高的联邦德国发生的畸形儿数也最多,不同国家反应停销售量与发生的畸形儿数有正相关关系,而且生态趋势研究结果也显示,1958—1962 年间,联邦德国反应停销售量与发生的畸形儿数在时间上也存在相关关系,提示孕妇服用反应停是导致新生儿短肢畸形的原因。

(4)类推法(method of analogy)　如果某疾病 A 与疾病 B 的分布特征一致,说明这两种疾病可能有共同的病因。如果已知疾病 B 的病因为 a,则 a 也很可能是疾病 A 的病因。例如,某地一所乡级中学发生一起甲型副伤寒暴发,通过初步调查分析发现,本次暴发与此前另一地区所发生的一起甲型副伤寒暴发在人群和时间分布特征上十分相似,那次暴发最终证实是饮水水源被污染所致,提示本次暴发的原因也很可能是饮水水源被污染。

(5)剩余法(method of residues)　也称为排除法。假设某疾病 A 只有 a、b、c、d、e 五种可能的病因,现有的证据可以排除 b、c、d、e,虽然尚无证据证实因素 a 就是疾病 A 的病因,因其他所有的可能性都已排除,则 a 很可能就是疾病 A 的病因。这种方法适用于危险因素较少而且已知的疾病,除了已知的危险因素外很少有特例。例如,在一次甲型肝炎暴发调查中,已知甲型肝炎暴发主要是经饮水和食物传播,因此对患者饮水及各种饮食因素进行了调查,在排除了饮水污染和其他共同的饮食因素后,剩下食毛蚶尚未充分证据排除。流行病学调查结果患者大多有食毛蚶史,但限于当时的技术条件,从市场采集的毛蚶样品中均未检查出甲肝病毒。尽管尚无证据证实食毛蚶可以传播甲型肝炎,但由于其他可能性均已排除,因此食毛蚶很可能就是引起本次暴发的原因。此后另一次甲肝暴发调查中,流行病学调查和微生物学检查结果均证实了食毛蚶可以传播甲型肝炎。

2. 假设演绎法及其应用　流行病学病因研究一般并不涉及或很少涉及具体的致病机制,而是依据一些观察性研究和人群实验研究所获得的经验证据来建立病因假设并进行因果关系推断。例如,通过描述性研究的资料提供了一些吸烟与肺癌关系的线索,如肺癌患者很多有长期吸烟史、烟草的消耗量在地区或时间分布上与肺癌死亡率存在某种程度的联系等,在此基础上我们建立了初步的假设——"吸烟可能是肺癌的病因之一"。进一步通过分析性研究和人群干预研究获得相关的经验证据,如肺癌患者比未患肺癌的人(对照)更多具有吸烟暴露史,或吸烟者因肺癌死亡的风险高于不吸烟者,或高暴露者因肺癌死亡的风险高于低暴露者,或戒烟者发生肺癌的风险比继续吸烟者降低,或通过在人群中采取控烟措施可以降低肺癌发生或死亡风险等,根据这些经验证据我们可以推论吸烟与肺癌存在因果关联。但烟草中具体是哪些有害成分,通过怎样一个致病过程或机制最终导致肺癌的发生,则不是流行病学病因研究的主要内容。

假设演绎法的推论过程可分为两个基本步骤:

步骤 1:建立病因假设 H,并由假设 H 演绎出经验证据 E。

例如,假设幽门螺杆菌(Hp)感染是胃癌的病因之一,并由此演绎出若干经验证据。

经验证据1(E1):胃癌患者(病例组)Hp感染率高于非胃癌者(对照组)。

经验证据2(E2):Hp感染者(暴露组)胃癌发生率或死亡率高于非感染者(非暴露组)。

经验证据3(E3):如果对人群中Hp感染者进行干预(如接种疫苗或对已感染者实施Hp根除治疗),则可以使人群胃癌发生率或死亡率降低。

步骤2:通过在特定人群中进行流行病学研究获得经验证据E,反推假设H是否成立。上述各经验证据可分别通过病例对照研究(E1)、队列研究(E2)和人群实验研究(E3)获得,如果各经验证据成立,则该病因假设H很可能成立。

假设演绎法是在描述描述性研究(建立假设)与分析性和人群实验研究(验证假设)之间起到一种衔接作用。需要强调的是,由于疾病的发生往往是多种因素共同作用的结果,且作用机制十分复杂,即使各经验证据E都成立,也不能简单地推论该病因假设H也一定成立,因为这些经验证据可能是偶然的或虚假的;反之,即使各经验证据E不成立,也不能就此认为该病因假设H不成立。因果关系的推断需要遵循严格的步骤和判断标准。

(二)病因假设的验证

描述性研究的结果有助于发现病因线索、建立假设,动物实验或实验室研究结果也只能作为佐证,不能直接作为证实因果关系的证据。验证病因假设必须在人群中采用分析性研究或实验性研究方法进行。

1.分析性研究 分析性研究又包括病例对照研究和队列研究。

(1)病例对照研究 病例对照研究产生偏倚的可能性较大,结论的科学论证度较低,通常也不能证实因果关系。但病例对照研究可以同时分析多种可疑因素,常用于筛选可疑因素。

(2)队列研究 队列研究能够判断暴露因素与疾病是否有因果关系。相对于病例对照研究,队列研究产生偏倚的可能性较小,结论的科学论证度较高,可以作为判断因果关系的重要依据。

2.实验性研究 这里的实验性研究是指在人群中进行的流行病学实验,不是动物实验或实验室研究。相对于分析性研究,实验研究的结论通常更可靠,科学论证度较高,是判断因果关系的重要依据。

不同的病因研究方法因其设计不同、时间不同、研究对象代表性、收集信息的方法与可靠性不同等,科学论证强度也不同。但科学论证强度较大的方法,如果没能严格按照要求来设计和实施,结果可信度也会大打折扣。通常样本量较大、研究周期较长或追踪观察、组间可比性较好(如匹配或随机分组)、客观定量地收集信息等有助于提高结论的可信度。常用的病因研究方法的科学论证强度比较见表11-2。

表 11-2　常用病因研究方法的论证强度

研究方法	论证强度
随机对照试验	++++
现场干预试验	++++
队列研究	+++
非随机对照试验	++
病例对照研究	++
现况调查	+
生态学研究	+/-
动物实验或实验室研究	+/-

（三）流行病学病因研究的一般步骤

首先是根据临床资料或描述性研究结果建立假设,再选择特定人群进行分析性研究或人群实验研究来验证假设,最后参照因果联系的判断标准进行病因推断（causal inference）。流行病学病因研究的一般步骤见图 11-6。

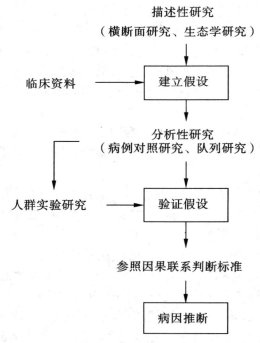

图 11-6　流行病学病因研究的一般步骤

第二节　病因推断

病因推断就是以现有的流行病学研究及其他相关研究资料为基础,按照因果联系判断的标准做出推断性结论的过程。

一、统计学联系与因果联系

如果分析性或实验性流行病学研究的结果表明某种因素与疾病之间数量上的关联,并不意味着两者一定有因果联系。这种关联可能仅仅是机遇(chance)所致的偶然联系,或者是偏倚导致的虚假联系,也可能是一种间接联系,在排除了上述各种联系后,才有可能是因果联系。

(一)统计学联系

统计学关联(statistical association)是判定因果联系的基础和前提。病例对照研究中,当某疾病(D)有某因素(E)的比例,显著高于非该疾病中有 E 的比例,并达到统计学显著水平时,叫有统计学关联。队列研究中,当暴露因素(E)在人群中变动后某疾病(D)的频率或强度也变动,则为二者有关联。

因为绝大多数的病因研究都是抽样研究,需要做统计学的假设检验,以排除由随机抽样误差导致的偶然的关联。当经过统计学假设检验达到显著性水平后,可认为 E 与 D 有统计学关联。但是有统计学关联时还有三种可能,即虚假的联系、间接的联系及因果联系。在判断是否因果联系前必须排除虚假的联系及间接的联系的可能,然后进行病因推断(causal inference)。

(二)虚假联系

虚假联系(spurious association)是由于研究过程中产生的偏倚(bias)或偶然性错误导致本来没有联系的某个因素和疾病之间表现出统计学上的联系。如研究对象选择不当、研究的设计存在问题、测量方法本身有问题或在测量过程中发生偶然性的失误(如实验室检测过程中加错试剂)等都可能导致虚假的联系。

例如在病例对照研究中,如果调查者对病例和对照的态度不同,对于病例有意无意地诱导性提问,以期得到想要的阳性结果。这种调查偏倚可能导致本来没有联系的某个因素和疾病之间表现出统计学上的联系,而这种联系是虚假的联系。这两个事物实际上并不存在联系,所观察到的联系是在研究过程中有意或无意的错误(如研究设计的缺陷、调查方法的错误等偏倚)造成的虚假结果。因此在分析结果时,一定要确定研究设计、实施及资料分析合理,各种偏倚都得到了有效的控制,这样才能排除虚假联系。

(三)间接联系

间接联系(indirect association)是指两种现象(或事件)本身并不存在联系,但是因为它们都与某因素有联系,导致这两种现象存在统计学上的联系。例如,在人群中比较白发人与黑发人恶性肿瘤的死亡率,结果显示白发人显著高于黑发人且差别有统计学意义,即二者存在统计学联系,但这并非意味着白发人发生恶性肿瘤的风险高于黑发人。这是因为随着年龄增加,白发人增多,而恶性肿瘤的发生也与年龄有关,年龄越大发生恶性肿瘤的风险就越高,白发与肿瘤的关联只不过是因为它们都与年龄相关而导致的间接关系,即使二者存在统计学关联,也不能说二者之间有因果关系。

(四)因果联系

排除了虚假的联系和间接的联系之后,两事件间的联系才有可能是因果联系(causal association)。但是还不能直接下因果关系的结论,还需要根据因果联系的判定标准进行推断。

二、病因推断的一般步骤

在进行因果联系推断之前,必须全面收集和评价相关研究文献,首先判断所观察到的联系是否由机遇所致,并仔细审查各项研究结果是否存在偏倚(如选择偏倚、测量偏倚、混杂偏倚),最后根据因果联系的判定标准进行综合性的判断。病因推断的基本步骤见图 11-7。

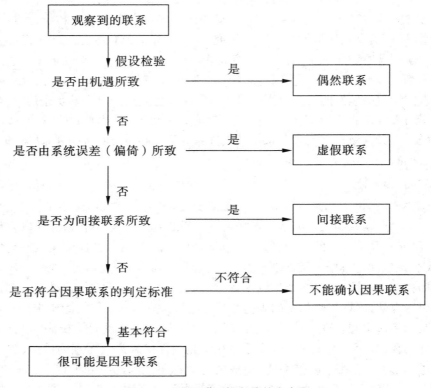

图 11-7　因果联系推断的基本步骤

三、判断因果联系的标准

最早的因果联系的判定标准是由德国解剖学家 Henle 和著名细菌学家 Koch 提出的,即判断传染病特异性病因(病原体)的 4 条标准:①疾病患者中总是能检出该病原体;②其他疾病的患者中不能检出该病原体;③疾病患者中分离该病原体,传代培养物能引起实验动物患相同疾病;④能从患该病动物中分离到相同病原体。但这些标准显然不适用非传染病。此后,一些学者或组织也先后提出了一些适用于各种疾病的判定标准,如美国"吸烟与健康报告"委员会(1964年)提出了5条标准,1965年Hill对此标准又进一步修订。目前国际上尚无统一的判定标准,一般多参考Hill的标准。主要的判定标准有8个。

1.联系的时间顺序(temporality of association) "因"必须在"果"之前,即先有致病因素暴露史,然后疾病才发生,且从暴露于病因到疾病发生之间必须有一个合理的时间间隔。这是判定因果联系的前提和必要条件。因与果的先后顺序在前瞻性研究和实验性研究中可以判定,而在回顾性研究或横断面研究中往往难以判断。因此,回顾性研究或横断面研究结果在病因推断中的论证强度较低。

2.联系的强度(strength of association) 联系强度的评价指标主要有相对危险度(RR)和比值比(OR),某因素与疾病的联系强度(RR或OR值)越大,则因果联系的可能性越大。反之,如果联系强度小,则因果联系的可能性也不大。此条也是判定因果联系的最重要的前提条件之一。

3.联系的一致性(consistency of association) 联系的一致性是指多次研究得到同样结果,也称重复性。即在不同时间、不同地区及不同的人群中由不同的研究者获得同样的或类似的结果,均支持某暴露因素与疾病的联系,说明该联系的重复性好,一致性高,该联系为因果联系的可能性大。此条通常也被认为是判定因果联系的重要前提条件之一。但是,在过去的病因推断实践中,也常常会遇到不同研究结果不尽相同,甚至相互矛盾的情况,为病因推断带来困难。因此,必须全面收集和评价相关文献,客观地进行综合评价,才能减少判断的失误,提高推断结论的可信度。

4.联系的特异性(specificity of association) 是指病因与疾病有特异性的对应关系,一种因素只能引起某种特定的疾病,一种疾病也只能由某个特定因素引起。传染病通常都有特异性病因,但是大多数非传染性疾病很难找到特异性病因,因此,此条不能作为判定因果联系的必要条件。如果有特异性联系,可提高病因推断结论的可靠性;但未证实特异性联系,也不能排除因果联系的可能性。

5.剂量-反应关系(dose-response relationship) 剂量-反应关系是指随着某因素强度增高(或降低),反应也随之升高(或降低)。反应是指群体中发生某种效应(如发病或死亡)的个体所占的比例,常用的"反应"指标有发病率、患病率、死亡率等。对于病因推断而言,剂量-反应关系就是随着某因素暴露剂量增高或暴露时间延长,发生某种疾病的风险也随之增大,可以认为该暴露因素与疾病之间存在因果联系。剂量-反应关系对因果联系推断是一个强有力的证据,但没发现剂量-反应关系也不能否认因果联系。这是因为剂量-反应关系通常在一定剂量范围内才比较明显,且影响疾病发生的因素很多,在每个个体都有差异,因此很难观察到明显的剂量-反应关系。此外,很多疾病(特别是多病因的慢性病)的发生与剂量本来就没有太大关系,自然也很难观察到剂量-反应关系。

6.暴露因素和疾病分布一致(coherence of distribution) 即某因素和疾病在地区、时间和人群中的分布一致。如果在存在该因素或该因素强度较大或暴露水平较高的地区、时间和人群中,该疾病的发病率或死亡率也较高,而在不存在该因素或该因素强

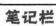

度较小或暴露水平较低的地区、时间和人群中,该疾病的发病率或死亡率也较低,则提示二者之间可能有因果关系。

7. 暴露的终止效应(cessation effects of exposure) 也称实验证据(experimental evidence)或干预有效,是指通过实验研究证实,当去除或减少该暴露因素后,疾病就不会发生或发生风险降低,则说明二者之间的联系很可能是因果联系。终止效应也是因果联系推断的强有力的证据,但并非必要条件。

8. 生物学合理性(biologic plausibility of association) 是指某因素与疾病的联系能够用现有的医学、生物学及其他相关科学知识加以合理的解释。如果该联系有生物学上的合理性,则为因果联系的可能性增大。往往一些动物实验或细胞、分子水平的实验室研究结果,有助于阐明该暴露因素导致疾病发生的作用机制,假如将实验室研究证据与现有理论知识相结合,能较好地解释该暴露因素的作用及其机制,可作为因果联系推断的重要依据。但是,如果现有的科学知识尚不能给予合理的解释,也不能贸然否定因果联系。例如,最早在20世纪50年代就有学者提出孕妇怀孕期间感染风疹可能引起胎儿畸形,但却被大家认为是信口雌黄,因为当时对病毒及其危害知之甚少,已有的知识尚不能对病毒感染与胎儿畸形的联系给出科学合理的解释,但随着科学的发展,最终证实了二者之间的因果联系。

病因推断不是简单地做出"是"或"不是"的结论,而是概率推断。上述各项判定标准中,不一定要求全部满足,符合的条目数越多,则为因果联系的可能性就越大。其中,合理适当的时间顺序是唯一必要的条件,联系的强度和联系的一致性通常也被认为是确认因果联系的重要条件,后面几条则是非必要条件,如果符合,可大大提高因果联系的可能性,如果不符合,也不能否认因果联系的可能。此外,在进行因果联系的推断之前,必须对所收集到的各项证据进行评价,特别是该项证据的真实性及其科学论证强度。假如这些证据大多是通过科学论证度较高的研究方法,并且严格遵循科学的原则设计和实施而得到的,就会大大提高推断结论的可靠性。反之,如果这些证据大多是来自科学论证度较低的研究结果,或存在明显的偏倚,则在进行病因推断时应持审慎态度。

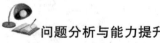
问题分析与能力提升

一、选择题

1. 判断因果关系的标准中哪项是必须的 ( )

    A. 联系的合理性   B. 联系的时间顺序

    C. 联系的恒定性   D. 联系的可逆转性

2. 随着吸烟量的增加,肺癌的发生危险(RR)也增加,由此支持吸烟导致肺癌的因果联系,这一推理运用的是 ( )

    A. 求同法   B. 差异法

    C. 共变法   D. 同异并用法

3. 如发现非乙肝病毒感染者不发生肝癌,则支持乙肝病毒是发生肝癌的影响因素,这一推理运用的是 ( )

    A. 求同法   B. 差异法

    C. 共变法   D. 同异并用法

4. 发达国家人均脂肪摄入量与大肠癌发生率均高于发展中国家,由此支持脂肪摄入量与大肠癌之间的因果关联,这一推理运用了因果判定标准中的 （ ）
    A. 关联的时间顺序   B. 暴露与疾病的分布一致
    C. 关联的可重复性   D. 终止效应

5. 幽门螺杆菌结合部位在胃窦细胞,它可随胃窦细胞进入十二指肠引起炎症、削弱黏膜,使其易于遭受酸的损伤,由此支持幽门螺杆菌是十二指肠溃疡的发病原因,这一推理运用了因果判断标准中的 （ ）
    A. 关联的时间顺序   B. 关联的强度
    C. 关联的可重复性   D. 关联的合理性

6. 不同国家的学者在不同时间对本国人群做研究,均得出高盐饮食引起高血压,由此支持高盐饮食是影响高血压发生的危险因素这一推理运用了判定标准中的 （ ）
    A. 关联的特异性   B. 关联的时间顺序
    C. 关联的可重复性   D. 关联的合理性

7. 在病因研究的轮状模型中,强调宿主与下列哪种因素的关系 （ ）
    A. 生物因素   B. 环境因素
    C. 化学因素   D. 物理因素

8. 下列哪项不是因果关联的判定标准 （ ）
    A. 样本大小   B. 时间顺序
    C. 联系的合理性   D. 剂量-反应关系

9. 流行病学的病因定义为 （ ）
    A. 存在时必定引起疾病的因素   B. 对疾病发生必不可少的因素
    C. 使疾病发生概率升高的因素   D. 疾病发生机制中的生物因素

10. 病因网络模型的主要优点是 （ ）
    A. 涉及的病因链较多且相互交错   B. 涉及的因素清晰具体且系统性强
    C. 没有确定必要病因的困难   D. 没有确定充分病因的困难

二、问答题

1. 现代流行病学对病因的定义是什么？这一定义对现代公共卫生实践有何指导意义？
2. 简述流行病学病因研究的基本方法和步骤。
3. 在进行病因推断时,应如何正确应用因果联系的判定标准？

（新乡医学院　李玉春）

笔记栏

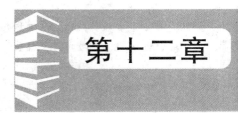

预防保健策略

学 习 目 标

　　1.掌握初级卫生策略、2000 年人人享有卫生保健、千年发展目标及全民健康覆盖等全球卫生策略的概念和基本内容。
　　2.熟悉我国卫生工作方针。
　　3.了解中国卫生事业发展"十三五"规划的基本内容和目标。

第一节　全球卫生策略

　　世界卫生组织所实施的全球卫生政策大致可分为两个阶段,在 1978 年以前,主要针对个别国家所出现的重大、突发性、紧急的公共卫生事件进行干预;1978 年以后,提出了"2000 年人人享有卫生保健"、全民健康覆盖等卫生策略,将其作为改善健康的总目标。

一、初级卫生保健与"2000 年人人享有卫生保健"

世界卫生组织的宗旨是什么?

　　1978 年,世界卫生组织和联合国儿童基金会在哈萨克斯坦的阿拉木图召开了国际初级卫生保健会议(简称阿拉木图会议)。会议发表的《阿拉木图宣言》中明确指出:推行初级卫生保健(primary health care,PHC)是实现"2000 年人人享有卫生保健"(Health for All by the year 2000,HFA/2000)战略目标的关键和基本途径。所以"2000 年人人享有卫生保健"和初级卫生保健两者之间有内在关系,前者是全球卫生战略目标,后者是实现此战略目标的基本途径和基本策略。

　　"2000 年人人享有卫生保健"的战略目标旨在使人民普遍并在其一生中有机会实现并保持最大可能的健康水准。目前,已经进入了 21 世纪,"2000 年人人享有卫生保健"的目标在全球范围内尚未完全实现,不过初级卫生保健及经济、教育的发展,极大地降低了婴幼儿死亡率、传染病发病率,提高了人均期望寿命。

　　1."2000 年人人享有卫生保健"的概念、策略与目标　　"2000 年人人享有卫生保健"的主要思想是使每个人能享受到最低限度的保健,并争取达到尽可能高的身心健康水平。世界卫生组织和各国政府的主要卫生目标为:到 2000 年全球居民都达到在社会、经济生活两方面富有成效的健康水平。1981 年第 34 届卫生大会进一步讨论了 HFA/2000 这一全球策略,并逐步制订了相应的政策、目标及评价体系。

(1)"2000 年人人享有卫生保健"的基本政策

1)健康是人的一项基本权利,是全世界的一项社会目标。

2)全球各个国家的人民健康水平存在着巨大差异,缩小差异必须要求国家之间及国家内部平均分配卫生资源,使人民能够普遍性地获得初级卫生保健及相关服务。

3)人民有权利也有义务单独或集体参加卫生保健计划。

4)政府对人民的健康负有不可推卸的责任。这不仅是卫生部门的职责,还需要有关行政机构、社会力量的参与才能实现人人享有卫生保健目标。

5)各国政府若要保障国民健康,必须在卫生事业中自力更生,必须发挥积极性、主动性。各国卫生策略的制定与实施不仅需要国际力量的支持,更需要本国各阶层团结一致,自立自主。

6)实现 2000 年人人享有卫生保健不仅需要卫生部门的努力,还需要工业、农业、教育、畜牧业、交通、城建等各部门的通力合作,其中卫生部门起着决定性的主导作用。

7)必须更加充分地利用世界资源来促进本国或本地区卫生事业的发展。

(2)"2000 年人人享有卫生保健"的全球评价指标 1977 年,世界卫生组织提出了 2000 年全球性卫生发展的总目标即"到 2000 年世界全体人民都应达到能使他们的社会和经济生活富有成效的健康水平"后,于 1981 年又提出了到 2000 年全球应达到的 10 个方面的目标,进一步明确了具体涵盖的范围。

1)每个国家的全部居民至少已经使用基本卫生保健和第一级转诊设施。

2)居民在其可能的范围内积极参加自己及其家庭的保健工作,并且积极参加社区的卫生活动。

3)社区能与政府共同承担社区居民的卫生保健责任。

4)政府对人民的健康负全部责任。

5)全体居民都有安全的饮水和卫生设备。

6)全体居民都能够得到足有的营养。

7)所有儿童能够接受主要传染病的预防接种。

8)到 2000 年,发展中国家传染病的公共卫生危害程度不超过发达国家在 1980 年的水平。

9)通过改变生活方式、社会环境,调控心理状态等各种途径,竭力预防和控制非传染性疾病。

10)人人都得到基本的卫生医疗保障。

除此之外,在 1985 年,世界卫生组织经过反复考虑和筛选,还确定了十二项具体的全球性指标,作为对各国人人享有卫生保健目标最低限度的衡量标准。

1)国家元首发表宣言,承担"2000 年人人享有卫生保健"的责任,人人健康策略已得到批准执行。公平分配有限的医疗卫生资源,充分发挥社区服务功能,为本国卫生发展建立一套适宜的组织机构及管理程序。

2)建立或改建高效率工作机构,积极动员全体公民参加"人人享有卫生保健"策

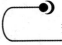

略的实施,鼓励公民提出意见和建议。该工作机构能够积极吸纳各政党和社团代表,如工会、妇女组织、私人团体等,将卫生事业的决策权分配至不同的行政机构。

3)在经费来源方面,每年至少有5%的国民生产总值用于卫生事业。

4)将预算经费按比例(不同国家经调查后确定该比例)投放于除医院之外的地方一级卫生保健,包括社区卫生保健机构、卫生中心保健机构、诊所等。

5)实现医疗卫生资源的公平分配。不同地区人口组成、密度不同,在卫生资源分配时,缩小城乡差异,使其在平均人口经费、卫生保健服务人员及医疗卫生设施等方面大体相同。

6)"人人享有卫生保健"策略明确,资源分配具体,确定需要发达国家长期资助的发展中国家的数目。

7)全体居民都能够享有初级卫生保健,具体参考指标有:在家中或步行15 min 的距离之内有安全用水,在家中或邻近地方有适当的卫生设备;能够对儿童做白喉、破伤风、百日咳、麻疹、小儿麻痹和结核等主要传染性疾病的免疫接种;在步行或坐车 1 h 行程距离以内有当地的医疗卫生保健机构,能够获得20 多种常用药物;有经过培训的接生人员,并能提供 1 岁以内婴幼儿的儿童保健。

8)儿童营养状况应达到:高于90% 新生儿出生体重达到 2 500 g;高于90% 儿童的体重符合所规定参考值的标准。

9)婴儿死亡率在 5% 以下。

10)平均出生期望寿命在 60 岁以上。

11)成年男女受教育比例超过 70% 。

12)人均国民生产总值超过 500 美元。

1996 年 12 月,在斯里兰卡召开的东南亚各国评价与更新 HFA 策略的咨询会议上,各国正式提出 HFA 评价体系需要更新。各个成员国讨论了第 3 次 HFA 评价策略的进展和出现的问题,提出了新的评价指标,并进一步探讨了 HFA 的评价过程与更新的策略之间的关系。

会议还对 PHC 评价体系中出现的问题进行了总结:①某些国家一些变量数据不可得,如 GNP、妊娠妇女贫血状况、某些筹资指标(例如公共资源的分布、私立部门的规模和私立卫生经费数额)等;②某些评价指标需要更清晰的标准化定义,如"青少年""边远医疗机构""贫穷"等;③应考虑到某些变量变化情况,如文化因素、结婚年龄、流行病分析的定量信息、艾滋病患病情况等;④统一数据的呈现方式,如数据的表达应包括数量和率(最常用的测量方式)、数据的来源(是专题调查还是常规的收集系统)等。

1998 年,在斯里兰卡召开的有关讨论东南亚监控和评价 HFA 策略的指标会议上,对开发 HFA 评价指标的研究提出以下几方面的建议:①应定期回顾 HFA 指标,不断补充与 HFA 内容相关的新指标。②在开发 HFA 指标时,应考虑这些指标对卫生部门与非卫生部门法律、概念和操作方面的背景。③应根据 HFA 的定义重新制定、评议评价指标,还需建立评价机制,对指标的适当性进行评估。会议还建议,目前一些可能影响健康的因素并未包括在指标内,如人力发展指数、就业结构、社会趋向、人口迁移模式、Gini 系数、生活方式、与工作相关的抑郁、家庭结构等。在指标研究中,应采用敏感性分析,判断和定性方法来评估其可用性。

2.初级卫生保健内容、措施与发展　初级卫生保健是世界卫生组织于 1978 年 9 月在苏联的阿拉木图召开的国际初级卫生保健大会上提出的概念。《阿拉木图宣言》提出的初级卫生保健的定义是:初级卫生保健是依靠切实可行,学术上可靠又受社会欢迎的方法和技术,通过社区内个人和家庭的积极参与,普遍能享受的,并在本着自力更生及自决精神,在发展的各个时期群众及国家能够负担得起的一种基本的卫生保健。

初级卫生保健是社区内的个人和家庭能够普遍获得的基本卫生保健,这类保健的获得要采取人们能够接受且主动参与的方式,并且社区和国家能够承担所发生的费用。初级卫生保健既是国家卫生体系的核心组成部分,也是社区、社会和经济发展的不可分割内容,又是个人、家庭、群众与国家保健系统接触的第一环,能使卫生保健尽可能接近于公民居住及工作场所,是卫生保健持续进程的起始一级。实施初级卫生保健是实现"2000 年人人享有卫生保健"目标的基本途经和基本策略。

(1)初级卫生保健基本内容　初级卫生保健反映了该国家和地区的社会性质、政治特点和经济条件,与该国家或地区的社会发展、生物医学水平、卫生服务研究有关结果的实施,以及公共卫生的防治效果密切相关。初级卫生保健不仅是卫生部门的工作,还与该国家或地区的经济发展水平有关,卫生部门需要与农业、畜牧、食品、工业、教育、社会保障、交通及其他部门共同协作,推进初级卫生保健的实现。

初级卫生保健的内容主要是提出群众中的主要卫生问题,并相应地提供促进、预防、治疗及康复服务。基本内容包括:提供针对当前流行的公共卫生问题的预防、控制方法宣传教育;改善食品供应,保障基本营养;供给安全饮用水及基本卫生环境;实施妇幼卫生保健计划;进行主要传染病的免疫接种;预防及控制当地地方病;妥善处理常见病伤;以及提供基本药物。

实现初级卫生保健对社会发展有重要意义。①从居民的需要和利益来看,初级卫生保健是居民最基本的必不可少的,居民团体、家庭、个人均能获得的,费用低廉、群众乐于接受的卫生保健。②从卫生工作中的地位和作用来看,初级卫生保健是应用切实可行、学术上可靠的方法和技术,是最基层的第一线卫生保健工作,也是国家卫生体制的一个重要组成部分和基础。初级卫生保健以大卫生观念为基础,工作领域更宽,内容上更加广泛。③从政府职责和任务来看,初级卫生保健是各级政府及有关部门的共同职责,是各级人民政府全心全意为人民服务、关心群众疾苦的重要体现,也是各级政府组织有关部门和社会各界参与卫生保健活动的有效形式。④从社会和经济发展来看,初级卫生保健是社会经济总体布局的成果组成部分,必须与社会经济同步发展。初级卫生保健是社会主义精神文明建设的重要标志和具体体现,是农村社会保障体系的重要组成部分。

(2)初级卫生保健的基本任务

1)健康促进　健康促进包括健康教育、环境保护、合理营养、饮用安全水、改善卫生设施、开展体育锻炼、促进心理卫生、养成良好生活方式等。

2)预防保健　在研究社会人群健康和疾病的客观规律及人群所处的内外环境、人类社会活动的相互关系的基础上,采取积极有效措施,预防各种疾病的发生、发展和流行。

3)合理治疗　尽早发现疾病,及时向患者提供医疗服务和有效药品,避免疾病恶

笔记栏

化,促使患者早日好转和痊愈,防止带菌(虫)或向慢性发展。药物应用以节约、有效为原则,药物应用"愈多愈有效""愈多愈好"的观念是错误的,滥用药物不仅造成药物浪费,增加患者经济负担,也增加了药物不良反应发生的可能性。

4)社区康复 通过医学、教育、职业和社会等综合措施,向丧失了正常功能或功能上有缺陷的残疾者提供帮助,尽量恢复肢体功能,使他们重新获得生活、学习和参加社会活动的能力。

全面推进初级卫生保健,要求个人最大限度地发挥主观能动性,积极参与初级卫生保健各项规划、组织、工作及管理。卫生部门应充分利用当地、本国及其他现有资源,加大宣传教育,提高群众参与率。其次,医疗卫生机构应具备网络化、信息化、高效性的转诊机制,为重大疾病的转诊提供便利,逐步改善全民卫生保健。在此体系中,不仅需要专业医师、护士等医护人员,还需要传统医疗医师(中医医师)、经过专业培训的卫生人员参与,以便开展多种形式的卫生保健,满足人民群众的卫生需求。

(3)初级卫生保健的发展及实施 30多年前,国际初级卫生保健大会号召国家及国际间开展快速、有效的行动,以便在世界范围内特别是在发展中国家中,秉承国际新经济秩序和深入合作的精神,贯彻执行初级卫生保健。国际初级卫生保健大会敦请各国政府,世界卫生组织和联合国儿童基金会,以及其他国际组织,多边的和双边的机构,非政府性组织,资助机构,卫生工作者及整个世界大家庭支持各国及国际贯彻实施初级卫生保健,特别是向发展中国家提供更多的技术与经济支持。

《阿拉木图宣言》从各种角度阐明了初级卫生保健的概念,其首要目标为提供医疗以及高效的卫生服务,并兼顾公平。起初,这一目标的提出似乎引起了众多误解——这种初级卫生保健服务模式很低廉,是发展中国家不得已采取的解决办法。随后30年间,全球政治经济格局发生了巨大变化,突发性流行病的暴发使得原本就不很充足的卫生资源向公共卫生方向倾斜。1994年,世界卫生组织的一份关于《阿拉木图宣言》发表以来的世界卫生发展的审查报告中指出,即使到2000年,人人享有初级卫生保健的目标尚无法实现。

请查阅2008年发布的世界卫生报告,深入了解初级卫生保健的重要性。

2008年,世界卫生组织发布了题为《2008年世界卫生报告初级卫生保健:过去重要,现在更重要》的世界卫生报告。报告中指出,医疗卫生系统在改善健康、抵御疾病、延长寿命方面已经取得了巨大进展,但基础卫生系统并不理想,大量资源被用于治疗服务,忽视了可使全球疾病负担减少70%的预防和健康促进工作。初级卫生保健体现了卫生的整体观念,远远超出了狭义的医疗模式,其目标为:更好的健康、更少的疾病、更高的公平性,以及卫生系统绩效方面的广泛改进。即使在最发达的国家,这些目标也未能实现。如果不进行重大调整,当前勉强得以维持的卫生系统可能会被人口老龄化、慢性病大流行、严重急性呼吸道综合征等新出现的疾病及气候变化的影响等日益增长的挑战所压垮。

在2008年发布的世界卫生报告中,世界卫生组织建议各国应在相互关联的四大政策方向的指导下做出卫生系统和卫生发展决策。这四大方向体现了初级卫生保健的核心原则。

1)全民保健 在公平和高效率的体制中,无论是否有能力支付,所有人都能够按需获得卫生保健。如果低收入人群不能获得卫生保健,健康方面的不公平现象将持续加大,在国家之间和国家内部都会造成人均预期寿命出现几十年差异的情况。卫生资源不公平的现象也将提高疾病暴发的风险。提供全民保健需要强有力的经济支持,但目前多数卫生医疗体制依靠自费支付费用,这有悖于公平性和有效性的原则。世界卫生组织建议出台统筹资金和预付费用方案解决这一问题,如采用医疗保险方案等。

2)以人为本的服务 调整卫生系统的服务方向,在社区中设立卫生服务站,能够更好地满足人们的需求。如伊朗伊斯兰共和国有 17 000 所"卫生站",每个卫生站能够为约 1 500 人提供服务,从而使该国总死亡率在过去 20 年中迅速下降,预期寿命从1990 年的 63 岁延长到 2006 年的 71 岁;新西兰的初级卫生保健战略于 2001 年发起,其核心战略的一部分是强调慢性病的预防和管理;古巴的"多科诊所"已使古巴人获得了世界上所有发展中国家中的最长预期寿命(78 岁)。

3)有益的公共政策 我们仅靠生理学不能完全解释寿命方面存在的差距,如格拉斯哥富裕和贫穷居民区之间存在 27 年的寿命差距。实际上,影响健康和预期寿命的主要因素不是卫生部门可以掌控的,贸易、环境、教育及其他机构的发展水平都能够对健康产生影响。世界卫生组织认为相关部门都要参与制定有益的公共政策,在制定各项决策时必须广泛地采用"所有政策考虑健康"的宗旨。另外,还需要制定长远的政治策略,那些对卫生保健有重要影响的基础工作如儿童保健和妇女教育,在短期内难以看到收益,需要数届政府领导人和几代人的共同努力。

4)领导力 现有的卫生系统不可能自发产生公平、高效、高收益的卫生保健模式,卫生保健部门的领导层必须审时度势,及时进行磋商和指导。社会各组成部分,如民间团体、私营部门、社区和商业部门等都应参与其中。卫生部门的决策层应确保弱势人群有表达需求的渠道和平台,重视弱势群体提出的问题。另外,开展卫生系统研究能够为卫生部门各项决策提供可靠依据,而卫生系统研究的资金供应严重不足是全球普遍现象,即使在发达国家如美国,卫生系统研究仅占全国卫生预算支出的 0.1%。

二、千年发展目标及取得的成绩

联合国千年发展目标是联合国全体会员国一致同意力争到 2015 年实现的八项目标。世界各国领导人于 2000 年 9 月签署了《联合国千年宣言》,具体包括:减少贫困、普及初等教育、促进两性平等并赋予妇女权利、降低儿童死亡率、改善孕产妇保健、与艾滋病和疟疾等疾病做斗争、环境可持续性及建立全球伙伴关系八个方面。千年发展目标于这项宣言中提出,所有八个目标都有具体目标和指标。

1.消灭极端贫穷和饥饿 具体目标:①1990 年至 2015 年间,将每日收入低于1.25 美元的人口比例减半;②使所有人包括妇女和青年人都享有充分的生产就业和体面工作;③1990 年至 2015 年间,挨饿的人口比例减半。

1990 年,发展中地区依靠每日低于 1.25 美元维生的人口约占总人口的一半。该比例在 2015 年下降到 14%。1990 年以来,已有超过 10 亿人口脱离极端贫困,至 2010年已完成将赤贫人口比例减半的目标,但目前全球仍有 8 亿人生活在赤贫中。

全球就业人口与总劳动适龄人口的比例中,在就业的工作适龄人口比例从 1991年的 62% 下降到 2015 年的 60%,特别是在 2008—2009 年全球金融危机期间出现严重下降。2015 年,15 ~ 24 岁的青年男女中 10 人只有 4 人就业,而 1991 年有 5 人。2015 年,全球仍有 3 亿工人依靠每天低于 1.25 美元维生。

发展中地区营养不良人口比例自 1990 年以来约下降一半。估计全球约有

7.95 亿人营养不良,其中约有 0.9 亿 5 岁以下儿童营养不良、体重不足。

2. 普及小学教育　具体目标:确保到 2015 年,世界各地的儿童,不论男女,都能上完小学全部课程。

从 1990 年到 2015 年间,全世界 15～24 岁的青年人的识字率从 83% 上升到了 91%。男性和女性识字率的差别缩小。发展中地区的小学入学率从 2000 年的 83% 上升到 2015 年的 91%,在该地区最贫困家庭的孩子的失学率是最富裕家庭的孩子的失学率的 4 倍。在冲突肆虐的地区,失学儿童比例从 1991 年的 30% 上升到了 2012 年的 36%。2015 年小学教育适龄儿童失学人数为 5 700 万。

3. 促进两性平等并赋予妇女权力　具体目标:争取到 2005 年消除小学教育和中学教育中的两性差距,最迟于 2015 年在各级教育中消除此种差距。

发展中地区已经整体实现了消除初等、中等和高等教育中的性别差异的目标。在世界范围内,女性参与议会的平均比例接近翻倍,约有 41% 的女性参与了非农业部门的有偿工作,高于 1990 年的 35%。尽管取得了巨大的成绩,女性在贫困、劳动力市场、工资薪金,以及参与私营和公共决策制定等方面仍然与男性存在巨大的差别。

4. 降低儿童死亡率　具体目标:在 1990—2015 年期间,将 5 岁以下儿童的死亡率降低 2/3。

全球在降低 5 岁以下儿童死亡率方面取得了显著进展。2013 年 5 岁以下儿童死亡人数为 630 万人,低于 1990 年的 1 270 万人。从 1990 至 2013 年,5 岁以下儿童死亡率降低了 49%,每 1 000 例活产预期死亡人数从 90 人减少到了 46 人。近年来,全球儿童死亡比率下降的速度也在逐步加快。1990—1995 年间,每年儿童死亡比率下降的速度由 1.2% 加速到 2005—2013 年间的 4.0%。尽管有此改善,全世界很可能无法实现千年发展目标。

越来越多国家现在正在实现高水平免疫覆盖率。2013 年,约有 66% 的会员国基础免疫覆盖率已达到 90%。2000—2013 年,全球 12～23 个月龄儿童麻疹免疫覆盖率达到 84%,这使麻疹死亡数降低了 74%,从 48.1 万例减少到 12.4 万例。

5. 改善孕产妇健康　具体目标:①在 1990—2015 年期间,使孕产妇死亡率降低 3/4;②到 2015 年实现普遍享有生殖保健。

1990—2013 年,孕产妇死亡人数从 52.3 万人减少到 28.9 万人。尽管孕产妇死亡人数显著减少,但进展速度还不到实现千年发展目标所需速度的一半。为了减少孕产妇死亡人数,妇女必须能够获得高质量的生殖卫生保健及有效的干预措施。统计数据显示,到 2012 年,约有 64% 的 15～49 岁已婚或同居妇女能够使用适当的避孕措施,仍有 12% 的希望停止或推迟生育的妇女没有使用避孕措施。

至 2014 年,妊娠期间至少接受 1 次产前保健的妇女比率约为 83%,接受 4 次及其以上产前保健的妇女比率仅为 64%。妊娠妇女由经过培训的医疗卫生人员接生是减少围产期、新生儿和孕产妇死亡的关键因素,应提高其覆盖率,在非洲地区,该覆盖率仍不到 51%。

6. 与艾滋病病毒/艾滋病、疟疾和其他疾病做斗争　具体目标:①到 2015 年遏制并开始扭转艾滋病病毒/艾滋病的蔓延;②到 2010 年向所有需要者普遍提供艾滋病病毒/艾滋病治疗;③到 2015 年遏制并开始扭转疟疾和其他主要疾病的发病率。

(1)艾滋病　2013 年约有 210 万人新感染艾滋病病毒,低于 2001 年的 340 万新发病例。到 2013 年年底,全球约有 1 290 万人接受抗反转录病毒药物治疗,其中有 1 170 万人生活在中低收入国家,预计占这些国家 3 260 万艾滋病病毒携带者的 36%,若能持续维持控制趋势,到 2015 年使 1 500 万人接受抗反转录病毒药物治疗的目标将能够实现。随着获得抗反转录病毒药物治疗人数的增加,新发病例减少,艾滋病死亡率大幅度降低,已从 2005 年的 240 万降低到 2013 年的 150 万。

(2)疟疾　全世界约有 50% 的人口面临疟疾风险,2013 年大约发生了 1.98 亿病例,导致约 58.4 万人死亡,大多数病例为生活在非洲的 5 岁以下儿童。从 2000 年到 2013 年,高危人口的疟疾发病率和死亡率在全球都有所下降,幅度分别为 30% 和 47%。主要干预措施为分发药浸蚊帐及喷洒室内杀虫剂,疫情国家应持续加强、扩大干预措施的覆盖面,以减低疟疾的发病率和死亡率。在全球范围内,千年发展目标中到 2015 年遏制并开始扭转疟疾发病率的具体目标已经实现。

(3)结核病　近十年来,全球每年的结核病新发病例数量逐渐减少,可实现到 2015 年扭转结核病传播的千年发展目标。2013 年,约发生了 900 万新发病例和 150 万死亡病例(包括 36 万例结核病病毒阳性患者)。自 2007 年以来,全球范围内结核病治疗成功率一直维持高水平,达到或超过 85% 的目标。但因治疗不彻底产生的耐多药结核菌的播散将是控制结核病的新挑战。

(4)其他疾病　千年发展目标还包括被忽视的热带病,这些疾病大多属于公共卫生问题,如非洲的人类锥虫病、麦地那龙线虫病、内脏利什曼病、淋巴丝虫病和麻风病。世界卫生组织的现行目标是阻断这些疾病的传播,在全球范围内彻底消除。

7. 确保环境的可持续能力　具体目标:①将可持续发展原则纳入国家政策和方案,并扭转环境资源的损失;②减少生物多样性的丧失,到 2010 年显著降低丧失率;③到 2015 年将无法持续获得安全饮用水和基本卫生设施的人口比例减半;④到 2020 年使至少 1 亿贫民窟居民的生活明显改善。

植树造林的增加、毁林的小幅减少及森林的自然扩张使得森林的净减少速度从 20 世纪 90 年代每年 830 万公顷降到了 2000—2010 年间的每年 520 万公顷。1990—2012 年期间,全球二氧化碳(CO_2)排放增加了超过 50%。消耗臭氧层物质已经彻底消除,臭氧层预计在 21 世纪中期能够得到恢复。截至 2014 年,受保护的生态系统覆盖了全球陆地面积 15.2% 以及沿海海域面积 8.4%。

全世界现在已达到千年发展目标与获得安全饮用水相关的具体目标。2012 年,约有 90% 的人口在使用经改进的饮用水源,高于 1990 年的 76%。但区域性差异显著,尤其是在城市和农村之间,富裕和贫穷的区域之间。

基本卫生设施的进展速度较为缓慢,不能在全球范围内达到所规定的具体目标。目前,全球有 21 亿人口的卫生条件得以改善,仍有 24 亿人口无法使用改善的卫生设施,其中包括 9.46 亿人口只能随地便溺。城市人口规模的迅速发展,生活在城市地区但不能获得经改进的卫生设施的人数正在增多。2000—2014 年,超过 3.2 亿居住在贫民窟的人口获得了改善过的饮用水源、改善的环境卫生设施,或是耐久的、足够的居住面积住房,超额完成了千年发展目标。

8. 建立促进发展的全球伙伴关系　具体目标:①进一步发展开放的、有章可循的、可预测的、非歧视性的贸易和金融体制;②满足最不发达国家的特殊需要;③满足内陆发展中国家和小岛屿发展中国家的特殊需求;④全面处理发展中国家的债务问题;

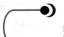

⑤与制药公司合作,在发展中国家提供负担得起的基本药物;⑥与私营部门合作,普及新技术特别是信息和通信的利益。

在医疗卫生领域,许多公民仍然面临公立医疗卫生机构缺医少药的情况,迫使他们转向私立医疗卫生机构,增加了疾病负担。至2014年,21个低收入和中等收入国家中选定的非专利药物的平均可得性在公立医疗机构仅为58%。即使是定价最低的非专利药物,也超出了低收入国家普通家庭的可负担能力,其中慢性病患者付出的代价最高。全球慢性病疾病负担逐年增加,虽存在有效的治疗措施,仍难以达到全民普及。

三、全民健康覆盖

1. 全民健康覆盖的概念与实施策略 世界卫生组织在1948年提出了世界卫生组织《组织法》,提出了"健康是人的基本权利"这一宗旨。1978年提出了"21世纪人人享有卫生保健"和为实现此目标所制定的初级卫生保健策略。2005年,世界卫生组织通过了成员国宣言,促进了全民健康覆盖在各国的发展。2008年世界卫生组织发表的世界卫生报告将全民健康覆盖视为初级卫生保健的四项指导原则之一。2010与2013年又相继发表了与全民健康覆盖相关的世界卫生报告《卫生系统筹资——通向全民覆盖之路》和《全民健康覆盖研究》,阐明了各国为实现全民健康覆盖应如何修改其卫生筹资系统,进一步推动了全民健康覆盖的进程。

全民健康覆盖的目标是确保现在和将来所有人都可以获得所需的卫生服务,包括健康促进、预防、治疗和康复等,不会因支付医疗费用陷入贫困。实现全民健康覆盖的一个根本要素即实现一国之内各地区之间的公平,以及促进不同人群(地域、种族、性别、职业)内部实现公平。全民健康覆盖这一概念包括两个紧密相关的组成部分:一方面要向全民提供必要的卫生服务,包括社区、村镇的卫生服务站、具有医疗资质的医护人员、基础卫生设施、基本的医药、卫生产品及完善的信息系统、质控系统,以及相应的卫生管理政策、制度、法规等;另一方面要向接受卫生服务的人群提供医疗财产保障,防止人们因支付庞大的医疗费用而陷入经济困难,防止因病致贫、因病返贫的情况发生。全民健康覆盖是可持续发展和减贫的关键组成部分,也是减少社会不公平现象的关键要素。全民覆盖是政府致力于改善其公民福祉的标志。

实现全民健康覆盖必须实现四项基本要素:①能够提供有力、高效、以人为本的综合保健服务的卫生系统。该卫生系统能够为人们提供基本医疗卫生信息,促进健康、预防疾病;在控制疾病方面,做到早发现、早诊断、早治疗;能够提供常见疾病及慢性病的医疗服务,帮助患者康复。②可负担性即医疗保健费用不超出人们所能够支付的范围。实现可负担性要求各国按照本国国情建立卫生服务的供资制度,确保全体居民不会因高额的医疗费用陷入贫困。③基层医疗机构能够获得基本药物、具备专业的医疗工作者,能够处理常见类型的疾病。④基层医疗机构的医疗工作人员必须具有一定的资质,具备预防与治疗疾病的能力,能够满足基层卫生需求。

无论是发达国家还是发展中国家,都应根据本国、本地区的情况开展全民健康覆盖,制订相应的战略方案、实施计划。发展中国家要实现全民健康覆盖必须要有持续的政治支持和财政计划,通过增加卫生筹资、提高卫生资源使用的公平性、效率性实现全民健康覆盖。

2. 全民健康覆盖的推进　2008 年,世界卫生组织的世界卫生报告《2008 年世界卫生报告初级卫生保健:过去重要、现在更重要》中将全民健康覆盖视为初级卫生保健的四项指导原则之一,认为全民健康覆盖是达到初级卫生保健目标的必由之路。之后在 2010 年,世界卫生组织发表了题为《卫生系统筹资——实现全民健康覆盖之路》的世界卫生报告,报告中阐明了各国为实现全民健康覆盖修改其卫生筹资系统的策略与措施,提出扩大预付制是实现全民健康覆盖的关键,推进全民医疗保险可促进全民健康覆盖的实现。2013 年的世界卫生报告《全民健康覆盖研究》进一步研究了各国在制定全民健康覆盖体系时,如何利用研究来确定亟待解决的卫生问题,如何构架全民健康覆盖体系,以及如何根据其特定卫生状况来衡量进展等方面。

全民健康覆盖一经提出就备受成员国的支持,许多国家将实现全民健康覆盖作为卫生策略发展的一项评价指标,然而,一国内部以及国与国之间基本卫生服务覆盖程度相差很大。例如,在一些国家,近 100% 的分娩获得熟练卫生人员提供的助产服务,而在有些国家,此比率还不到 20%。全球每年约有 1 亿人因自付卫生费用而陷入贫困。为减轻这些经济风险,一些国家(如泰国)正取消卫生费用基本自付制,改为通过征税和征收保险金,实行预付制。全民分担费用也是提供全民覆盖的最有效方法。人们可以通过强制纳税和(或)交纳保险金等方式集资,一旦生病,不管自缴款多少,都可动用这些资金。例如在吉尔吉斯斯坦,通过汇集薪资保险金,更多人获得了卫生保健服务。在卫生系统筹资方面,各国不断设法为卫生保健服务筹集更多资金,即使是高收入国家也难以支付技术进步带来的高医疗成本,难以满足本国人民不断增长的健康需求,低收入国家往往因资金缺乏而无法向人们提供最基本的卫生服务。2010 年的统计结果显示,共有 79 个国家的卫生支出不到本国政府支出总额的 10%,国内财政支持对维持全民健康覆盖非常重要,各国政府应持续增加卫生系统财政预算。非洲联盟成员国若能信守在 2001 年《阿布贾宣言》中做出的承诺,将政府卫生支出增至 15%,每年即可新增 290 亿美元的卫生资金,这将会大大改善当地卫生服务条件。除此之外,各国正寻找筹集卫生资金的新颖渠道,例如改善税收机制,增收烟草、酒精消费税等。

全球在实现全民健康覆盖方面取得了稳步进展,这与千年发展目标有关的卫生服务覆盖范围日益扩大,财务风险保护水平不断提高,卫生系统持续加强密切相关。健康、教育和收入是人类发展指数的三个重要指标,这三项指标在世界各地都取得了一定的进展,其中最不发达国家的进展最为迅速。全民健康覆盖的实现对整体社会和经济条件的改善也起到了助推作用,2000 年以来世界多数地区儿童和孕产妇死亡率大幅下降,世界贫困人口的比例也有所下降。此外,医疗卫生领域及其他社会因素的改善,使卫生筹集资金更为便捷,更容易扩大基本卫生服务范围,提高卫生服务质量和覆盖率。

全民健康覆盖取得了一定的成绩,但在不同国家,不同地区健康覆盖的差异还很大。据估计,全世界有 10 亿穷人仍无法获得所需的卫生服务。例如,在撒哈拉以南非洲地区,2000—2010 年期间由熟练卫生工作者接生的比例从 44% 仅增加到 45%。用于预防或治疗非传染性疾病的许多必要卫生服务在世界许多地区覆盖率依然低下。从一国内部的卫生服务覆盖范围和财务风险保护水平来看,仍存在大量不平等现象。许多国家存在卫生工作者严重短缺的问题,尤其是在偏远贫困、缺医少药地区,很难留住基层医疗服务人员。药品供给方面的数据显示,至 2011 年,常规基本药物的供给情况略有改善,但在一些低收入和中低收入国家,基本(非专利)药物的获取率在公共卫生机构只达到 50.1%,在私营卫生机构达到 67%,全球仍有 10 亿多人无法获得基本药物。在卫生系统筹资方面,许多国家用于卫生系统的资金不能够保证实现全民覆盖,无法提供基本卫生服务(预防、治疗、康复及姑息治疗等)。全球许多国家和地区医疗自付费用比例依然很高,据估计,1.5 亿人因未得到某种形式财务风险保护措施的充分覆盖而陷入经济灾难,并且 1 亿人出于相同原因被推至贫困线以下。

全民健康覆盖实施应给予实时监测。鉴于全球范围内对加快全民健康覆盖进展的普遍关注,衡量指标的标准化有利于实现国家之间和一段时间内指标的可比性。定期的全球监测能够对全民健康覆盖进展进行比较,以便各国间相互借鉴学习。建议各国根据全球框架制定相应的全民健康覆盖衡量指标,以最佳方式反映本国国情。例如,针对预防服务的六项指标包括:满足计划生育政策的需求、至少 4 次产前检查、儿童麻疹疫苗接种、改善的水源、适当的卫生条件和禁用烟草。针对治疗服务的六项指标包括:熟练的助产服务、抗反转录病毒治疗、肺结核病例检测及结核病治愈率(可合并成 1 项单一指标)、高血压治疗、糖尿病治疗。

实现全民健康覆盖任重道远,世界银行集团已经设定了到 2030 年,在全球消除极端贫穷的目标。全民健康覆盖对于实现这一目标至关重要。世界卫生组织制定的 2030 年应达到的目标如下:到 2030 年,无论性别、种族、家庭收入、居住地,所有人群都能实现至少 80% 的基本卫生服务覆盖率;每个人都能在卫生服务中享有 100% 的自费卫生支出财务保障。世界卫生组织将保障所有人获得卫生服务的权利,确保所有人获得最高水平的卫生服务作为工作重心。

第二节　我国卫生工作方针及目标

一、中国卫生工作方针

"预防为主"是我国卫生工作的总方针。1949 年,新中国成立以来,我国提出了"面向工农兵、预防为主、团结中西医、卫生工作与群众运动相结合"的卫生工作方针。

为了适应我国社会主义现代化建设的需要,1996 年 12 月在《中共中央、国务院关于卫生改革与发展的决定》中,明确提出"以农村为重点、预防为主、中西医并重、依靠科技进步、动员全社会参与、为人民健康和社会主义现代化建设服务"作为我国新时期的卫生工作方针。新时期卫生工作指导方针的七句话,可以划分为三个组成部分:第一部分是卫生工作的战略重点,包括以农村为重点、预防为主、中西医并重;第二部分是卫生工作的基本策略,包括依靠科技与教育、动员全社会参与;第三部分是卫生工作的根本宗旨,包括为人民健康服务、为社会主义现代化建设服务。

1. 以农村为重点　农村人口占我国人口半数以上,做好农村卫生工作,保护、增进农民健康是各级党委和政府义不容辞的责任。农村卫生工作是我国卫生工作的重点。应切实推进初级卫生保健工作,积极稳妥地发展合作医疗制度,加强农村卫生组织建设,完善县、乡、村三级卫生服务网、巩固与提高农村基层卫生队伍,高度重视和做好贫困地区的卫生工作,将进一步提高农民健康水平,防止因病致贫、因病返贫的现象发生。

2. 预防为主　预防为主是建国初期制定的卫生工作方针之一。新中国成立以来,我国在急性传染性疾病、寄生虫病和地方病的防治方面取得了举世瞩目的成就。新形势下,随着人口流动性增加,环境污染、全球气候变暖、气候灾难性事件频发使得传统传染性疾病死灰复燃,新的传染病呈现全球流行趋势。另外,随着人口老龄化时期的到来,慢性非传染性疾病和退行性疾病的发病率逐年增加,卫生工作所面临的问题愈加严重。加强预防为主的工作方针,切实做好三级预防工作、加强卫生宣传、开展健康教育是卫生工作低投入、高效益的关键。

3. 中西医并重　中医药学是中华民族的优秀传统文化,是我国卫生事业的重要组成部分。中医在我国很多地方,尤其是偏远地区,提供了大量的卫生服务,对当地的居民健康起到了很大的作用。新中国成立以来,中医药事业取得了稳步发展。在预防保健、慢性病防治、疑难病治疗方面,中医药有其独特优势。中西医相互结合、互为补充,各自发挥优势,为居民健康保驾护航。发展中医药学,应正确处理继承与创新的关系,同时改善技术装备条件,加强中医医疗机构建设,培养专业人才,完善中医药材管理经营模式,促进中医药学快速健康发展。

目前,我国卫生工作面临的主要问题有哪些?

4. 依靠科技与教育　依靠科技与教育,发展科学技术,培养医学人才是发展卫生事业必不可少的基本条件。针对严重危害人民健康的疾病,突出重点,在关键性应用研究、高科技研究、医学基础性研究等方面,集中力量攻关,力求有新突破,使我国卫生领域的主要学科和关键技术逐步接近或达到国际先进水平。深化卫生科技体制改革,大力促进科技成果转化和应用,促进卫生科技与防病治病的有机结合。办好医学教育,深化高等医学教育改革,完善研究生培养、学位制度和继续教育制度,突出卫生职业道德教育,提高卫生队伍素质。

5. 动员全社会参与　卫生事业不仅需要卫生保健部门的参与,还需要社会各部门、各阶层的协作配合,卫生事业取得的成就不仅能够增进居民健康,还能够全面提升社会卫生环境,提高人民的生存质量。爱国卫生运动是具有中国特色的一大创举。群众性的爱国卫生运动,可以概括为:政府组织、地方负责、部门协调、群众动手、科学治理和社会监督。动员全社会的参与,还包括动员社会和社区资源。

6. 为人民健康服务,为社会主义现代化建设服务　为人民健康服务是卫生工作的最终目标和根本宗旨。人是生产力的第一要素,健康的劳动者是发展经济和实现现代化的基本条件。卫生工作必须以维护劳动者的健康为宗旨。我国的卫生事业是政府实行的一定福利政策的社会公益事业,必须坚持为人民健康服务和为社会主义现代化建设服务的正确方向。正确处理社会效益与经济效益的关系,给予卫生保健工作必要的投入和支持。

二、中国卫生事业发展"十三五"规划纲要

(一)指导思想

高举中国特色社会主义伟大旗帜,全面贯彻党的十八大和十八届三中、四中、五中全会精神,以马克思列宁主义、毛泽东思想、邓小平理论、"三个代表"重要思想、科学

发展观为指导,深入贯彻习近平总书记系列重要讲话精神,深化医药卫生体制改革,坚持预防为主的方针,建立健全基本医疗卫生制度,实现人人享有基本医疗卫生服务,推广全民健身,提高人民健康水平。

(二)规划目标

1. **全面深化医药卫生体制改革** 实行医疗、医保、医药联动,推进医药分开,建立健全覆盖城乡居民的基本医疗卫生制度。全面推进公立医院综合改革,坚持公益属性,破除逐利机制,降低运行成本,逐步取消药品加成,推进医疗服务价格改革,完善公立医院补偿机制。建立现代医院管理制度,落实公立医院独立法人地位,建立符合医疗卫生行业特点的人事薪酬制度。完善基本药物制度,深化药品、耗材流通体制改革,健全药品供应保障机制。鼓励研究和创制新药,将已上市创新药和通过一致性评价的药品优先列入医保目录。鼓励社会力量兴办健康服务业,推进非营利性民营医院和公立医院同等待遇。强化全行业监管,提高医疗服务质量,保障医疗安全。优化从医环境,完善纠纷调解机制,构建和谐医患关系。

2. **健全全民医疗保障体系** 健全医疗保险稳定可持续筹资和报销比例调整机制,完善医保缴费参保政策。全面实施城乡居民大病保险制度,健全重特大疾病救助和疾病应急救助制度。降低大病慢性病医疗费用。改革医保管理和支付方式,合理控制医疗费用,实现医保基金可持续平衡。改进个人账户,开展门诊费用统筹。城乡医保参保率稳定在95%以上。加快推进基本医保异地就医结算,实现跨省异地安置退休人员住院医疗费用直接结算。整合城乡居民医保政策和经办管理。鼓励商业保险机构参与医保经办。将生育保险和基本医疗保险合并实施。鼓励发展补充医疗保险和商业健康保险。探索建立长期护理保险制度,开展长期护理保险试点。完善医疗责任险制度。

3. **加强重大疾病防治和基本公共卫生服务** 完善国家基本公共卫生服务项目和重大公共卫生服务项目,提高服务质量效率和均等化水平。提升基层公共卫生服务能力。加强妇幼健康、公共卫生、肿瘤、精神疾病防控、儿科等薄弱环节能力建设。实施慢性病综合防控战略,有效防控心脑血管疾病、糖尿病、恶性肿瘤、呼吸系统疾病等慢性病和精神疾病。加强重大传染病防控,降低全人群乙肝病毒感染率,将艾滋病疫情控制在低流行水平,降低肺结核发病率至58/10万,基本消除血吸虫病危害,消除疟疾、麻风病危害。做好重点地方病防控工作。加强口岸卫生检疫能力建设,严防外来重大传染病传入。开展职业病危害普查和防控。增加艾滋病防治等特殊药物免费供给。加强全民健康教育,提升健康素养。大力推进公共场所禁烟。深入开展爱国卫生运动和健康城市建设。加强国民营养计划和心理健康服务。

4. **加强妇幼卫生保健及生育服务** 全面推行住院分娩补助制度,向孕产妇免费提供生育全过程的基本医疗保健服务。加强出生缺陷综合防治,建立覆盖城乡居民,涵盖孕前、孕期、新生儿各阶段的出生缺陷防治免费服务制度。全面提高妇幼保健服务能力,加大妇女儿童重点疾病防治力度,提高妇女常见病筛查率和早诊早治率,加强儿童疾病防治和预防伤害。全面实施贫困地区儿童营养改善和新生儿疾病筛查项目。婴儿死亡率、5岁以下儿童死亡率、孕产妇死亡率分别降为0.75%、0.95%、18/10万。

5. **完善医疗服务体系** 优化医疗机构布局,推动功能整合和服务模式创新。加强专业公共卫生机构、基层医疗卫生机构和医院之间的分工协作,健全上下联动、衔接互补的医疗服务体系,完善基层医疗服务模式,推进全科医生(家庭医生)能力的提高及电子健康档案等工作,实施家庭签约医生模式。全面建立分级诊疗制度,以提高基层医疗服务能力为重点,完善服务网络、运行机制和激励机制,实行差别化的医保支付和价格政策,形成科学合理就医秩序,基本实现基层首诊、双向转诊、上下联动、急慢分治。加强医疗卫生队伍建设,实施全民健康卫生人才保障工程和全科医生、儿科医生培养使用计划,健全住院医师规范化培训制度。通过改善从业环境和薪酬待遇,促进医疗资源向中西部地区倾斜、向基层和农村流动。完善医师多点执业制度。全面实施临床路径。提升健康信息服务和大数据应用能力,发展远程医疗和智慧医疗。每千人口执业(助理)医师数达到2.5名。

6. 促进中医药传承与发展　健全中医医疗保健服务体系,创新中医药服务模式,提升基层服务能力。加强中医临床研究基地和科研机构建设。发展中医药健康服务。开展中药资源普查,加强中药资源保护,建立中医古籍数据库和知识库。加快中药标准化建设,提升中药产业水平。建立大宗、道地和濒危药材种苗繁育基地,促进中药材种植业绿色发展。支持民族医药发展。推广中医药适宜技术,推动中医药服务走出去。

7. 广泛开展全民健身运动　实施全民健身战略,发展体育事业,加强群众健身活动场地和设施建设,推行公共体育设施免费或低收费开放。实施青少年体育活动促进计划,培育青少年体育爱好和运动技能,推广普及足球、篮球、排球、冰雪等运动,完善青少年体质健康监测体系。发展群众健身休闲项目,鼓励实行工间健身制度,实行科学健身指导。促进群众体育与竞技体育全面协调发展。鼓励社会力量发展体育产业。

8. 保障食品药品安全　实施食品安全战略。完善食品安全法规制度,提高食品安全标准,强化源头治理,全面落实企业主体责任,实施网格化监管,提高监督检查频次和抽检监测覆盖面,实行全产业链可追溯管理。开展国家食品安全城市创建行动。深化药品医疗器械审评审批制度改革,探索按照独立法人治理模式改革审评机构。推行药品经营企业分级分类管理。加快完善食品监管制度,健全严密高效、社会共治的食品药品安全治理体系。加大农村食品药品安全治理力度,完善对网络销售食品药品的监管。加强食品药品进口监管。

(三)健康中国行动计划

健康是促进人的全面发展的必然要求,是经济社会发展的基础条件,是民族昌盛和国家富强的重要标志,也是广大人民群众的共同追求。把人民健康放在优先发展的战略地位,以普及健康生活、优化健康服务、完善健康保障、建设健康环境、发展健康产业为重点,加快推进健康中国建设,全方位、全周期保障人民健康。

健康中国具体的战略目标:到2020年,建立覆盖城乡居民的中国特色基本医疗卫生制度,健康素养水平持续提高,健康服务体系完善高效,人人享有基本医疗卫生服务和基本体育健身服务,基本形成内涵丰富、结构合理的健康产业体系,主要健康指标居于中高收入国家前列;到2030年,促进全民健康的制度体系更加完善,健康领域发展更加协调,健康生活方式得到普及,健康服务质量和健康保障水平不断提高,健康产业繁荣发展,基本实现健康公平,主要健康指标进入高收入国家行列;到2050年,建成与社会主义现代化国家相适应的健康国家。其中,到2030年具体实现以下目标:人民健康水平持续提升。人民身体素质明显增强,2030年人均预期寿命达到79.0岁,人均

健康中国行动计划与世界卫生组织的各项战略方案之间有何联系?

健康预期寿命显著提高。主要健康危险因素得到有效控制。全民健康素养大幅提高，健康生活方式得到全面普及，有利于健康的生产生活环境基本形成，食品药品安全得到有效保障，消除一批重大疾病危害。健康服务能力大幅提升。优质高效的整合型医疗卫生服务体系和完善的全民健身公共服务体系全面建立，健康保障体系进一步完善，健康科技创新整体实力位居世界前列，健康服务质量和水平明显提高。健康产业规模显著扩大。建立起体系完整、结构优化的健康产业体系，形成一批具有较强创新能力和国际竞争力的大型企业，成为国民经济支柱性产业。促进健康的制度体系更加完善。有利于健康的政策法律法规体系进一步健全，健康领域治理体系和治理能力基本实现现代化。

实施健康中国行动计划，需要根据我国经济社会发展水平，居民健康需求及主要健康危险因素制订一系列切实可行的计划方案。

1. 疾病防治和基本公共卫生服务　逐步扩大向全体城乡居民免费提供基本公共卫生服务的范围，提高心脑血管疾病、癌症、慢性呼吸系统疾病等重病、疑难杂症的防治能力，降低重大慢性病过早死亡率。加强卫生应急、疾病预防控制、精神卫生、血站、卫生监督能力建设，支持儿科、肿瘤、心脑血管、糖尿病、精神病、传染病、职业病等中间薄弱领域建设。

2. 妇幼健康保障　免费建立母婴健康手册、全面实施免费孕前优生健康检查、免费为儿童接种国家免疫规划疫苗，免费提供孕产期保健和儿童保健服务、扩大妇女"两癌"检查项目覆盖范围。强化孕产妇和新生儿危急重症救治能力建设，实施妇幼健康和计划生育服务保障工程，新增产床 8.9 万张，力争增加产科医生和助产士 14 万名。

3. 出生缺陷防治　将唐氏综合征、耳聋、地中海贫血等 20 种疾病及先天性心脏病列入出生缺陷综合防控方案，力争覆盖范围内可知、可干预，有效降低出生缺陷发生率。

4. 基层医疗卫生服务能力提升　以中西部贫困地区为重点，每县重点办好 1~2 所县级公立医院(含县中医院)、基层医疗卫生机构标准化达标率达到 95% 以上；打造 30 min 基层医疗服务圈；加强并规范化培养住院医师 50 万人，每万人口全科医生数达到 2 名。

5. 中医药传承与创新　改善中医医院基础设施条件。支持中医重点学科和重点专科(专病)建设、加强中医药人才培养。实施中药标准化行动计划。

6. 智慧医疗　全面实施"互联网+"健康医疗益民服务，建设区域人口健康信息平台，推行电子健康档案。推进健康医疗大数据应用，建设一批区域临床医学健康数据示范中心。

7. 全民健身　加强体质测试与健身指导服务、推动城市社区 15 min 健身圈建设、实现公共体育服务乡镇常住人口全覆盖和农民体育健身工程全覆盖。加强足球场地、健身活动中心等公共体育服务设施建设和后备人才培养。

8. 食药安全　健全检验检测等技术支撑体系和信息化监管系统，建立食品药品职业化检查员队伍，实现各级监管队伍装备配备标准化，全面提升治理能力。

问题分析与能力提升

一、选择题

1. 世界卫生组织的总部设在 （　　）
   A. 纽约　　　　　　　　　　　　　B. 日内瓦
   C. 伦敦　　　　　　　　　　　　　D. 罗马

2. 世界卫生组织的最高决策机构是 （　　）
   A. 执行委员会　　　　　　　　　　B. 世界卫生大会
   C. 常务委员会　　　　　　　　　　D. 主要国家首脑大会

3. 初级卫生保健的概念是在（　　）年（　　）中提出的
   A. 2000，阿拉木图宣言　　　　　　B. 1978，人人享有卫生保健
   C. 1978，阿拉木图宣言　　　　　　D. 2000，人人享有卫生保健

4. （　　）是实现"2000年人人享有卫生保健"的关键和基本途径
   A. 阿拉木图宣言　　　　　　　　　B. 初级卫生保健
   C. 社区卫生保健　　　　　　　　　D. 全民健康覆盖

5. 全民健康覆盖的基本内容为 （　　）
   A. 公平性　　　　　　　　　　　　B. 可负担性
   C. 高效性　　　　　　　　　　　　D. 公平性和可负担性

6. 初级卫生保健的主要任务不包括 （　　）
   A. 健康促进　　　　　　　　　　　B. 预防保健
   C. 治疗为重　　　　　　　　　　　D. 社区康复

7. 新中国成立初期党和政府提出的卫生工作方针不包括 （　　）
   A. 面向工农兵　　　　　　　　　　B. 预防为主
   C. 团结中西医　　　　　　　　　　D. 依靠科技进步

8. 目前，威胁国民健康的主要的疾病类型不包括 （　　）
   A. 传染病　　　　　　　　　　　　B. 癌症
   C. 糖尿病　　　　　　　　　　　　D. 心脏病

9. 我国卫生工作的重点是以（　　）为主
   A. 工农兵　　　　　　　　　　　　B. 城镇
   C. 农村　　　　　　　　　　　　　D. 农民

10. 我国卫生工作的总方针是 （　　）
    A. 保健为主　　　　　　　　　　　B. 防控为主
    C. 治疗为主　　　　　　　　　　　D. 预防为主

二、问答题

1. 阐述初级卫生保健的主要内容。
2. 初级卫生保健工作的重点应该放在哪级预防？为什么？
3. 现阶段我国面临的主要卫生问题是什么？
4. 如何在我国实现"人人享有卫生保健"？
5. 我国医药卫生体制改革面临的困难和挑战有哪些？

（河南科技大学　白雪飞）

第十三章
社区卫生服务和临床预防保健

学习目标

1. 掌握我国社区卫生服务的内容,临床预防保健的主要内容。
2. 熟悉临床预防保健主要方式。
3. 了解我国社区卫生服务的实施方式。

第一节　社区卫生服务

一、概述

(一)社区

社区是指由若干社会团体或社会组织聚集在一定地域所形成的生活共同体。我国著名的社会学家费孝通将社区定义为:社区是由若干社会群体(家庭、氏族)或社会组织(机关、团体)聚集在某一地域里所形成的一个生活上相关联的大集体。世界卫生组织认为一个代表性的社区人口数为 10 万~30 万人,面积为 5 000~50 000 平方千米。1987 年在阿拉木图召开的初级卫生保健国际会议将社区定义为:以某种形式的社会组织或团体结合在一起的一群人。在中国,城市社区一般指街道和居委会,在农村指乡镇。

社区的地域特征、人口规模不尽相同,一般都包括以下 5 个要素:①一定数量的以社会关系为纽带的共同生活人群;②一定范围的从事社会活动的地域条件和空间;③相对完备的生活服务设施;④特有的文化背景、认同意识和生活方式;⑤适合社区生活的制度与相应的管理机构。

社区是多功能的集合体,主要具有以下功能:

1. 管理功能　社区是类行政组织,具有管理社区人群的社会生活事务的功能。

2. 服务功能　社区是人们参与社会生活的主要场所,可为社区居民提供便利的社会化服务。

3. 民主自治功能　社区是群众实行自我管理、自我教育、自我服务的行之有效的载体。

4. 文化教育功能　社区通过组织开展宣传、娱乐、体育、群众性精神文明等活动，能有效提高社区成员的文明素质和文化修养。

5. 安全稳定功能　社区居民由于交往形成一定范围内的稳定社会关系，这种关系有利于化解各种社会矛盾，保证居民生命财产安全。

（二）社区卫生服务产生与发展

社区卫生服务（community health services）是社区服务中的一种最基本的、普遍的服务，是由全科医生（general practitioner，GP）为主要卫生人力的卫生组织或机构从事的一种社区定向的卫生服务。

社区卫生服务概念源于 20 世纪 40 年代的英国，人们最初将非住院服务称为社区卫生服务。1945 年英国议会正式批准"国家卫生服务法"，规定在英国实行由政府税收统一支付的医院专科服务、社区卫生服务和全科医生制度。此后，英国政府推行有限资源向弱势群体倾斜的政策，大力发展社区卫生服务，社区卫生服务逐步承担起健康"守门人"的职责。英国社区卫生服务的理念、模式和经验被许多国家效仿和借鉴。20 世纪 70 年代，世界卫生组织提出了卫生服务的社区发展方向，社区卫生服务概念在世界各地迅速传播。

自新中国成立以来，社区卫生服务得到了长足发展，我国将社区卫生服务定义为：社区卫生服务是社区建设的重要组成部分，是在政府领导、社区参与、上级卫生机构指导下，以基层卫生机构为主体，全科医师为骨干，合理使用社区资源和适宜技术，以人的健康为中心、家庭为单位、社区为范围、需求为导向，以妇女、儿童、老年人、慢性病患者、残疾人、贫困居民等为服务重点，以解决社区主要卫生问题、满足基本卫生服务需求为目的，融预防、医疗、保健、康复、健康教育、计划生育技术服务功能等为一体的，有效、经济、方便、综合、连续的基层卫生服务。

（三）我国发展社区卫生服务的目的及意义

1. 我国发展社区卫生服务的基本目的

（1）合理配置和利用卫生资源，促使卫生资源向社区流动，让全科医生在社区中用较少的资源解决大量的问题。

（2）通过加强预防保健、合理利用卫生资源，来降低医疗费用，减轻国家、企业和老百姓的负担。

（3）通过大力发展横向的、广度上的专科来弥补生物医学专科化服务的不足，形成横向的专科与纵向的专科即全科与专科分工合作的卫生服务体系，维持医疗保健系统的平衡和完整，提高卫生服务的效率、效果和效益。

（4）为建立医疗保险制度打下良好的基础。

（5）保障社区居民的健康，提高社区居民的健康水平和生活质量。

（6）改善医德医风和医患关系，密切党群、干群关系，促进社会主义精神文明建设和国家的长治久安。

（7）促进国家的经济发展。

（8）促进基层卫生事业的发展。

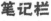

2.我国发展社区卫生服务的基本意义　我国开展社区卫生服务并不是偶然的,而是随社会、经济、科技、文化的发展应运而生的,是为了满足人民群众日益增长的基本卫生服务需求,也是实现人人享有卫生保健的重要途径。

(1)发展社区卫生服务是提供基本卫生服务,满足人民群众日益增长的卫生服务需求,提高人民健康水平的重要保障。社区卫生服务覆盖广泛、方便群众、能使广大群众获得基本卫生服务,也有利于满足群众日益增长的多样化卫生服务需求。社区卫生服务强调预防为主、防治结合,有利于将预防保健落实到社区、家庭和个人,提高人群健康水平。

(2)发展社区卫生服务是深化卫生改革,建立与社会主义市场经济体制相适应的城市卫生服务体系的重要基础。社区卫生服务可以将广大居民的多数基本健康问题解决在基层。积极发展社区卫生服务,有利于调整城市卫生服务体系的结构、功能、布局,提高效率,降低成本,形成以社区卫生服务机构为基础,大中型医院为医疗中心,预防、保健、健康教育等机构为预防、保健中心,适应社会主义初级阶段国情和社会主义市场经济体制的城市卫生服务体系新格局。

(3)发展社区卫生服务是建立城镇职工基本医疗保险制度的迫切要求。社区卫生服务可以为参保职工就近诊治一般常见病、多发病、慢性病,帮助参保职工合理利用大医院服务,并通过健康教育、预防保健,增进职工健康,减少发病,既保证基本医疗,又降低成本,符合"低水平、广覆盖"原则,对职工基本医疗保险制度长久稳定运行,起重要支撑作用。

(4)发展社区卫生服务是加强社会主义精神文明建设,密切党群干群关系,维护社会稳定的重要途径。社区卫生服务通过多种形式的服务为群众排忧解难,使社区卫生人员与广大居民建立起新型医患关系,有利于加强社会主义精神文明建设。积极开展社区卫生服务是为人民办好事、办实事的德政民心工程,充分体现全心全意为人民服务的宗旨,有利于密切党群干群关系,维护社会稳定,促进国家长治久安。

二、我国社区卫生服务

社区卫生服务的基本功能就是提供"四位一体"的服务,即临床医学、预防医学、保健医学和康复医学,根据社区卫生服务的操作流程,社区卫生服务的基本内容应该包括以患者为中心的门诊服务、以家庭为单位的服务、以社区为范围的服务和社会服务4个方面,这4个方面是相互交叉、相互联系的,最终被整合为社区居民所需要的整体性服务。

社区卫生服务的基本内容是由政府根据社会经济发展水平来确定的,相对固定,在同一个地区普遍适用,可以直接推广、应用。虽然社区卫生服务的内容性质和服务范围不变,其质量和水平可受很多因素的影响而变化。

(一)社区卫生服务的内容

社区卫生服务以满足群众需求、保护人民健康为出发点,是融预防、医疗、保健、康复、健康教育和健康促进、计划生育技术服务等为一体的卫生服务。当前我国社区卫生服务的主要内容包括以下几个方面。

1.健康教育　健康教育是通过有组织、有计划、有系统的社会和教育活动,促使人们自觉地采纳有益于健康的行为和生活方式,消除或减轻影响健康的危害因素,预防疾病,促进健康,提高生命质量。社区健康教育为社区卫生服务的灵魂,是初级卫生保健的重要任务之一。《中共中央国务院关于卫生改革与发展的决定》中指出:"健康教育是公民素质教育的重要内容,要十分重视健康教育,提高广大人民群众的健康知识和自我保健能力。"社区健康教育的根本精神是从以疾病为中心的服务模式转变为以健康为中心和以人类发展为中心的服务模式,以提高人的素质为总目标。社区健康教育运用健康教育的理论与方法,解决和改善社区居民中存在的有关健康、卫生问题的实践过程,它的内容广泛,从大众媒体的运用到具体的健康、卫生问题,涉及群体身心健康、三级预防、医疗和康复,并贯穿卫生保健服务的诸多方面。

2.社区医疗　社区医疗是全科医生向社区内的居民及其家庭提供的基本医疗服务。社区医疗提供以门诊和出诊为主要形式的基层医疗服务,不仅是社区卫生服务项目中为居民提供的主要服务内容,也是社区卫生服务其他工作的基础。

与传统的基层医疗服务相比较,社区医疗的最大特征在于其所提供的服务是以社区为范围、以家庭为单位的连续性和人格化的医疗服务,主要内容包括:为社区居民诊治常见病、多发病以及慢性病,并根据需要,做好转诊和会诊等工作;为居民建立健康档案,掌握居民及家庭的健康背景资料;开展缓和医疗,为临终患者及家庭提供周到的、人性化的服务。社区医疗工作中,特别强调使用适宜技术、中医中药等,以适应群众需要,减轻人民负担。

社区卫生服务中心应贯彻预防为主的方针。根据三级预防精神,从疾病的病因、发病到康复、直到临终,均有预防工作任务。社区全科医生除在卫生服务中心处理患者外,还应深入患者家庭,对患者家属讲解有关疾病的防治知识,以便在紧急情况下,家属能处理、救护,日常生活中能监督患者执行医嘱。

3.社区预防　社区预防是社区卫生服务的重要组成部分,主要包括:社区卫生诊断,传染病疫情报告和监测,预防接种,结核病、艾滋病等重大传染病预防,常见传染病防治,地方病、寄生虫病防治,健康档案管理,爱国卫生指导等。

传染病预防工作除做好计划免疫外,还要抓好基本卫生设施建设,如粪便污水处理,饮用水管理和食品管理等。执行传染病报告制度、隔离检疫等制度,以便消灭传染病。

社区预防的重要组成部分是协助卫生执法部门对发生在社区内的卫生问题进行监督,如饮食行业的经常性卫生监督,从食物的原料、运送、加工到销售过程,餐具的清洗和消毒,特别注意集贸市场的食品摊位的卫生管理。社区公共场所的卫生监督重点是落实卫生责任制,加强对从业人员的培训。

随着疾病谱和死亡谱的变化,对慢性病的防治与管理已成为社区卫生服务的一项重要内容。据专家预测,如不加以控制,到 2030 年我国城乡慢性病患病率将达到 65.7%,为 1993 年的 4.3 倍,卫生总费用将占国内生产总值的 18% 以上,国力难以承受。而 80% 左右的慢性病可在社区进行治疗、康复。如果社区卫生保健工作做好,对慢性病进行干预,预测 2030 年卫生总费用占国内生产总值的比例为 8.8%,可以看出社区慢性病预防十分重要,其经济效益和社会效益巨大。

4.社区康复　社区康复是指患者或残疾者经过临床治疗阶段后,为促进患者或残疾者的身心进一步的康复,由社区继续提供的医疗保健服务。社区康复与医疗康复不

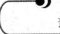

同,它体现了医疗和预防保健于一体,心身全面兼顾,连续性、协调性的全科医疗服务的基本原则,是社区医学的重要组成部分,是实现人人享有卫生保健战略目标的重要内容。

社区康复的宗旨是充分利用社区资源,使患者或残疾者在社区或家庭通过康复训练使疾病好转或痊愈,生理功能得到恢复,心理障碍得到解除;使残疾者能更多地获得生活和劳动能力,重新为社会做贡献,平等地享受社会权利和义务。

世界卫生组织提出社区康复是有效和经济的康复途径。他们认为,社区康复是在社区促进所有残疾人康复并享有均等机会和融入社会的一项战略。社区康复的实现有赖于残疾人自己及其家属所在社区,以及卫生、教育、劳动就业与社会服务等部门的共同努力。社区康复的目标为,通过训练和提供辅助用品,使残疾人生活自理、人际沟通良好,平等地享受入学和就业机会;使他们成为社会平等一员,融入社会,不受歧视、孤立和隔离。康复内容包括以社区卫生服务为中心,结合初级卫生保健进行预防工作。在社区进行残疾人普查,进行康复训练,由康复人员或医务人员在家中或在康复中心进行生活自理、步行、家务、语言、心理训练;还可进行教育康复、职业康复等。

5. 社区保健　社区保健工作范围主要包括从小到老,即婴幼儿、青少年、成人和老年保健,从脆弱人群上分主要是婴幼儿保健、老年保健和妇女保健。社区儿童保健主要内容有及时为新生儿建立档案进行系统管理、学龄前儿童保健以防意外、缺陷矫治、预防接种和培养卫生行为。妇女保健应围绕着生殖健康来进行,以保证母亲安全。生殖健康不仅是生殖系统没有疾病或生殖功能失调,还包括健康和谐的性心理,有责任的、满意的性生活;妇女有控制和调节生育的能力,不担心计划外生育;以及保障妇女安全妊娠和分娩。其中,围生期保健是极其重要的环节,社区要建立专门档案,加强管理。

精神卫生保健也是社区保健的一个重要内容。现代生活节奏加快,人际交往频繁,市场竞争激烈,精神疾病日益增多。社区精神卫生保健要贯彻预防为主的方针,应向公众普及精神卫生知识,提高个体心理耐受力和适应力,防治心理障碍的发生,同时要普及精神病知识,提高社区识别、理解、看护精神患者的水平。社区医生要了解需求,组织力量,以社区精神康复为重点,开展社会心理干预工作,门诊与家庭访视相结合。

6. 社区计划生育服务　计划生育是我国的一项基本国策。实行计划生育有利于有计划地控制人口数量,提高人口素质,使人口的增长同经济和社会发展相适应,同资源利用、生态平衡和环境保护相协调。社区是我国基层活动的重要枢纽,社区的某些传统特征制约着人们的生育理念和生育水平,社区计划生育工作是我国计划生育工作的基础。在落实计划生育措施的很多方面,如对育龄妇女进行系统管理、开展计划生育宣传教育、服避孕药、上环、结扎等,都需要向社区卫生服务人员提供全面的、直接的技术指导。

(二)社区卫生服务中心基本功能

1. 开展社区卫生状况调查,进行社区诊断,向社区管理部门提出改进社区公共卫生的建议及规划,对社区爱国卫生工作予以技术指导。

2. 有针对性地开展慢性非传染性疾病、地方病与寄生虫病的健康指导、行为干预和筛查,以及高危人群监测和规范管理工作。

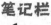

3. 负责辖区内免疫接种和传染病预防与控制工作。

4. 运用适宜的中西医药及技术,开展一般常见病、多发病的诊疗。

5. 提供急救服务。

6. 提供家庭出诊、家庭护理、家庭病床等家庭卫生保健服务。

7. 提供会诊、转诊服务。

8. 提供临终关怀服务。

9. 提供精神卫生服务和心理卫生咨询服务。

10. 提供妇女、儿童、老年人、慢性病患者、残疾人等重点人群的保健服务。

11. 提供康复服务。

12. 开展健康教育与健康促进工作。

13. 开展计划生育咨询、宣传并提供适宜技术服务。

14. 提供个人与家庭连续性的健康管理服务。

15. 负责辖区内社区卫生服务信息资料的收集、整理、统计、分析与上报。

16. 在社区建设中,协助社区管理部门不断拓展社区服务,繁荣社区文化,美化社区环境,共同营造健康向上、文明和谐的社区氛围。

17. 根据社区卫生服务功能和社区居民需求,提供其他适宜的基层卫生服务。

（三）社区卫生服务站基本功能

1. 开展社区卫生状况调查,协助社区管理部门实施健康促进。

2. 开展免疫接种、传染病的预防与控制工作。

3. 开展一般常见病、多发病的诊疗及诊断明确的慢性病的规范化管理工作。

4. 提供院外急救服务。

5. 提供家庭出诊、家庭护理、家庭病床等家庭卫生保健服务。

6. 提供双向转诊服务。

7. 提供妇女、儿童、老年人、慢性病患者、残疾人等重点人群的保健服务。

8. 提供康复服务。

9. 开展健康教育与心理卫生咨询工作。

10. 提供计划生育咨询、宣传服务。

11. 提供个人与家庭的连续性健康管理服务。

12. 在社区建设中,协助社区管理部门不断拓展社区服务,繁荣社区文化,美化社区环境,共同营造健康向上、文明和谐的社区氛围。

13. 根据社区卫生服务功能和社区居民需求,提供其他适宜的基层卫生服务。

（四）社区卫生服务的特性

1. **基础性** 社区卫生服务是基本卫生服务,具有基础性,是社区居民出入卫生服务系统的门户。社区卫生服务机构向社区居民提供首诊服务,能以较方便、经济、有效的医疗技术解决社区居民 80%～90% 的健康问题,还负责急危重患者的基础诊断及转诊服务。社区卫生服务体系位于卫生服务体系的底部,是促进社会公平、维护社会稳定、实现病有所医的基础网络。

2. **综合性** 社区卫生服务以生物-心理-社会医学模式作为理论指导,具有综合、全方位的服务特性。具体表现为:①服务对象包括辖区内的健康人群、高危人群、重点保健人群和患者;②服务内容包括基本医疗、预防、保健、康复、健康管理和计划生育技术指导等;③服务层面涵盖生理、心理和社会等多个方面;④服务范围涉及个人、家庭和社区;⑤服务方式包括综合利用现代医学、传统医学和替代医学的各类适宜技术和方法。

3. 连续性　通过与社区居民建立一种稳定、长期的服务关系,社区卫生服务提供从出生到死亡、从健康到疾病的连续性服务,这是有别于医院服务的重要特征。具体表现为:①提供沿生命周期各阶段卫生保健服务,包括婚前保健、孕前保健、分娩、婴幼儿保健、青少年保健、中老年保健、临终关怀及对患者家属的支持。②提供沿健康到疾病各发展阶段的卫生保健服务,从健康促进、危险因素监测,到疾病早、中、晚各期的诊疗、康复和管理。③不受时间、空间、服务对象的健康状况和生命周期等变化的影响,对服务对象的健康责任均不间断。

4. 可及性　社区卫生服务是以社区为基础的基层卫生服务,贴近社区人群,能让他们体验到属于自身,并方便使用的基层卫生保健服务。社区卫生服务的可及性具体体现在地理接近、服务便利、关系密切、结果有效、心理接受、经济合理等一系列易于利用的特点。

5. 协调性　社区卫生服务是社区居民最先接触、最常利用的基层医疗保健服务,要提供好综合性和连续性的医疗卫生保健服务,社区卫生服务提供者必须倡导和动员各级各类社会资源服务于社区居民,承担协调人的责任。作为医疗保健系统的"守门人",社区卫生服务提供者需根据服务对象的不同需求,充分协调和利用社区卫生资源,包括动用家庭、社区及各有关医疗资源,以实现提供全方位、全过程的综合服务。

三、我国社区卫生服务的方式及机构设置

(一)社区卫生服务方式

社区卫生服务站或社区卫生服务中心向患者提供个体化服务,主要包括以下7种方式。

1. 门诊服务　门诊服务是最主要的社区卫生服务方式、以提供基本卫生服务为主,一般包括常见病、多发病门诊,留诊观察、急诊急救、转诊和会诊服务等。

2. 出诊和家庭病床服务　出诊服务是给予老年人或慢性病行动不便者或病情危急的社区患者;家庭病床服务主要针对中风后遗症、晚期肿瘤、慢性病行动不便、手术及疾病康复期患者等需要上门服务的人群。

3. 社区急救服务　在社区区域内,提供全天候的急诊服务、院前急救等,及时帮助患者利用当地的急救网络。

4. 长期照顾　主要针对身患多种疾病需要长期护理的老年人提供医疗护理、康复促进、临终关怀等服务。

5. 临终关怀及姑息医学照顾　对于生命终末期的患者给予人文关怀、减轻身心痛苦和双重照顾等服务,帮助患者获得最好的生存质量。

6. 电话或网络咨询服务　通过电话、网络等方式,为社区居民提供健康教育、医疗保健咨询、预约服务等,是近年来新兴的社区卫生服务的新型服务方式。同时,也可以通过电话、网络等方式对患者进行定期的随访督导。

7. 医疗器具租赁服务与便民服务　为家庭照顾中所需的短期使用的某些医疗器具提供租赁服务,并指导患者及其家属正确使用,如氧气袋/瓶、简易客服器具等。

另外,还提供以社区为导向的群体性服务,主要有以下两种。①开展社区卫生诊断:运用流行病学、社会学等定性、定量调查研究,确定社区人群的主要健康需求,分析影响社区人群健康的关键问题及其原因,有针对性地制订社区卫生计划和措施。②开展以社区为导向的基本医疗卫生服务:基于流行病学的理念,以社区人群为服务对象,重视社区、环境、行为等因素与人群健康的关系,利用预防保健与社区医疗相结合的系统性医疗策略开展综合、连续、协调的基本医疗卫生服务。

(二)社区卫生服务机构设置原则

1. 大力推进城市社区建设,改善社区居民的卫生条件,提高人民群众的生活水平和生活质量,促进城市经济和社会协调发展,构筑以社区卫生服务为基础的城市卫生服务体系新格局,必须把城市卫生工作的重点放到社区,积极发展社区卫生服务,不断丰富城市社区建设内涵。

2. 社区卫生服务是社区建设的重要组成部分。社区卫生服务机构的建设须纳入社区发展规划和区域卫生规划,要与城镇医药卫生体制改革、城镇职工基本医疗保险制度改革紧密结合,并充分利用中医和西医卫生资源。

3. 社区卫生服务机构属非营利性医疗机构,是为社区居民提供预防、保健、健康教育、计划生育和医疗、康复等服务的综合性基层卫生服务机构。

4. 设置社区卫生服务机构由地市级政府卫生行政部门审批。

5. 社区卫生服务机构以社区卫生服务中心为主体。社区卫生服务中心一般以街道办事处所辖范围设置,服务人口3万~5万人。对社区卫生服务中心难以方便覆盖的区域,以社区卫生服务站作为补充。社区卫生服务机构设置应充分利用社区资源,避免重复建设,择优鼓励现有基层医疗机构经过结构和功能双重改造成为社区卫生服务机构。

6. 社区卫生服务机构业务用房、床位、基本设备、常用药品和急救药品应根据社区卫生服务的功能、居民需求配置;卫生人力应按适宜比例配置。

7. 社区卫生服务机构的建设要坚持社区参与的原则。

8. 社区卫生服务机构的设立、运行应引入竞争机制。

9. 社区卫生服务中心的命名原则是:区名+所在街道名+识别名(可选)+社区卫生服务中心;社区卫生服务站的命名原则是:所在街道名+所在居民小区名+社区卫生服务站。

(三)社区卫生服务的组织形式

1. 政府举办的社区卫生服务　社区卫生服务机构由一级医院、部分二级医院或其他基层医疗机构整体转型而来。其特点是以城市的街道办事处为依托,以医疗卫生单位为主体,将医疗中心、社区卫生服务机构与家庭连接起来,使资源得到合理配置,社区卫生服务向规范化发展。

2. 企事业单位举办的社区卫生服务　企事业单位举办的社区卫生服务分为企业举办和事业单位举办两种形式。企业举办的社区卫生服务主要依托有条件的企业卫生机构,与地方资源形成互补,共同承担相应区域的社区卫生服务。事业单位举办的

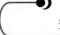

社区卫生服务主要是由二级、三级医院在院内设立开展社区卫生服务的专门部门或在院外举办社区卫生服务机构。企事业单位举办的社区卫生服务的优势在于盘活卫生资源,有利于卫生机构合理布局,使卫生服务得到延伸;存在的问题是社区卫生服务的功能得不到完全重视。

3.社会力量举办的社区卫生服务　根据国家有关支持政策,部分地区允许具备提供社区卫生服务的基本条件,符合法律法规,能独立承担民事责任的法人或自然人均可申请举办社区卫生服务。社会力量参与举办社区卫生服务,有利于整合卫生资源,扩展筹资渠道;存在的问题是谋利的同时导致"重医轻防"现象较为普遍,社区卫生服务的功能难以完全落实。

第二节　临床预防保健

疾病的临床预防又称个体预防,是预防医学的一个分支。它是指在临床条件下,由临床医务工作者向患者、健康人、无症状者提供的融医疗、预防、保健、康复等为一体的综合性卫生服务。临床预防具有以下特点:以患者为导向;以医生为主体,强调社会、家庭、患者共同参与;是一种针对生命周期的、个体化的、防治结合的服务。临床预防的目的是防止疾病的发生、发展和传播,它是一项基本的、不可缺少的卫生保健服务,也是医疗工作的重要组成部分,弥合了预防医学与临床医学的裂痕。

临床预防具有公共卫生的理念,但更多使用临床医学的方法,与公共卫生相比,临床预防的对象更个体化,也较少使用群众运动和法律手段来达到目的。与临床医学比,临床预防更积极地关注疾病的预防,而临床医学则消极地应付疾病的预防;另外,两者的服务对象亦不同:临床预防对有病或无病者均提供预防照顾,而临床医学一般仅服务于患者。

一、临床预防的主要内容

依据疾病的自然史,疾病的预防有六个层次、分三级预防。其中,临床预防以一、二级预防为主。

1.一级预防　一级预防即病因预防,是针对疾病易感期采取的预防措施,即无病防病。疾病易感期指虽有致病因子存在,但疾病尚未发生,在此阶段采取预防措施将使身体状况逆转,恢复健康。换言之,该时期的预防是针对健康危险因素的,因此,又称病因预防。主要措施包括免疫接种、健康教育、婚育咨询、高危人群保护、职业病预防以及卫生立法、改善环境卫生等。

2.二级预防　二级预防是于临床前期和临床期开始时实施的预防措施,即有病早发现、早诊断、早治疗。临床前期和临床期开始时是指已有病理变化,但尚未出现有确诊意义的临床症状,此时采取措施,可使疾病得到较早和较好的治疗,为争取较好的预后创造了条件。主要措施包括筛查、病例发现、年度体检、自我检查等。

3.三级预防　三级预防即临床预防,是于疾病的临床期实施的措施,此期疾病已有明显的症状和体征,积极治疗可减少并发症和后遗症的发生;对已发生者,应予以康复。主要措施包括积极有效的临床措施、各种干预和功能训练等。如脑卒中后的抢救与肢体运动功能,训练智力低下儿童的干预等。

二、临床预防的方法

基层全科医生经常使用的临床预防的方法有:患者教育、预防接种、健康危险因素评估、咨询服务、免疫与化学预防、筛检、病例发现、周期性健康检查。

1. 患者教育　患者教育的对象包括患者、高危人群和健康人群。目的是为患者提供健康信息,促使患者采取有益于健康的行为,去除不良的生活方式和行为,加强遵医行为,预防疾病,促进健康。临床预防中的患者教育的特点是实施针对性的、个体化的教育,国外全科或家庭医生最常做的项目有:鼓励患者戒烟、教会妇女进行乳房自我检查、鼓励患者减肥、为患者设计运动处方、鼓励患者做睾丸自我检查、教育患者使用安全带等。

> 试结合某种类型疾病如心血管疾病、糖尿病等阐述临床预防的主要措施。

注重患者教育是全科医学的服务特色,是临床医疗中不可缺少的环节。成功的患者教育可以改变患者的行为,提高遵医行为。全科医疗实践证明:咨询和健康教育是最有效的临床预防服务方法。实施患者教育的原则包括个性化,知情同意、自觉自愿,简洁明了、便于实施,重复与循序渐进,监督与帮助。在教育方式上,门诊患者可以使用健康教育处方,作为对患者行为治疗的提示性资料;对住院患者可以结合"临床路径"的表格,由特定医生完成对针对患者的专项健康教育,患者出院前要求本人签字,以表示该教育内容已经圆满完成。

2. 预防接种　预防接种是公认的最有效的、最可行、特异的初级预防措施,具有有效、经济、方便的优点。预防接种在控制传染病方面十分有效。

3. 健康风险因素评估　健康风险因素评估属前瞻性医学范畴。其主旨是借客观数据来警示患者,激励患者改变不良的生活方式和行为,以促进健康。健康风险因素评估根据患者的生活方式、个人及家族史、体检结果及健康危险因素等指标,通过相应软件来预测。预测指标包括:与同种族、同性别、同年龄人群比,其罹患疾病的概率和死亡概率,以及与实际年龄相比的健康年龄。由此可见,做这种评估,一方面应清楚各种人群致死、致残的首要原因;另一方面,不同性别、不同年龄人群的主要死因数据在用于个体患者时,应根据个人及其家族的危险因素、医疗条件、社会经济状况、行为生活方式以及职业等做适当调整。就每个患者而言,预防干预的目标不尽相同。

4. 咨询服务　临床医生应劝说患者进行必要的行为改变,以减少疾病、伤害的危险。咨询对于改善健康的作用,或称健康咨询的有效性一直存在争议,有待于更深入的研究。目前提高咨询服务对健康的促进作用的途径可参考以下几个方面。

首先,被咨询的行为应与某种疾病、伤害的发病率或致死率的增加有明确关联。第二,有足够的证据证明所倡导的干预能降低发病率与致死率的危险。第三,咨询对降低预期危险行为行之有效。此外,还必须关注改变危险性行为所付出的代价。最后,尚需考虑改变行为是否有危险。行为改变在短期内十分有效,但长期追踪效果不佳。因此,避免再发是一项艰巨的任务,这有赖于医生、家庭(尤其是配偶)、社会的共同努力与不懈的激励,良好的医患关系亦起着不可忽视的作用。

5. 免疫与化学预防　免疫包括旨在预防传染性疾病使用的疫苗与免疫球蛋白。化学预防法指使用药物来降低疾病危险,其中最常见的例子就是对结核菌素皮试阳性但无临床症状者进行抗结核药物治疗,以预防结核病。

6.筛检　筛检是运用快速、简便的实验、检查或其他手段,从健康人群中发现未被识别的患者或有缺陷的人。筛检仅是一种初步检查,而不是诊断。筛检阳性者应指定就医,以便得到进一步的诊断和治疗。

所要筛检的疾病和情况是当地目前重大的公共卫生问题;所要筛检的疾病应有有效的治疗方法;对所要筛检的疾病的自然史了解较清楚;筛检的疾病应有无症状期或潜伏期。筛查的目的是早发现、早干预以延缓或防止并发症的发生。

筛查方法应足够精确。筛查方法性能评价可用灵敏度、特异度、阳性率与阴性率等表示。筛查方法应安全、方便、易行、经济,群众易于接受。筛查结果阳性者有进一步确诊的方法。

7.病例发现　通过对患者进行一些检查、测验等,以期发现患者就诊原因以外的疾病。从而做到早期发现、早期诊断和早期治疗的目的。病例发现是家庭医生在日常门诊中经常从事的二级预防工作,与筛检相比,具有经济、有效、患者满意度高等优点。

8.周期性健康检查　周期性健康检查不同于既往的年度或因某种需要而进行的体检,它的检查项目依据《临床预防服务指南》。《临床预防服务指南》是事先设计好的格式化表格,其所列检查项目充分考虑了不同性别、不同年龄对卫生保健的不同需求(即检查项目和间隔因性别、年龄而异,而生理年龄比实际年龄更有意义),注重以证据为依据来筛选和确定检查项目,同时考虑了成本效益分析。

周期性健康检查对象为无症状的个体,着眼点为一、二级预防,目的为确定疾病的危险因素,或早期(即在症状前期)发现疾病,为就医者制订终身的预防保健计划。可见,依据《临床预防服务指南》制订的周期性健康检查较以往的年度体检更具有针对性、科学性。由于周期性健康检查选择性很强,减少了不适当的服务,使医疗保健服务的质量和效率得以提高,卫生资源得以更充分地利用,符合成本效益原则。

问题分析与能力提升

一、选择题

1.社区卫生保健的基本理念是　　　　　　　　　　　　　　　　　　( )

　A.医学模式的转变　　　　　　　　B.整体论的健康观

　C.健康和疾病的连续观　　　　　　D.以上都是

2.社区卫生保健是以(　　　)为中心,开展以社区为范围的预防保健服务

　A.健康　　　　　　　　　　　　　B.疾病

　C.医疗服务　　　　　　　　　　　D.家庭病房

3.(　　　)是国家对人民实施预防疾病、保护和促进健康的综合措施

　A.健康观　　　　　　　　　　　　B.群体预防

　C.社区卫生服务　　　　　　　　　D.预防保健

4.社区的主要功能不包括　　　　　　　　　　　　　　　　　　　　( )

　A.管理,服务功能　　　　　　　　B.行政管理功能

　C.文化教育功能　　　　　　　　　D.安全稳定功能

5.周期性健康检查着眼于　　　　　　　　　　　　　　　　　　　　( )

　A.一级预防　　　　　　　　　　　B.二级预防

　C.一、二级预防　　　　　　　　　D.三级预防

6. 一级预防中,计划免疫的初种工作全部完毕应在 （　）

    A. 新生儿期　　　　　　　　　B. 幼儿期

    C. 婴儿期　　　　　　　　　　D. 学龄前期

7. 一级预防的主要内容不包括 （　）

    A. 免疫接种　　　　　　　　　B. 健康教育

    C. 高危人群保护　　　　　　　D. 早发现,早治疗

8. 三级预防主要在于 （　）

    A. 早发现　　　　　　　　　　B. 积极治疗

    C. 后期康复　　　　　　　　　D. 接种疫苗

9. 筛查的目的不包括 （　）

    A. 早发现　　　　　　　　　　B. 早干预

    C. 早预防　　　　　　　　　　D. 早治疗

10. 世界卫生组织关于健康的定义是 （　）

    A. 健康是指人的生命活动正常

    B. 健康是指人的结构完好和功能正常,社会适应方面正常

    C. 健康是指身体的结构完好和功能正常,心理处于完好状态

    D. 健康不仅是没有疾病和虚弱现象,而且是一种身体上、心理上和社会的适应方面的完好
状态

二、问答题

1. 简述社区卫生服务的定义及内容。

2. 简述社区卫生服务管理的基本理念。

3. 简述临床预防保健的基本过程。

4. 简述临床预防保健的常用方法。

5. 试述我国发展社区卫生服务的必要性及面临的困难与挑战。

（河南科技大学　白雪飞）

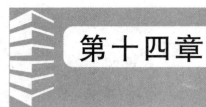

第十四章
疾病的预防控制

学习目标

1. 掌握传染病、慢性非传染性疾病的概念、流行病学特点。
2. 熟悉传染病、慢性非传染性疾病的预防和控制。
3. 了解传染病、慢性非传染性疾病的发生条件。

世界卫生组织提出疾病预防与控制的范围包括三种疾病：①传染病、营养不良性疾病和孕产期疾病；②慢性非传染性疾病；③伤害与职业病。本章主要介绍传染病、慢性非传染性疾病的预防和控制及应对策略。

第一节　传染病的预防与控制

传染病（communicable diseases）是指由特异病原体（或它们的毒性产物）所引起的一类疾病；这种病原体及其毒性产物可以通过感染的人、动物或储存宿主直接或间接（经由中介的动物宿主、昆虫、植物宿主或其他环境因素）传染给易感宿主。

一、传染病的发生与流行过程

（一）病原体与宿主

任何一种传染病的发生、发展和传播都是病原、宿主和环境之间相互作用的结果。病原体和宿主是传染病发生的两个最基本条件。

1. 病原体（pathogen）　每一种传染病都有与其对应的特异的病原体。病原体是指能够引起宿主致病的各种生物体，包括病毒、细菌、真菌、支原体、衣原体、立克次体、螺旋体和寄生虫等。病原体的特征、数量及其侵入门户等对病原体侵入宿主后是否致病至关重要。

（1）病原体基本特性

传染力（infectivity）：指病原体在宿主体内定居并繁殖从而引起易感宿主发生感染的能力。可通过二代发病率（续发率）来衡量病原体的传染力。传染力较强的病原

笔记栏

体如麻疹病毒、天花病毒;传染力相对较弱的病原体如麻风杆菌、结核分枝杆菌。

致病力(pathogenicity):指病原体侵入机体后引起疾病发生的能力。可用感染者中显性感染者(发生临床病例)的比例来测量。致病力较强的病原体如麻疹病毒、天花病毒、狂犬病病毒;致病力相对较弱的病原体如麻风杆菌、结核分枝杆菌、脊髓灰质炎病毒。

毒力(virulence):指病原体感染机体后引起严重疾病的能力。可用病死率或总病例数中发生重症病例和严重后遗症的比例来表示。毒力较强的病原体如天花病毒、狂犬病病毒、结核分枝杆菌;毒力相对较弱的病原体如风疹病毒、流感病毒。

毒力强的病原体致病力一定强吗?

但必须指出的是,病原体特性并非固定不变的,随着环境和宿主群体条件的改变,病原体的传染力、致病力和毒力也可能随之变化。

(2)病原体变异　由于环境条件或遗传因素的变化,病原体的抗原、耐药性、毒力等可能会发生变异。

抗原变异:指由于病原体基因的改变导致病原体抗原改变的现象。抗原变异往往导致传染病发生暴发、流行。

药物敏感性变异:指病原体对某种或某几种药物的敏感性发生改变的现象。有些表现为对某种或某几种药物的敏感性降低甚至由敏感转变为耐药;而另有些则表现为对某种或某几种药物由耐药恢复为敏感。其中,病原体耐药性升高会严重影响药物疗效,往往导致传染病流行不能控制或复燃。

毒力变异:指由于病原体携带的遗传物质发生变化,从而导致其对宿主致病性改变的现象。病原体毒力增强导致其所致疾病严重程度增高;而将病原体毒力减弱则是研制疫苗的重要方法之一。

(3)侵入门户　指病原体最初侵入宿主的部位。多数病原体都有严格的侵入门户,并需到达宿主体内特定部位进行生长、繁殖。如脑膜炎球菌必须经呼吸道侵入。

2.宿主　宿主(host)是指在自然条件下为病原体提供生长、繁殖的营养及场所的人或动物。病原体是否能侵入宿主并在宿主体内生存、繁殖与机体的免疫能力有很大关系。当宿主免疫能力强时,病原体难以侵入,或难以在宿主体内生存、繁殖,不能造成感染和致病。宿主对病原体的免疫反应包括非特异性和特异性免疫反应。非特异性免疫是与生俱来的,又称为先天免疫、固有免疫。特异性免疫反应主要包括细胞免疫和体液免疫。

(二)传染过程及感染谱

1.传染过程(infection process)　指病原体进入机体后,与机体相互作用的过程。作用的结果有多种,可以表现为不同程度的感染或发病,也可以表现为免疫。作用结果取决于病原体和宿主的一系列特征,如病原体的传染力、致病力、毒力和宿主的免疫能力。

2.感染谱(infection spectrum)　指当机体感染病原体后,机体出现不同程度病变的频率,包括隐性感染(体内有病原体,无该疾病的临床表现)、显性感染(轻、中、重型疾病)和死亡。不同传染病病原体不同,感染谱也不相同;同一种传染病,由于宿主个体差异,也会导致感染谱不同。

(1)以隐性感染为主　这类传染病中隐性感染者所占的比例较大,显性感染较少,危重或死亡病例极少。这种感染谱就是传染病的"冰山现象"(iceberg phenomenon），把数量大，不易被发现的隐性感染者比喻为隐藏在海平面下的巨大的冰山。以隐性感染为主的传染病，如脊髓灰质炎、甲型病毒性肝炎、流行性乙型脑炎等。隐性感染不易被发现，在传染病的播散上起了相当大的作用，具有重要的公共卫生学意义。

（2）以显性感染为主　这类传染病中多数感染者均表现出明显的症状和体征，即显性感染者所占的比例很大，隐性感染及重症、死亡病例很少。以显性感染为主的疾病，如水痘、麻疹等。

（3）隐性感染与显性感染比例相近　如流行性腮腺炎。

（4）以重症或死亡为主　如狂犬病。

（三）传染病流行过程的三个环节

流行过程（epidemic process）指传染病在人群中发生、蔓延的过程。传染源、传播途径和易感人群是传染病在人群流行的三个基本环节。如能对其中任何一个环节采取有效措施，就能有效阻止传染病的流行或使已发生的传染病流行终止。

1. 传染源　传染源（source of infection）指体内有病原体生长、繁殖并且能排出病原体的人和动物。包括传染病患者、病原携带者和受感染的动物。传染期（communicable period）指传染源能排出病原体的整个时期，传染期是决定传染病患者隔离期限的重要依据。

（1）患者（case）　传染病的病程一般包括潜伏期、临床症状期和恢复期。潜伏期（incubation period）指病原体从侵入机体到最早临床症状出现的这一段时期。有些传染病从潜伏期末就开始排出病原体，如甲型肝炎。而大多数传染病则是临床症状期排出病原体，临床症状期是这种传染病的传染期。传染病在病程的各个时期所排出的病原体的数量和频度不同，所以不同时期的患者作为传染源的意义也有所不同。另外，患者病情的严重程度不同，其排出病原体的数量不同，作为传染源的意义也不同。一般，重症患者排出的病原体数量较大，传染力相对较强。此外，患者的活动范围越大，作为传染源意义就越大。

（2）病原携带者（carrier）　指没有任何临床表现却能排出病原体的人，包括带菌者、带毒者和带虫者。体内携带细菌者称为带菌者，体内携带病毒者称为带毒者，体内携带寄生虫者称为带虫者。病原携带者按其携带状态和疾病分期分为健康病原携带者、潜伏期病原携带者和恢复期病原携带者。

健康病原携带者：指整个感染过程中均无明显临床症状与体征而排出病原体者。如白喉、脊髓灰质炎常有健康病原携带者。

潜伏期病原携带者：指在潜伏期内携带并排出病原体者。如麻疹、百日咳常有潜伏期病原携带者。

潜伏期的公共卫生学意义：①根据潜伏期判断患者受感染时间，用于追踪传染源，查找传播途径。②根据潜伏期确定接触者的留验、检疫和医学观察期限。一般为平均潜伏期加 1～2 d，危害严重者按该病的最长潜伏期予以留验和检疫。③根据潜伏期确定免疫接种时间。④根据潜伏期评价预防措施效果。⑤潜伏期长短还可影响疾病的流行特征。一般潜伏期短的传染病，常呈现暴发流行。

恢复期病原携带者：指临床症状消失后继续携带和排出病原体者。如伤寒、乙型肝炎者等都可能有恢复期病原携带者。凡临床症状消失后，3 个月以内的病原携带者,称为暂时性病原携带者;超过3个月的病原携带者,称为慢性病原携带者。少数人甚至终身携带。慢性病原携带者携带病原时间长,具有重要的公共卫生学意义。

病原携带者由于没有临床症状,不容易被人们认识发现,其作为传染源的意义相对于患者来说更为重大。病原携带者对人群的威胁不仅取决于其排出的病原体数量、频度、携带病原体时间的长短,还与病原携带者的职业、个人卫生习惯、社会活动范围、环境卫生条件等密切相关。尤其在饮食服务行业、托幼机构、自来水厂等单位工作的病原携带者对人群的威胁尤为严重。

(3)受感染的动物　以动物为传染源,病原体在自然界的动物间传播的疾病称为动物传染病(zoonosis),在特定条件下动物传染病病原体可传播给人类,所致疾病称为人兽共患病或自然疫源性疾病,如鼠疫、狂犬病、钩端螺旋体病、血吸虫病等。动物传染病是人类新发传染病的重要来源。

动物作为传染源的意义主要在于人与受感染的动物接触的机会和密切程度,环境中是否有适宜该疾病传播的条件等,另外与动物的种类和密度也有关系。近年来,屡屡出现由于饲养宠物造成的传染病发生甚至暴发或流行。

2.传播途径　传播途径(route of transmission)指病原体从传染源排出后,至侵入新的易感宿主前,在外环境中所经历的全部过程。传染病可通过一种或多种途径传播,常见的传播途径有以下几种:

(1)经空气传播(air-borne transmission)　其方式包括经飞沫、飞沫核和尘埃及空气传播。

SARS传播途径是什么?

经飞沫传播:患者在呼气、谈话、咳嗽、吐痰、打喷嚏时,可以将含有大量病原体的飞沫排入环境。大的飞沫迅速降落到地面,小的飞沫在空气中短暂停留,会局限于传染源周围,通常限于1m以内。因此,通过飞沫传播只能将病原体传播给传染源周围的密切接触者。百日咳杆菌、流感病毒和脑膜炎双球菌常经飞沫喷射方式传播。

经飞沫核传播:患者排出的飞沫在空气中悬浮的过程中,水分蒸发后剩余的蛋白质和病原体形成体积较小的飞沫核。飞沫核能以气溶胶的形式漂至远处,使易感者吸入,引发感染,这种传播方式称为经飞沫核传播。耐干燥的白喉杆菌和结核杆菌可经此方式传播。

经尘埃传播:含有病原体的飞沫或分泌物落在地面,干燥后形成尘埃。此外,尘埃还可来源于土壤、被褥、衣物等。易感者吸入后可引发感染,这种传播方式称为经尘埃传播。抵抗力较强、耐干燥的病原体如炭疽杆菌芽孢和结核杆菌可通过此方式传播。

经空气传播传染病的流行特征为:①冬春季节发病率升高;②传播广泛,传播途径易实现,病例常可连续发生;③儿童、少年多发;④流行强度受居住条件和人口密度的影响;⑤在未免疫预防人群中发病率周期性升高。

(2)经水传播(water-borne transmission)　许多肠道传染病和某些寄生虫病都是经水传播的,其方式包括经饮用水和经疫水传播。

经饮用水传播:指通过饮用被病原体污染的水导致的病原体传播。饮用水被污染往往由于粪便、污水或污物等污染地表水源或侵入破损的自来水管网所致。另外,饮用非自来水或自来水消毒不严格也是造成该种传播途径实现的原因。痢疾、霍乱、伤寒、甲型肝炎均可通过此方式进行传播。经饮用水传播传染病的流行特征为:①常呈现为暴发;②病例分布与供水范围一致;③除哺乳婴儿外,发病无年龄、性别、职业差别;④停用污染水源或对污染水源采取消毒、净化措施后,暴发或流行即可平息。

经疫水传播:疫水指被病原体污染的具有传染性的水源。人们接触疫水后,病原体经过皮肤、黏膜侵入机体发生的病原体传播通称为经疫水传播。如钩端螺旋体病、血吸虫病可经此方式传播。经疫水传播传染病的流行特征为:①患者接触过疫水;②发病有地方性、季节性和职业性;③大量易感者进入疫区接触疫水后可导致经疫水传播传染病暴发或流行;④对疫水进行处理或加强个人防护后,可控制经疫水传播传染病发生或流行。

(3)经食物传播(food-borne transmission)　当食物本身含有病原体或被病原体污染时,污染食物可经胃肠道传播,这种传播方式称为经食物传播。许多肠道传染病、某些寄生虫病及个别呼吸道传染病都可以通过食物传播。有些经食物传播传染病是由于食物本身含有病原体,主要指一些受感染的动物食物,如感染旋毛虫的猪肉类食物、感染甲肝病毒的毛蚶等,食用这类食物时,如未经煮熟或消毒便可能引起相关传染病的感染。另有一些经食物传播传染病是由于食物在其生产、加工、运输、贮存及销售的过程中被病原体污染,以鱼、肉类和乳制品居多,食用这类食物也可能引起相关传染病的感染。沙门菌、志贺菌、空肠弯曲菌等污染食物引起腹泻暴发时有发生。

经食物传播的传染病的流行病学特征主要有:①患者有进食某一食物史,不食者不发病;②食物在短时间内大量被污染,可导致经食物传播传染病的暴发或流行;③潜伏期较短,临床症状较重;④停止供应被污染食物后,暴发或流行即可终止。

(4)接触传播(contact transmission)　接触传播包括直接接触传播和间接接触传播。

直接接触传播:指在没有外环境因素参与下,传染源与易感者直接接触(包括触摸、接吻、性交或抓咬等)所导致的疾病传播,如性传播疾病、狂犬病等。

间接接触传播:指易感者接触被传染源的排出物或分泌物等污染的日常生活用品所造成的传播。传染源排出的病原体往往很容易污染自身的手,被污染的手再接触各种物品会进一步造成各种物品的污染,因此被污染的手在此传播中起重要作用。许多肠道传染病、一些呼吸道传染病及某些人畜共患病常可通过间接接触传播,如甲型肝炎、细菌性痢疾、结核等。经间接接触传播传染病一般呈散发;无明显季节性;个人卫生习惯不良和卫生条件较差地区发病较多;加强管理和消毒,注意个人卫生,可减少疾病发生。

(5)经媒介节肢动物传播(arthropod/vector-borne transmission)　经媒介节肢动物传播包括机械性传播和生物性传播。

机械性传播:指媒介节肢动物与病原体之间没有生物学依存关系,媒介节肢动物携带、搬运病原体传染给易感者。如苍蝇、蟑螂等携带病原体污染食物或餐具等,使人们食用污染食物或使用不洁餐具而被感染。伤寒、痢疾等肠道传染病的病原体可经此途径传播。

生物性传播:指病原体进入媒介节肢动物体内,在其肠道或体腔内经过发育或繁殖,然后传给易感者。病原体与媒介节肢动物之间有生物学依存关系,且一种病原体只能通过一定种属的媒介节肢动物传播,具有特异性。如疟原虫只能通过按蚊进行有性生殖,然后才能传播感染给易感者。病原体在媒介节肢动物体内必须经过一段时间的发育和繁殖后才具有传染性,这段时间称为外潜伏期。疟疾、流行性乙型脑炎、登革热等均可经此途径传播。

经媒介节肢动物传播的传染病的流行特征:①有一定地方性;②有职业性特征;③有季节性升高现象;④暴露机会多的人群发病较多,如特殊职业人群和儿童;⑤一般无人与人之间的传播。

(6)经土壤传播(soil-borne transmission) 指易感人群接触了被病原体污染的土壤所致的相应疾病的传播。传染源的排泄物、死于传染病的人畜尸体直接掩埋等均可使土壤被病原体污染。一些能形成芽孢的病原体,如炭疽杆菌、破伤风杆菌等,污染土壤后可保持传染性达数十年之久。有些寄生虫(如蛔虫、钩虫、鞭虫等)的卵从宿主排出后,需在土壤中发育到一定阶段,才具有感染易感者的能力。

经土壤传播的传染病与病原体在土壤中的存活时间、个体与土壤接触的机会和个人卫生有关。如赤脚下地劳动容易感染钩虫病,皮肤破损接触土壤可能会感染破伤风等。

(7)医源性传播(iatrogenic transmission) 指在医疗、预防工作中,由于未能严格执行规章制度和操作规程,而人为地造成某些传染病的传播。

与污染的医疗用品接触传播:间接接触被污染的医疗用品造成的传染病传播。如医疗器械消毒不严,患者在接受诊疗服务时受到感染,可造成产褥热、尿路感染等。

通过污染的药物、血液或生物制剂传播:如药品或生物制剂被污染,患者在输血时感染艾滋病、丙型肝炎等。

(8)垂直传播(vertical transmission) 指在病原体通过母体直接传给子代,又称母婴传播。

经胎盘传播:受感染的孕妇经胎盘血液将病原体传给胎儿引起宫内感染。风疹病毒、艾滋病病毒、乙型肝炎病毒和梅毒螺旋体等病原体均可通过此途径传播。

上行传播:病原体从孕妇阴道经子宫颈口到达绒毛膜或胎盘引起胎儿宫内感染。单纯疱疹病毒、大肠杆菌、白念珠菌等病原体均可通过此途径传播。

经产道传播:分娩过程中,胎儿通过严重感染的孕妇产道时,产道内被污染的母血、羊水、阴道分泌物等经胎儿口腔吸入或皮肤黏膜渗入,使胎儿感染。淋球菌、乙肝病毒、疱疹病毒等病原体均可通过此途径传播。

3.易感人群 易感人群(susceptible population)指有可能发生传染病感染的人群。人群作为一个整体对传染病的易感程度称为人群易感性(herd susceptibility)。人群易感性的高低取决于该人群中每个个体的易感状态,可用易感个体所占的比例来衡量。与人群易感性相对应的概念是人群免疫性(herd immunity),指人群对传染病的抵抗程度,可用免疫个体的比例来衡量。当人群免疫性高,即免疫者占足够比例,尽管此时尚有相当比例的易感者存在,但免疫个体可构筑免疫屏障,使感染者接触易感个体的概率较小,从而降低病原体传播速度,减小病原体传播范围,从而可抑制或阻断传染病的流行。在人群中进行预防接种就是一种增强人群中免疫屏障的措施。

(1)能使人群易感性升高的主要因素

新生儿比例增大:未进行预防接种的 6 个月以上的婴儿,由于其从母体获得的抗体逐渐消失,而自身获得性免疫尚未形成,对多种传染病易感。

易感人口迁入:在某传染病流行区,由于居民大多隐性或显性感染,从而获得免疫力,人群免疫性高。而大量非流行区居民进入,由于其缺乏相应免疫力,从而使流行区

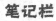

人群的易感性升高。

免疫人群的免疫力自然消退:大部分传染病病后获得的病后免疫或免疫接种后获得的人工免疫都会随时间逐渐消退,从而导致人群的易感性升高。

免疫人口死亡:免疫人口的死亡使人群中免疫个体所占的比例下降,从而使人群免疫力下降,相对使人群易感性增高。

(2)能使人群易感性降低的主要因素

预防接种:预防接种可提高人群的特异性免疫力,是降低人群易感性的重要措施。

传染病流行:当传染病流行过后,人群中相当部分易感者因发病或隐性感染而获得免疫力,从而人群中易感者比例下降,人群易感性降低。

4. 疫源地与流行过程

(1)疫源地(infectious focus) 是指传染源排出病原体可能波及的范围,也即易感者可能受到感染的范围。范围较小的疫源地称为疫点,如有传染源的某一住户。范围较大的疫源地称为疫区,如一个或几个村子。

(2)流行过程(epidemic process) 一系列相互联系的疫源地相继发生的过程即传染病的流行过程。当传染源、传播途径和易感人群相互连接,产生新的疫源地,流行过程则得以延续。一旦疫源地全部被消灭,流行过程就会中断,流行即终止。

(3)影响疫源地范围大小的因素 ①传染源存在的时间;②传染源活动的范围;③周围人群免疫力;④疾病的传播方式;⑤环境条件。

(4)疫源地消灭的条件 ①传染源不存在或不再传播病原体,如被隔离、死亡、移走、治愈;②传染源播散在环境中的病原体被彻底消灭,如通过消毒、杀虫;③所有易感接触者经该病最长潜伏期没有新病例或新感染发生。

(三)传染病流行过程的影响因素

传染源、传播途径和易感人群是传染病流行的三个必要环节,是传染病流行的生物学基础。这三个环节的变化、衔接往往受到自然因素和社会因素的影响。

1. 自然因素 自然因素包括气候因素(如温度、湿度、风速、降水、气压等)和地理因素(如地形、地貌、土壤、植被等)及动物、媒介生物的分布。其中气候因素和地理因素是影响传染病流行的主要自然因素。如近年来全球气候变暖,气温升高有利于媒介昆虫如蚊子等的滋生繁殖。此外,气候变暖也有利于携带病原体的动物如老鼠等的繁衍与活动。而且气候变暖还有利于病原体活动增强、致病力增高。如气温升高促进了疟疾、霍乱、乙型脑炎、登革热等的暴发和流行。同时,随着气温升高,一些夏秋季节传染病流行时间延长。气温升高也会使原本属寒冷、温带、亚热带的地区变成了温带、亚热带和热带,使原本局限于热带亚热带流行的一些肠道传染病、虫媒传染病和寄生虫病逐渐蔓延至温带甚至是寒冷地区。

此外,地形、地貌和植被等对动物传染源有很大影响。某些传染病媒介昆虫和宿主动物的特异性栖息习性也影响其传播和流行。如以鼠类为传染源的疾病(如鼠疫、肾综合征出血热)主要在草原和沙土地区流行。

2. 社会因素 社会因素是指社会上各种事物,包括社会制度、经济水平、人们的卫生习惯、卫生条件、医疗卫生状况、生活居住条件、受教育水平、人口流动、风俗习惯、宗教信仰、战争、药物滥用等。社会因素对传染病流行的三个环节都可以造成一定程度的影响。

（1）对传染源的影响　社会因素对传染源的影响主要体现在对传染源的控制上。随着社会制度的完善和经济水平的提高,绝大多数国家均建立有各级卫生防疫机构和传染病医院,并颁布、执行传染病防治法和国境卫生检验检疫条例等。这些机构的建立和相应法律、条例的实施能及时发现传染源,并对传染源采取必要的隔离、留验、医学观察和应急接种等措施。此外,还能有效防止传染病的进一步蔓延和输入病例的传入。

但与此同时,随着社会发展、经济水平提高,交通逐渐发达,全球旅游业的急剧发展,使人口流动性增加,使传染源流动更为频繁,尤其是对于一些不容易被发现的隐性感染者来说,意义更为重大。战争、动乱、难民潮和饥荒促进了传染病的传播和蔓延。

（2）对传播途径的影响　随着经济水平的提高,人们的生活居住条件、卫生条件和医疗卫生条件得到了改善,有效阻断了传播途径的实现。且人们的受教育水平普遍提高,并通过健康教育、卫生保健宣传等措施,使人们改善卫生习惯,改掉一些不良的卫生习惯。通过动员全社会参与爱国卫生运动,加强饮食、饮水卫生,改水改厕,改良环境卫生,对切断传播途径,控制传染病流行起到了至关重要的作用。

但与此同时,城市化进程加速和人口爆炸及战争、动乱均可造成大量贫民窟的形成,导致居住环境拥挤、卫生条件恶劣、缺乏安全的饮水和食物。抗生素和杀虫剂的滥用使病原体和传播媒介耐药性日益增强。环境污染和破坏造成生态环境的恶化,森林砍伐改变了媒介昆虫和动物宿主的栖息习性。人们的一些风俗习惯和宗教信仰如生吃鱼、毛蚶等动物性食物,天葬、水葬等。以上这些都可使传染病传播途径更加容易实现。

（3）对易感人群的影响　社会因素对易感人群的保护性影响主要体现在对易感人群进行有效的预防接种。在很多国家都有针对儿童的计划免疫,并且随着经济水平和医疗技术水平的提高,世界卫生组织还提出扩大免疫规划,提高群体免疫水平的号召。

但与此同时,人口流动性的增加,如外来务工者涌入城市,导致儿童计划免疫实施难度增大,导致疫苗存在漏种现象。且人口流动频繁,导致易感接触者有更多机会接触传染源。

二、传染病的预防与控制

（一）传染病的预防控制策略

1. 以预防为主的积极防治策略　传染病的预防就是在疫情尚未出现,针对可能暴露于病原体并发生传染病的易感人群或传播途径采取措施。

（1）加强卫生健康教育　通过健康教育普及传染病预防知识,提高民众对传染病的认识,加强民众自我保护和预防传染病的能力。

（2）加强人群免疫　人工免疫是预防、控制那些有有效疫苗免疫的传染病如麻疹、白喉、百日咳、破伤风、乙型肝炎等发生的重要策略之一。

（3）改善环境卫生　导致传染病发生、发展甚至流行的病原微生物常常滋生在脏乱的环境中,改善环境卫生则有助于控制和预防传染病。

2. 建立、健全传染病监测、预警制度,进一步加强国际合作　传染病监测的主要内容包括传染病发病、死亡；病原体型别、特性；媒介昆虫和动物宿主种类、分布和病原体携带状况；人群免疫水平及人口资料等。必要时还开展对流行因素和流行规律的研究，并评价防疫措施效果。建立、健全传染病监测方法和网络体系，提高实验室监测能力，可以及时掌握传染病的流行动态，发现和认识各种传染病，对传染病的预防和控制起着很重要的作用。

3.进一步建立、健全传染病预警制度　加强传染病的预防控制管理如加强传染病菌种和毒种库、病原生物实验室等的监督管理；加强生物制品、血液及血液制品、病原生物有关的生物标本等的监督管理；加强对传染病相关工作人员的管理、培训。

此外，随着国际交流日趋频繁，加强国际合作，不同国家或地区相互协作，信息共享，也是传染病预防控制策略的重要组成。

4.充分发挥各级疾病防控机构的作用，坚持不懈地与传染病进行长期斗争　各级疾病防控机构包括各级疾病预防控制中心、卫生监督所、国境卫生检疫局和各种专科疾病防治所等。传染病防制工作需要各级疾病防控机构提高业务素质，充分发挥作用，长期与传染病做斗争。

（二）传染病预防控制措施

传染病预防措施是指在传染病未发病或暴发、流行前采取的预防措施。传染病控制措施是指传染病疫情发生后，为防止疫情扩散，尽快平息疫情所采取的措施。传染病的防制必须围绕传染病流行过程的"三环节两因素"，核心内容是要控制传染源、切断传染途径、保护易感人群。

1.普及推广健康教育知识，提高传染病预防意识　健康教育可帮助人们建立利于健康的生活方式和卫生习惯，从而达到减少传染源、切断传播途径、保护易感人群的目的。健康教育的形式多种多样如大众传媒、专题讲座等。健康教育是一种低成本高效果的传染病防制措施，对传染病预防的成效非常显著，如宣传饭前便后洗手对肠道传染病预防和安全性行为知识的普及对艾滋病预防都起到了积极的作用。

2.改善卫生条件，消除传染病病原体及其滋生地　保护水源、改善饮用水卫生条件，提供安全的饮用水；改善居民的居住条件，加强粪便、垃圾、污水的管理和无害化处理，建立和改造公共卫生设施；加强食品卫生监督管理，防止病从口入。

3.建立并完善传染病监测和预警系统　我国的传染病监测包括常规报告和哨点监测。

（1）传染病报告　我国法定报告传染病包括甲、乙、丙三类共39种。

甲类传染病：鼠疫、霍乱。

乙类传染病：传染性非典型性肺炎、艾滋病、人感染高致病性禽流感、病毒性肝炎、脊髓灰质炎、麻疹、流行性乙型脑炎、登革热、炭疽、细菌性和阿米巴性痢疾、肺结核、伤寒和副伤寒、狂犬病、流行性脑脊髓膜炎、百日咳、白喉、新生儿破伤风、流行性出血热、猩红热、布鲁菌病、淋病、梅毒、钩端螺旋体病、血吸虫病、疟疾、人感染H7N9禽流感，共26种。其中，对乙类传染病中传染性非典型肺炎、炭疽中的肺炭疽和人感染高致病性禽流感，采取甲类传染病的预防、控制措施。

丙类传染病：流行性感冒（包括甲型H1N1流感）、流行性腮腺炎、风疹、急性出血性结膜炎、麻风病、流行性和地方性斑疹伤寒、黑热病、丝虫病、包虫病、除霍乱、细菌性和阿米巴性痢疾、伤寒和副伤寒以外的感染性腹泻病、手足口病，共11种。其中，对手足口病,采取乙类传染病的预防、控制措施。

任何人发现传染病患者或者疑似传染病患者时,都应当及时向附近的医疗保健机构或者卫生防疫机构报告。各级各类医疗保健机构、疾病预防控制机构、采供血机构均为责任报告单位,执行其职务的人员包括个体开业医生均为责任疫情报告人。

责任报告单位和责任疫情报告人发现甲类传染病和乙类传染病中的肺炭疽、传染性非典型肺炎、脊髓灰质炎、人感染高致病性禽流感的患者或疑似患者时,或发现其他传染病和不明原因疾病暴发时,应于 2 h 内将传染病报告卡通过网络报告;未实行网络直报的责任报告单位应于 2 h 内以最快的通信方式(电话、传真)向当地疾病预防控制机构报告,并于 2 h 内寄送出传染病报告卡。对其他乙、丙类传染病患者,疑似患者和规定报告的传染病病原携带者在诊断后,应于 24 h 内进行网络报告;未实行网络直报的责任报告单位应于 24 h 内寄送出传染病报告卡。

(2)传染病预警 国家规定国务院卫生行政部门和省、自治区、直辖市人民政府应根据传染病发生、流行趋势的预测,及时发出传染病预警,根据情况予以公布。县级以上地方人民政府应当制定传染病预防、控制预案,报上一级人民政府备案。

传染病流行日趋全球化。继 1980 年全球消灭天花后,世界卫生组织 1988 年启动了全球消灭脊髓灰质炎,2001 年发起了全球"终止结核病"合作伙伴的一系列活动。此外,针对疟疾、艾滋病和麻风的全球性预防控制也在不同程度地展开。

4. 预防接种,进一步扩大免疫规划

(1)预防接种(prophylactic vaccination) 将含有病原微生物的抗原或特性性抗体的生物制品接种于易感者体内,使机体获得对传染病的特异性免疫力,降低易感性,预防相应传染病。

1)人工自动免疫 将具有免疫原性的生物制品接种于人体,使其自行产生抗体从而进行特异性免疫的方法。用于人工自动免疫的生物制剂主要包括:①全病原体疫苗,包括减毒活疫苗和灭活疫苗;②成分疫苗,是用生物、化学方法提取或基因工程菌表达病原体的某种(些)抗原成分,制备成的疫苗;③DNA 疫苗,是利用基因工程技术制成的疫苗。影响宿主免疫反应的因素包括免疫制剂因素如抗原成分、抗原量等,宿主因素如年龄、遗传易感性等,免疫途径如肌内注射、口服等。

2)人工被动免疫 将含有抗体的血清或其制剂直接注入机体,使机体立即获得抗体抵抗某种传染病的方法。常用的人工被动免疫制剂:①免疫血清,抗菌和抗病毒血清、抗毒素的总称;②免疫球蛋白,包括丙种球蛋白和胎盘球蛋白。

3)被动自动免疫 先进行被动免疫然后进行自动免疫,使机体迅速获得自身特异性抗体,产生持久的免疫力。如注射白喉抗毒素实施被动免疫的同时,接种破白喉类毒素疫苗。

(2)计划免疫(planned immunization) 根据传染病疫情监测结果和人群免疫状况,按规定免疫程序,有计划地对人群进行的预防接种。计划免疫的主要目标是使易感人群中相当大部分的人在可能暴露于病原微生物之前的生命早期获得免疫力。

(3)扩大免疫规划(expanded program on immunization,EPI) 1974 年,世界卫生组织提出根据消灭天花和不同国家控制麻疹、脊髓灰质炎的经验,开展了全球扩大免疫规划活动。1977 年,世界卫生组织批准 EPI 的总政策,主要内容包括:①不断增加免疫接种的疫苗种类;②不断扩大免疫接种的覆盖面。

我国 1981 年正式加入 EPI 活动。1992 年将乙肝疫苗正式纳入儿童基础免疫,从之前的"接种四苗,预防六病"发展成"接种五苗,预防七病",即对 7 周岁及 7 周岁以下儿童进行脊髓灰质炎三价疫苗、卡介苗、百白破(百日咳、白喉、破伤风)混合制剂、麻疹疫苗和乙型肝炎疫苗免疫接种,以及以后的适时加强免疫。2007 年,我国进一步提出"扩大国家免疫规划"。2008 年将流行性乙型脑炎、流行性脑脊髓膜炎、甲型肝炎、流行性腮腺炎、风疹、炭疽、流行性出血热和钩端螺旋体病 8 种传染病纳入国家扩大免疫规划中,按照"突出重点、分类指导、注重实效、分步实施"的原则进行。疫苗免疫接种程序见表 14-1。

新生儿出生体重不足 2 500 g 时能否立即接种卡介苗或乙肝疫苗?

表 14-1　EPI 免疫程序

疫苗名称	接种年(月)龄	接种剂次	接种途径
脊髓灰质炎疫苗	2、3、4 月龄,4 周岁	4	口服
卡介苗	出生时	1	皮内注射
百白破混合制剂	3、4、5 月龄,18～24 月龄	4	肌内注射
白破疫苗	6 周岁	1	肌内注射
乙型肝炎疫苗	0、1、6 月龄	3	肌内注射
麻风疫苗(麻疹疫苗)	8 月龄	1	皮下注射
麻腮风疫苗(麻腮疫苗、麻疹疫苗)	18～24 月龄	1	皮下注射
乙脑减毒活疫苗	8 月龄,2 周岁	2	皮下注射
A 群流脑疫苗	6～18 月龄	2	皮下注射
A+C 群流脑疫苗	3 周岁,6 周岁	2	皮下注射
乙脑灭活疫苗	8 月龄(2 剂次),2 周岁,6 周岁	4	皮下注射
甲肝减毒活疫苗	18 月龄	1	皮下注射
甲肝灭活疫苗	18 月龄,24～30 月龄	2	肌内注射
出血热疫苗(双价)	16～60 周岁	3	肌内注射
炭疽疫苗	炭疽疫情发生时,病例或病畜间接接触者及疫点周围高危人群	1	皮上划痕
钩体疫苗	流行地区可能接触疫水的 7～60 岁高危人群	2	皮下注射

(4)疫苗的效果评价

1)免疫学效果　通过测定接种后人群抗体阳转率、抗体平均滴度和抗体持续时间来评价。如脊髓灰质炎中和抗体≥1:4 或有 4 倍及以上增高;麻疹血凝抑制抗体≥1:2 或有 4 倍及以上增高等。

2)流行病学效果　可用随机对照双盲的现场试验结果来计算疫苗保护率和效果指数。

$$疫苗保护率(\%) = \frac{对照组发病率 - 接种组发病率}{对照组发病率} \times 100\%$$

$$疫苗效果指数 = \frac{对照组发病率}{接种组发病率}$$

2）计划免疫管理评价指标　计划免疫工作考核内容包括组织设置和人员配备；免疫规划和工作计划；计划免疫实施的管理和各项规章制度；冷链装备及运转情况；人员能力建设及宣传动员；监测及疫情暴发控制等。具体考核指标为：建卡率、接种率、覆盖率、冷链设备完好率等。

5. 国境卫生检疫　为了防止传染病由国外传入国内或由国内传出国外，国家在国际通航的机场、港口、陆地边境和国界江河口岸（简称国境口岸）设立国境卫生检疫机关，依法对出入国境人员、货物、行李、邮件和交通工具等进行传染病检疫、监测、卫生监督和采取必要的卫生处理，称为国境卫生检疫。

检疫传染病：是指鼠疫（6 d）、霍乱（5 d）、黄热病（6 d）及国务院确定和公布的其他传染病。

监测传染病：由国务院卫生行政部门确定和公布，主要包括脊髓灰质炎、流行性感冒、疟疾、流行性斑疹伤寒、埃博拉病毒、回归热、登革热和拉沙热及根据国内外疫情监测的其他病种。

（三）传染病疫情的管理与控制

1. 针对传染源的措施

（1）患者　应做到早发现、早诊断、早报告、早隔离、早治疗，即"五早"。患者一经诊断为传染病或可疑传染病，就应按《传染病防治法》规定进行报告并实行分级管理。

甲类传染病患者和乙类传染病中的人感染高致病性禽流感、肺炭疽、传染性非典型肺炎患者必须在医院实施隔离治疗。乙类传染病患者，根据病情可在医院或家中隔离，通常隔离至临床或实验室证明患者已痊愈。

（2）病原携带者　早发现、早诊断、早治疗，加强教育，定期检查，做好并随访至其病原体检查2~3次阴性后。如病原携带者在饮食、托幼和服务行业工作，应对其登记，进行健康教育，及时治疗，必要时须暂时离开工作岗位。久治不愈的病毒性肝炎或伤寒病原携带者不得从事威胁性职业。乙型和丙型病毒性肝炎、艾滋病、疟疾病原携带者严禁做献血员。

（3）接触者　对有可能感染的传染源接触者应接受检疫。检疫期为最后接触日至该病的最长潜伏期。根据病种及接触者接触时的免疫状态，采取留验、医学观察及应急接种和药物预防。

1）留验　即隔离观察。甲类传染病接触者应留验，即在指定场所进行观察，限制活动范围，实施诊察、检验和治疗。

2）医学观察　乙类和丙类传染病接触者可正常工作、学习，但需接受体检、测量体温、病原学检查和必要的卫生处理等医学观察。

3）应急接种和药物预防　对潜伏期较长的传染病，可对接触者施行预防接种。有些疾病还可采用药物预防，如服用氯喹预防疟疾。

（4）动物传染源　根据感染动物的经济价值和病种采取不同的措施。对危害大且经济价值不大的动物传染源应予彻底消灭，如捕杀、焚烧或深埋。对危害不大且有经济价值的动物传染源可予以隔离治疗。此外还要做好宠物和家畜的预防接种和检疫。

2. 针对传播途径的措施　疫情发生后,要根据传染病的传播途径、疫源地的范围采取不同的措施,包括消毒、杀虫、灭鼠和一般卫生措施,目的是消除外环境中传播媒介上的病原体和能传播传染病的医学节肢动物。

（1）消毒（disinfection）　是用化学、物理、生物的方法杀灭或消除环境中致病性微生物的一种措施,包括预防性消毒和疫源地消毒两大类。

1）预防性消毒（prophylactic disinfection）　针对可能受到病原微生物污染的场所和物品实施消毒。如空气消毒、饮水消毒等。

2）疫源地消毒（disinfection of epidemic focus）　为了消灭传染源排出的致病性微生物对现有或曾经有传染源存在的场所进行消毒,分为随时消毒和终末消毒。①随时消毒（current disinfection）是当传染源还存在于疫源地时,随时对传染源的排泄物、分泌物、污染物及其污染的场所所进行的消毒。②终末消毒（terminal disinfection）是当传染源被移走如痊愈、死亡或离开后,为了完全清除传染源播散的病原微生物,对疫源地所做的一次性彻底消毒,如对其使用过的衣服、日用品和所住房间等彻底消毒。只有对外界抵抗力较强的致病性病原微生物才需要进行终末消毒,如伤寒、霍乱、鼠疫、结核、白喉、病毒性肝炎、炭疽等。对外界抵抗力较弱的病原体如流感、水痘、麻疹等一般不需要进行终末消毒。

消毒的方法包括物理消毒法、化学消毒法和生物消毒法。物理消毒法指利用物理因素,杀灭或清除病原体的消毒方法,主要包括煮沸法、流通蒸汽消毒法（常压下利用水蒸气加热至100℃）、巴氏消毒法（高温下对易损坏的奶类、葡萄酒、啤酒等处理）、高压蒸汽灭菌法、焚烧与烧灼灭菌法、干烤灭菌法、紫外线消毒法（253 nm 紫外线照射）、电离辐射消毒法（γ射线与高能量电子束照射的灭菌方法）、机械消毒法（如洗涤、擦拭、冲刷、铲除、通风换气、过滤等）。化学方法是利用化学消毒剂杀灭病原微生物的方法。生物消毒法是利用生物在新陈代谢过程中形成的条件将病原微生物杀灭或清除的方法。

（2）杀虫　杀虫指杀灭能传播疾病、危害人类健康的医学节肢动物,以预防、控制虫媒病的重要措施,防制措施主要包括:环境防制（改造和治理环境）、物理防制（利用声、光、高温、机械等因素杀虫、防虫）、生物防制（利用生物及其代谢产物控制害虫）、遗传防制（改变害虫遗传物质）、化学防制（利用化学杀虫剂、昆虫生长调节剂或驱避剂）。

（3）灭鼠　指杀灭能作为传染源和造成经济损失的啮齿类动物（主要是鼠类）,是防制鼠源性疾病和减少经济损失的重要措施,主要灭鼠方法包括生态灭鼠法（通过改造环境、断绝鼠粮等措施）、生物灭鼠法（利用鼠的天敌如猫、刺猬、鹰、蛇等）、物理灭鼠法（利用捕鼠器械、水淹、挖洞、翻草垛等法）、药物灭鼠法（毒饵、化学熏蒸剂）等。

（4）一般卫生措施　主要包括搞好饮水消毒、饮食卫生、环境卫生、居住卫生、粪便无害化处理、个人卫生等。

3. 针对易感者的措施

（1）免疫预防　传染病的免疫预防包括主动免疫和被动免疫。计划免疫是预防传染病流行的重要措施。

（2）药物预防 药物预防也可以作为一种应急措施来预防传染病的播散。对于某些有特效防治药物的传染病,在易感人群中可以采用药物预防,如疟疾。

（3）个人防护 对有可能暴露于传染病生物传播媒介的个人采取防护措施,如穿戴口罩、手套、护腿、鞋套等。

4. 传染病疫情暴发、流行的紧急措施 根据《传染病防治法》规定,在有传染病暴发、流行时,县级以上地方人民政府应当立即组织力量,按照预防、控制预案进行防治,切断传染病的传播途径,必要时,报经上一级人民政府决定,可以采取下列紧急措施并予以公告:①限制或者停止集市、影剧院演出或者其他人群聚集的活动;②停工、停业、停课;③封闭或者封存被传染病病原体污染的公共饮用水源、食品及相关物品;④控制或者捕杀染疫野生动物、家畜家禽;⑤封闭可能造成传染病扩散的场所。

第二节 慢性流行病学

慢性病(chronic disease)全称为慢性非传染性疾病,是一类患病时间长,缺乏明确病因,迁延不愈的一类疾病的总称,包括心血管疾病、糖尿病、肿瘤、慢性阻塞性肺疾病等。慢性病的一些共同特征体现在:①复杂的病因;②较长的潜伏期;③复杂的发病机制;④有明显的个体差异;⑤病程长;⑥常累及多器官的功能;⑦预后普遍较差;⑧诊疗费用高。

2012年我国居民慢性病死亡率为533/10万,占总死亡人数的86.6%,导致的疾病负担占总疾病负担的近70%。心脑血管病、恶性肿瘤和慢性呼吸系统疾病为主要死因,占总死亡的79.4%。糖尿病发病率逐年上升,2012年全国18岁及以上成人糖尿病患病率为9.7%。

据世界卫生组织调查显示,慢性病的发病60%取决于个人的生活方式,同时还与遗传、医疗条件、社会条件和气候等因素有关。吸烟、过量饮酒、身体活动不足和高盐、高脂等不健康饮食是慢性病发生、发展的主要危险因素。

一、心脑血管疾病

心脑血管疾病是一系列循环系统疾病总称,包括冠心病、脑血管疾病、外周动脉或外周血管疾病。2014年全球非传染性疾病现况报告中指出全球约3 800万人死于慢性病,我国为300万人,其中45%死于心脑血管疾病。

心脑血管疾病具有"四高一多"的特点,即发病率高、死亡率高、致残率高、复发率高、并发症多。目前,心脑血管疾病已经成为威胁人群健康和生命的重要而常见的疾病因素,尤其是冠心病和脑卒中,已是致死的主要病种。

（一）心脑血管疾病的三间分布

1. 时间 据我国的流行病学统计资料表明,冠心病的发病率和死亡率近年来在波动中呈升高趋势,脑卒中的发病也呈现出相似的特点。当前,我国正处于老年化进程,心脑血管疾病的发病率和死亡率在今后一段时间内还会继续的升高。

2. 地区 心脑血管疾病在各国均居于死因首位,在不同的国家,病种分布存在差别。例如,在美国、新西兰等国家中的冠心病存在较高的死亡率,我国则以脑卒中死亡较为常见。同一个国家的不同地区,心脑血管疾病死亡率也不相同,我国河北省一项调查研究显示,农村居民脑血管疾病死亡率(174.67/10 万)高于城市(121.07/10 万),而城市居民心血管疾病死亡率(116.35/10 万)略高于农村(114.90/10 万)。

3. 人群

(1)性别 心脑血管疾病在不同性别的人群中的分布不同。近年来,我国的多项研究均显示,男性心脑血管疾病死亡率均高于女性。

(2)年龄 心脑血管疾病有随年龄增长而增加的趋势。中老年人群中,冠心病、脑卒中等是其主要疾病。近年来,我国高血压发病存在年龄提前现象,大学生中经常出现有高血压现象。江苏省昆山市对近 20 年心脑血管疾病分析发现 55 岁以上为心脑血管疾病死亡高危年龄段。

(3)职业 从事脑力劳动,尤其是精神高度紧张人群和每天运动较少人群,其高血压病、冠心病、脑卒中等发病率要高于其他人群。上海有调查显示,以商业、文化为主人群中的脑血管病死亡率要高于一般工人人群。

(二)心脑血管疾病的危险因素

心脑血管疾病的发生受到多种因素的影响。比如,高血压、高胆固醇、吸烟和动脉粥样硬化等。因此,机体因素、生活方式、疾病、社会心理因素及多因素的联合作用则可能是心脑血管疾病发生的关键因素。

1. 机体因素

(1)年龄和性别 动脉硬化是导致心血管疾病发病的一项重要因素,其形成是一个逐渐进展的过程。随着年龄的增高,冠心病发病率随之增高。对于女性,由于雌激素保护作用,其发病率较男性低,但是更年期后,冠心病发病率则与男性相近。

超重和肥胖对心脑血管疾病有什么样的影响?

(2)超重和肥胖 肥胖对全身的各个系统均产生影响,对心脑血管的损伤更为常见。肥胖引起的脂质代谢紊乱极易引起动脉粥样硬化,肥胖患者高血压的危险性远远高于标准体重者。

(3)遗传 冠心病存在一定的家族聚集性。有冠心病家族史的人群,其家族的冠心病死亡率高于一般人群。遗传性高胆固醇血症患者中的血清胆固醇往往较高,是导致冠心病发生的一个重要因素。此外,在脑卒中人群中的研究也显示出一定的家族性。

2. 疾病因素

(1)高血压 高血压是发生心脑血管疾病的主要危险因素之一。患者患高血压年龄越早,得冠心病危险性越大。国内外多项研究显示,脑卒中的发病风险随血压增高而提高,尤其是血压波动较大的高血压患者更易死于脑卒中。

(2)糖尿病 冠心病是糖尿病患者最常见和最危险的并发症。糖尿病患者中发生冠心病的概率是正常人的 2 倍以上,且具有发病早、病变范围广、不易治疗的特点。

此外,高脂蛋白血症和心脏病均能影响心脑血管疾病的发生。不良的心脏功能能直接或间接引起脑卒中的发生。

3. 生活行为因素

(1)吸烟 吸烟与心脑血管疾病的发生存在剂量-反应关系。某地区随访研究显示,大量吸烟的男性发生心脑血管疾病的危险性几乎是非吸烟人群的 3 倍。

（2）饮酒　大量饮酒的人，发生冠心病的可能性很高。在动脉硬化基础上，大量饮酒伴随情绪激动，往往可导致脑卒中。

4. 其他　某些社会心理因素，如易发脾气、遇事急躁也易引起血压升高。气象因素对心脑血管疾病的影响也不可忽视。有研究显示，冷空气活动对血管、心肌和心脏等心血管系统的影响是多层次、多途径的综合性影响。

（三）心脑血管疾病的预防与控制

心脑血管疾病的发病基础在于高血压，因此高血压的防治对于预防心脑血管疾病的发生具有重要意义。当前采取的预防策略是：①群体策略；②高危人群策略；③三级预防策略。

1. 一级预防　加强一般人群的健康宣传，提高一般人群的认识从而主动改变不好的行为和生活习惯，如控制体重、限制钠盐摄入、控制饮酒量、戒烟、加强体育锻炼、纠正不合理的饮食习惯和膳食结构、消除不良的社会心理因素等。

2. 二级预防　要把测量高血压作为常规检查项目，及早发现高血压，进而识别心脑血管疾病的高危人群和高危因素，并积极治疗。对高血压患者要做好分级管理，及时治疗相关疾病，如糖尿病等，以减少诱因。

3. 三级预防　患者在治疗心脑血管疾病的基础上，进行心理上的康复治疗，并加强患者的随访工作，预防并发症的发展。例如脑卒中偏瘫患者的康复。

三级预防策略是预防心脑血管疾病的主导策略。通过对一般人群进行健康干预，提高认识，重点关注高危人群，做好特定干预，同时做好心脑血管疾病患者的心理健康工作。

二、恶性肿瘤

肿瘤是机体在各种致瘤因素作用下，局部组织的细胞在基因水平上失去对其生长的正常调控导致异常增生与分化而形成的新生物。癌是指起源于上皮组织的恶性肿瘤，是恶性肿瘤最常见的一类。据世界卫生组织估计，全世界每年新发癌症患者超过800万，平均死于癌症的人数每年超过500万。据有关数据显示，我国居民恶性肿瘤死亡率比20世纪70年代中期增加了83.1%。根据2013年全国肿瘤登记结果分析，我国恶性肿瘤发病率为235/10万，肺癌和乳腺癌分别位居男、女性发病首位。

（一）恶性肿瘤的流行特点

1. 时间分布　从20世纪20年代开始以来，恶性肿瘤的发病率和死亡率逐年上升。从20世纪50年代以来，各国肺癌发病率明显上升，尤其是城市居民。在20世纪70年代，我国发病率和死亡率较高的恶性肿瘤的前几位是胃癌、食管癌、肝癌、宫颈癌、肺癌等，而到了20世纪90年代初，肺癌已经上升到首位，肝癌也存在上升趋势。

2. 地区分布　恶性肿瘤的发生一般存在比较明显的地区分布特点，这与肿瘤的致病因素的地区差异有关。世界上工业发达的地区，肺癌的发病率和死亡率都较高。胃癌在我国占重要比重，一般认为与环境和饮食习惯有关。食管癌在我国个别地区，比如河南省林州市，比较常见。

3. 人群分布　恶性肿瘤在任何年龄段均会发生，但是不同年龄段高发的恶性肿瘤不同。一般来说，5岁以下儿童，好发白血病、各种母细胞瘤等；青壮年易高发肝癌、白血病等;中老年人则易出现肺癌、胃癌、食管癌、肝癌等。乳腺癌则易在青春发育期和更年期两个时间段出现高峰。在 20~60 岁间,由于女性的宫颈癌、乳腺癌发病率明显上升,则女性发病可比男性高。当然,种族、职业等因素均会影响恶性肿瘤的发生与发展。迄今为止,国际上公认的人类职业致癌物或工业生产过程超过 40 种,比如煤焦油、砷化合物引起的皮肤癌,联苯胺引起的膀胱癌,铝生产过程易发肺癌等。

(二)恶性肿瘤的危险因素

1. 环境因素

(1)化学因素　如多环芳香烃类化合物、亚硝胺类和植物毒素等,可诱发肺癌、皮肤癌、膀胱癌、肝癌、胃癌和食管癌等。调查研究显示,空气中苯并芘浓度高的地区,肺癌死亡率较高。

(2)物理因素　电离辐射,如 X 射线可引起皮肤癌、白血病等,紫外线长期照射可引起皮肤癌,石棉纤维与肺癌的发生有关,滑石粉的存在与胃癌有关等。日本广岛和长崎原子弹爆炸后的幸存者中,白血病的发病率明显升高。

(3)生物因素　如病毒,其中 1/3 为 DNA 病毒,2/3 为 RNA 病毒。DNA 病毒,如 EB 病毒与鼻咽癌有关,乙型肝炎病毒与肝癌有关,人乳头瘤病毒的感染与宫颈癌的发生有关。RNA 病毒,如 T 细胞白血病/淋巴瘤的发生与 T 细胞白血病/淋巴瘤病毒有关。此外,某些细菌与恶性肿瘤有关,如幽门螺杆菌感染与胃癌发生有关。

2. 生活行为因素

促进恶性肿瘤发生发展的生活行为因素有哪些? 举例说明。

(1)吸烟　现已明确肺癌的发病与吸烟有关。吸烟者肺癌死亡率超过 85/10 万,正常者约为 14/10 万。若吸烟同时接触有其他粉尘类,如石棉、镉等,肺癌发病率更高。多项病例对照研究、队列研究证实,吸烟与肺癌之间存在剂量-反应关系,吸烟年龄越早,数量越多,发生肺癌风险越大,戒烟后发生肺癌的危险度可逐渐下降。

(2)饮酒　饮酒与恶性肿瘤的关系没有完全证实,但是多种研究均提示,饮酒与恶性肿瘤之间存在一定的联系,比如口腔癌、喉癌、肝癌等。

3. 药物　某些药物可引起肿瘤的发生,如长期不正确使用氯霉素可能会导致再生障碍性贫血和白血病;长期使用睾酮可诱发肝癌;长期使用乙烯雌酚可诱发阴道癌、子宫内膜癌等。

4. 遗传　遗传因素大多是增加了机体发生肿瘤的倾向性和对致癌因子的易感性,如结肠息肉病、乳腺癌、胃癌等。

5. 其他　如免疫和内分泌的作用。先天性或后天性免疫缺陷易发生恶性肿瘤,但大多数恶性肿瘤发生于免疫功能"正常"的人群,主要原因在于肿瘤能逃脱免疫系统的监视并破坏机体免疫系统。雌激素和催乳素与乳腺癌有关,生长激素可以刺激癌的发展。

(三)恶性肿瘤的预防与控制

一般认为,有 1/3 的癌症是可以预防的,1/3 的癌症如能早期诊断是可以进行治愈的,1/3 的癌症是可以减轻痛苦并延长生命的。

1. 一级预防　指消除或减少可能致癌的因素,从而防止癌症的发生。加强防癌的健康教育,纠正人们不良的行为和生活方式,加强职业性致癌因素控制,鼓励戒烟酒、合理膳食等,进行体育锻炼增强人体防御机制等。近年来的免疫预防和化学预防均属于一级预防,如乙型肝炎疫苗的大规模接种,选择性环氧化酶–2(COX–2)抑制剂对结直肠腺瘤进行化学预防等。

2. 二级预防　指早诊断、早发现、早治疗。对高发区和高危人群定期检查,一方面从中发现癌前病变并及时治疗,另一方面尽可能发现较早期的恶性肿瘤进行治疗。早期筛检试验是恶性肿瘤二级预防的有效手段,如宫颈癌细胞涂片和乳房自我检查等,可对早期发现宫颈癌及乳腺癌有积极意义。

3. 三级预防　指治疗后的康复,提高患者的生存质量,减轻痛苦并延长生命,包括各种姑息治疗和对症治疗。对癌痛的治疗,世界卫生组织提出"三级止痛"方案,基本原则为由非吗啡类药物过渡到吗啡类药物;先由小剂量开始,根据止痛效果逐步增加剂量;以口服为主,无效时行直肠给药,最后注射给药;定期给药。通过上述综合治疗,要防止手术后残疾和肿瘤细胞的转移,尽可能地减轻患者痛苦,从而延长患者生命。

三、糖尿病

糖尿病(diabetes mellitus,DM)是一种人体的代谢性疾病,它以高血糖为主要特征。糖尿病的临床表现为典型的"三多一少",即多饮、多食、多尿和消瘦。糖尿病根据病因因素,可分为1型和2型糖尿病,1型糖尿病一般均是由免疫系统的异常引起的,2型糖尿病由于环境因素影响的可能性较大。在糖尿病患者中,2型糖尿病的患病率超过90%。

(一)糖尿病的三间分布特点

1. 时间　根据国际糖尿病联盟(international diabetes federation,IDF)于2015年12月1日公布第7版英文版"IDF 全球糖尿病概览(IDF Diabetes Atlas)"的数据显示,2015年全球糖尿病患者数量上升到4.15亿,预计到2040年,全球将有6.42亿糖尿病的患者,发病率也会从8.8%(大致范围7.2%～11.4%)上升到10.4%(大致范围8.5%～13.5%)。根据2010年我国调查,18岁以上人群中糖尿病患病率为9.7%。

2. 地区　糖尿病的患病情况和地区之间存在关联。一般而言,在我国富裕地区的糖尿病患病率高于贫困地区,城市高于农村。据广西地区的调查显示,产糖地区糖尿病患病率明显高于非产糖区。我国患病率较高地区为北京、辽宁、宁夏、甘肃等,较低地区为新疆、贵州等。

3. 人群　据2015年北京市的一项调查显示,糖尿病发病的平均年龄63.9岁,≥50岁者占78.2%。肥胖者糖尿病患病率高于正常体重,高龄者糖尿病患病率高于低龄。

(二)糖尿病的危险因素

1. 饮食因素　长期的研究显示,饮食因素与糖尿病的发生存在关系,尤其是高蛋白、高热量饮食,不但易引起肥胖,更是糖尿病的独立危险因素。目前有研究证实,高脂饮食与胰岛素抵抗的进展有关,相反高膳食纤维的摄取,可降低糖尿病的危险性。当然,微量元素的缺乏也可能是糖尿病发病率增高的原因之一。

2. 遗传因素　糖尿病具有非常明显的遗传易感性(尤其是常见的2型糖尿病),有糖尿病家族史的人群糖尿病患病率显著高于家族史阴性人群。迄今为止,国际上共报告了超过20个糖尿病易感基因,但在不同地域、不同种族间的易感基因谱存差别。

3.肥胖 肥胖是糖尿病病因中最受重视的因素之一。许多研究发现,无论男女,不同年龄组中,超重者糖尿病患病率都显著高于非超重者,前者是后者的 3~5 倍。越来越多的资料证明,肥胖者的体型即脂肪分布类型与 2 型糖尿病更具有相关性,且与肥胖有协同作用。国内有研究显示,既往发胖史、开始发胖年龄、发胖程度、既往最大体重指数(body mass index,BMI)均与糖尿病发病有关。

4.年龄 年龄增长是成人糖尿病一个确定的独立危险因素,患病率随年龄的增高而增高。40 岁以下较低,40 岁以上急剧上升。据统计目前我国 60 岁以上的老人占全国总人数超过 9.1%,近年来老年糖尿病发病率呈上升趋势,已成为老年人的主要疾病之一,因此,老年人糖尿病防治工作不可忽视。

(三)糖尿病的预防与控制

糖尿病如何预防?

目前,尚无根治糖尿病的方法,但可通过多种有效措施来控制糖尿病。糖尿病的一级预防目标是预防 2 型糖尿病的发生,二级预防的目标是预防糖尿病并发症的发生,三级预防的目标是延缓已发生糖尿病并发症的进展、降低致残率和死亡率,并改善患者生存质量。

1.一级预防策略 一级预防策略主要做到分级管理和高危人群优先。对于高危人群要做好筛查和干预、强化生活方式。高危人群分为成年人糖尿病高危人群和儿童青少年糖尿病高危人群,要做好分级管理,分级定义,分别筛查。同时,对不同的高危人群要采取合适的有效的生活方式的干预,从而降低 2 型糖尿病的发病率。

2.二级预防策略 对于新诊断和早期的 2 型糖尿病患者要严格的控制血糖;对于具有心血管疾病的危险因素患者,要采取多方面的措施,降糖、降压、降脂和阿司匹林治疗。

3.三级预防策略 在三级预防策略中,血糖的控制就要做到个体化,要根据每个人的实际情况来进行调节,同时做好降压、调脂及药物如阿司匹林的治疗。

问题分析与能力提升

一、选择题

1.决定传染病患者隔离期限长短的主要依据是 (   )
   A.潜伏期   B.前驱期
   C.传染期   D.恢复期

2.病原携带者作为传染源意义的大小,主要取决于 (   )
   A.所携带病原体的型别、毒力
   B.排出病原体数量的多少
   C.病原携带的时间
   D.病原携带者的职业、个人习惯及社会活动范围

3.病原体进入机体,并与之相互作用的过程是 (   )
   A.传播过程   B.流行过程
   C.传染过程   D.隔离期

4.下列哪种说法是正确的 (   )
   A.人群易感性增高,必然导致疾病流行

B. 人群人口数增多,则人群易感性升高

C. 人群易感性降低,则流行即可停止

D. 人群易感性增高,只是为一次流行或暴发准备了条件

5. 传染病的免疫预防最主要的方法是　　　　　　　　　　　　　　　　（　　）

　A. 人工被动免疫　　　　　　　　　　　B. 人工自动免疫

　C. 被动自动免疫　　　　　　　　　　　D. 接触传染源后获得隐性感染或病后免疫

6. 消毒措施是针对　　　　　　　　　　　　　　　　　　　　　　　　（　　）

　A. 消除传染源　　　　　　　　　　　　B. 消除易感者

　C. 消除传染源和传播途径　　　　　　　D. 切断传播途径

7. 下列属于甲类传染病的是　　　　　　　　　　　　　　　　　　　　（　　）

　A. 艾滋病　　　　　　　　　　　　　　B. 霍乱

　C. 传染性非典型肺炎　　　　　　　　　D. 脊髓灰质炎

8. 责任报告单位和责任疫情报告人发现人感染高致病性禽流感的患者或疑似患者时,应于

（　　）h内将传染病报告卡通过网络报告

　A. 1　　　　　　　　　　　　　　　　B. 2

　C. 3　　　　　　　　　　　　　　　　D. 4

9. 下列不属于慢性非传染性疾病的是　　　　　　　　　　　　　　　　（　　）

　A. 糖尿病　　　　　　　　　　　　　　B. 慢性支气管炎

　C. 乙型肝炎　　　　　　　　　　　　　D. 慢性肾炎

10. 下列对慢性病描述不正确的一项是　　　　　　　　　　　　　　　（　　）

　　A. 起病隐匿　　　　　　　　　　　　B. 病程较长

　　C. 尚无确切传染性生物病因证据　　　D. 病因明确

二、问答题

1. 潜伏期在流行病学工作中的作用有哪些?

2. 经食物传播的传染病有哪些流行病学特征?

3. 简述传染病预防过程中针对传播途径的措施。

4. 简述心脑血管疾病的三间分布。

5. 简述恶性肿瘤的危险因素和预防控制措施。

（河南科技大学　王颖芳）

笔记栏

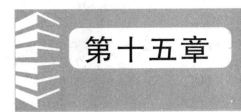
第十五章

健康教育

👉 **学习目标**

1. 掌握健康教育与健康促进的相关概念、健康教育的目的、任务、原则与方法。

2. 熟悉健康教育与健康促进的关系、健康教育的评价目的及影响因素。

3. 了解健康概念的演变与发展、健康教育评价的常用方法,以促进人类健康的发展。

第一节 健康教育与健康促进的概念

健康是人的基本素质,是人类最宝贵的财富。很早以前,人类就有了健康教育的萌芽,健康长寿也一直是人们追求的理想。20 世纪 70 年代,健康教育作为一项重大措施被纳入社会卫生保健,健康教育事业也在快速发展,其理论与科学体系也在不断完善。到 20 世纪 90 年代,随着"道德健康"被列入健康的范畴,人类社会开始迈入一个大健康的时代。

一、健康

健康(health)是人类生命存在的正常状态,是人类社会发展进步的保证。中国的《宪法》明确规定:维护全体公民的健康,提高各族人民的健康水平,是社会主义建设的重要任务之一。

20 世纪前,人们对健康概念的理解,还局限于生理健康,认为躯体发育良好,处于正常运作状态,没有生理疾病就是健康。很多时候我们会把"疾病"看成是机体受到干扰、功能下降而受到的损害或早亡。

《辞海》中健康被定义为"人体各器官系统发育良好、功能正常、体质健壮、精力充沛并具有良好劳动效能的状态。通常用人体测量、体格检查和各种生理指标来衡量"。这个定义比"健康即没有疾病"虽进步一些,同时也提出了"劳动效能"这一概念,但仍未能够把人当作"社会人",依然仅作为生物有机体来对待。

1946 年 7 月 22 日,联合国国际卫生大会的 60 多个参会国家代表签署了《世界卫生组织宪章》,1948 年 4 月 7 日世界卫生组织宣布成立,其宗旨是"使全世界人民获得可能的最高水平的健康"。同时,宪章中提出健康的概念,"健康乃是一种在身体上,心理上和社会上的完满状态,而不仅仅是没有疾病和虚弱的状态(Health is a state of complete physical,mental and social well-being and not merely the absence of disease or infirmity)"。

1987 年,中文版的《简明不列颠百科全书》阐述健康的概念,"健康,使个体能长时期地适应环境的身体、情绪、精神及社交方面的能力。健康可用可测量的数值(如身高、体重、体温、脉搏、血压、视力等)来衡量,但其标准很难掌握"。这一概念中已经提到心理因素,但却在测量方面没有具体内容。可以说,这是从生物医学模式向生物-心理-社会医学模式过渡过程中的产物。

你怎样理解健康? 没有疾病就是健康吗?

健康是人的基本权利,是人生最宝贵的财富之一;健康是生活质量的基础,是人类自我觉醒的重要方面;健康是生命存在的最佳状态,有着丰富深蕴的内涵。事实上,要对健康的概念做出确切的定义并不容易。因为人们在评价健康时具有极大主观性,自我感觉身体健康不等于身体没有病。

1989 年,世界卫生组织根据现代社会现代人的状况,对健康做了新的定义:"健康不仅是没有疾病,而且包括躯体健康、心理健康、社会适应良好和道德健康。"定义中明确将"道德健康"纳入健康的范畴,使得健康概念的表述更为精炼、清楚和全面,这也是现代关于健康的较为完整的科学概念。

现代健康定义的多元性和广泛性提示我们:作为身心统一体的人,怎样才能称得上是一个健康的人呢? 世界卫生组织为此对健康定了 10 条准则:①有充沛的精力,能从容不迫地担负日常和繁重的工作,而且不会感到过分紧张和疲劳;②处事乐观,态度积极,乐于承担责任,事无大小,不挑剔;③善于休息,睡眠良好;④应变能力强,能适应外界环境中的各种变化;⑤能抵制一般性感冒和传染病;⑥体重适当,身材发育匀称,站立时,头、肩、臂的位置协调;⑦眼睛明亮,反应敏捷,眼睛不易发炎;⑧牙齿清洁,无龋齿,不疼痛,牙龈颜色正常,无出血现象;⑨头发有光泽,无头屑;⑩肌肉丰满,皮肤有弹性。

我国传统医学中,也有一套关于中年人的健康标准(刘富海《健康树》):①眼有神(目光炯炯,无呆滞的感觉,说明精气旺盛,脏器功能良好,思想活跃);②声息和(声如洪钟,呼吸从容不迫,心平气和,反映出肺功能良好);③前门松(小便通畅,说明泌尿、生殖系统大体无恙);④后门紧(大便每日一次,有规律,无腹痛、腹泻之虑,说明消化功能健旺);⑤形不丰(保持体型匀称,注意不宜过胖);⑥牙齿坚(注意口腔卫生,基本上无龋齿,反映肾精充足);⑦腰腿灵(表现肌肉、骨骼和四肢关节有力或灵活,中年知识分子因工作性质尤其要保持腰腿灵);⑧脉形小(每分心跳次数保持在正常范围 60～80 次/min,心脏和循环系统良好);⑨饮食稳(饮食坚持定时定量,不挑食和偏食,不饱食滥饮,无烟酒嗜好,注意饮食养身法);⑩起居准(能按时起床和入睡,睡眠质量好)。

1999 年,世界卫生组织围绕健康新概念提出身心健康的新标准,即"五快"和"三良好"。

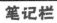

"五快"即吃得快、拉得快、走得快、说得快、睡得快。具体含义:①吃得快,进食时有良好的胃口,不挑食,不偏食,不厌食,快速吃完一餐饭,说明内脏功能正常;②拉得快,说明吸收功能好,一旦有便意,能很快排泄完大便,且感觉良好;③走得快,行走自如,活动灵敏,说明精力充沛,身体状态良好;④说得快,语言表达正确,口齿流利,表明头脑敏捷,心肺功能正常;⑤睡得快,上床后能很快入睡,睡得沉,睡醒后精神饱满,头脑清醒。

"三良好"包括良好的个性人格、良好的处世能力和良好的人际关系。良好的个性,指情绪稳定、性格温和、意志坚强、感情丰富、胸怀坦荡、豁乐达观;良好的处世能力,包括观察问题、面对客观现实时,具有较好的自控能力,能适应复杂的社会环境;良好的人际关系,是指助人为乐、与人为善、与他人的关系良好。

二、健康教育与健康促进

健康教育是人类最早的社会活动之一。健康教育学是研究健康教育的基本理论和方法的一门科学,是医学与行为科学相结合所产生的边缘学科。它力图在医学,尤其是在预防医学领域应用行为科学的方法和成就,研究人类行为和健康之间的相互联系及其规律,探索有效、可行、经济的干预策略及措施,并对干预效果和效益进行评价,服务于疾病预防、患者康复、增进身心健康、提高人类生活质量。

(一)健康教育

1.健康教育的定义　健康教育(health education)是通过有计划、有组织、有系统的社会教育活动,促使人们自觉地采纳有益于健康的行为和生活方式,消除或减轻影响健康的危险因素,预防疾病,促进健康,提高生活质量。

健康教育既是教育活动也是社会活动,不同于传统上的卫生宣传。

健康教育具有计划性、组织性和系统性,核心是教育人们树立健康意识,促使人们改变不健康的行为生活方式,养成良好的行为习惯和生活方式,以降低或消除影响健康的危险因素。健康教育是连续不断的学习过程,既要通过人们自我学习或相互学习取得经验和技能,又要通过有计划、多部门、多学科的社会实践获取经验。因此,健康教育活动已经超出了保健的范畴,确切说包含了整个卫生体系和卫生服务的开展及非卫生部门。

卫生宣传是卫生知识的单向传播,其受传对象比较泛化,往往带有"过分渲染"的色彩,也不注重传播信息的反馈与效果。尽管卫生宣传也期望人们行为有所改变,但紧靠卫生宣传却难以达到理想的目的。卫生宣传实际上侧重于改变人们的知识结构与态度,是实现特定健康行为的一种重要手段。例如,仅仅告诉人们什么是健康行为,这不是健康教育。健康教育应提供改变行为所必需的条件以促使行为改变。

2.健康教育的研究领域　健康教育研究领域广泛,按照不同的标准有不同的分类。

按目标人群或场所分为:①城市社区健康教育;②农村社区健康教育;③学校健康教育;④职业人群健康教育;⑤患者健康教育;⑥消费者健康教育;⑦与卫生有关行业(如饮食服务、食品卫生等)的健康教育。

按教育目的或内容分为:①疾病防治的健康教育;②人生三阶段的健康教育;③营

养健康教育;④环境保护的健康教育;⑤心理卫生教育;⑥生殖健康教育(包括性病、艾滋病、安全性行为等);⑦安全教育;⑧控制吸烟酗酒和滥用药物(吸毒)的教育;⑨死亡教育。

按业务技术或责任分为:①健康教育的行政管理;②健康教育的组织实施;③健康教育的计划设计;④健康教育的人才培养;⑤健康教育的评价;⑥健康教育材料的制作与媒介开发;⑦社区开发的组织。

笔记栏

为什么要进行健康教育?健康教育的研究方法有哪些?健康教育与健康促进能否孤立进行?

3. 健康教育的研究方法　健康教育是一门新兴交叉性学科,兼有自然科学、社会科学及人文科学的特点,要综合应用多种研究和工作的方法,如卫生统计学、流行病学中有关的科研设计、资料的整理与分析的方法,社会学中的调查研究方法;实践工作中还要运用促使教育对象实现知、信、行转变的种种干预方法。

(1)调查研究方法　调查研究方法包括描述性调查研究、分析性调查研究和社会调查研究。

1)描述性调查研究　用于描述特定范围人群中疾病(或健康事件)和特征的发生、存在、频率、分布特点及变动趋势,并提供变动原因的线索。这里的"特征"是指知识、态度、信念、行为、生理指标、心理指标等。

2)分析性调查研究　又可分为前瞻性调查和回顾性调查。①前瞻性调查是一种由因到果的调查。为了研究某因素是否与健康或特征有关,可将同一范围的人群按自然存在的状况分为暴露某因素组和不暴露某因素组(对照组),同时对两组观察一定时期后,比较两组健康或特征的差异。②回顾性调查是一种由果追因的调查。在一定的研究时间内,选出一组有某种疾病或某种行为的人,再选定一组对照的人,回顾调查他们过去暴露于某种或某些因素的情况,如果两组的暴露比确有差别,即可认为所研究的疾病或行为与暴露因素有关。

3)社会调查研究　常用于健康教育需求评估及信息反馈,常用的方法有问卷调查、开调查会、访谈及观察等,其中访谈又可分为目标人群访谈、选择性人群访谈和个别访谈。除问卷调查属定量研究外,其余均为定性研究。

(2)实验研究与准实验研究

1)实验研究　是经过精心设计,用来检验各种健康教育与健康促进的干预措施或对策效果的方法。研究中将研究对象随机分成实验组和对照组,实验组采取某种措施,对照组不采用,然后对两组人群用相同方法随访观察相同时期,比较两组人群实验结果的变化,进而评价其措施的效果。

2)准实验研究　类似于实验研究,但分组时不是随机确定的,而是选择在影响结果的主要因素方面相似的人群,人为确定实验组与对照组。如社区干预研究常采用这一研究类型。

(3)教育干预方法　健康教育干预方法很多,大致分为信息传播和行为干预两大类。

1)信息传播　是通过传播渠道和技术媒介传递健康信息,普及卫生保健知识,提高人的健康意识和知识水平,引导人们采纳健康的行为。最主要的信息传播是人际传播和大众传播。

2)行为干预　是通过具体指导和技能训练,帮助并促使受教育者实现特定行为的改变,是实现健康教育计划目标的重要手段。如模拟、示范、案例研究、实际操作、个别指导、小组讨论、询问式学习及学习技能培训等都属于行为干预范畴。另外,一些行为矫正技术也是行为干预的特殊而有效的形式。

(二)健康促进

1. 健康促进的定义　教育学家格林(Green)认为:"健康促进指一切能促使行为和生活条件向有利于健康改变的教育和环境支持的综合体。"1986年,首届国际健康促进大会通过《渥太华宣言》,提出"健康促进(health promotion)是促进人们提高和改善他们自身健康的过程",并指明健康促进的基本策略是倡导、赋权和协调。世界卫生组织有曾经提出健康促进为"促使人们维护和提高他们自身健康的过程,是协调人类与环境的战略,规定个人与社会对健康各自所负的责任"。这一定义表明,健康促进对人类健康和医学卫生工作具有战略意义。1995年,世界卫生组织西太区办事处发表《健康新视野》,提出"健康促进是指个人与其家庭、社区和国家一起采取措施,鼓励健康的行为,增强人们改进和处理自身健康问题的能力",即健康促进是旨在改进健康相关行为的活动。

对健康促进不同的定义,可归结为广义和狭义两种理解,广义的健康促进视为防治疾病、增进健康的总体战略;狭义的理解将健康促进视为一种具体的工作策略或领域。广义和狭义的理解都具有一定的实践意义。

2. 健康促进的功能　世界卫生组织提出的健康促进的以下五个功能领域:

(1)促进制定有利于健康的公共政策　健康促进推动相关部门间的广泛合作,制定并实施相应政策,创造有利于健康的社会环境。促进健康的公共政策多样而互补,包括政策、法规、财政、税收和组织改变等。由此可将健康问题提到各级各部门的议事日程上,使之了解其对策对健康的影响并需承担健康责任。

(2)促进调整卫生服务方向　卫生部门不仅仅是提供临床治疗服务,而应将预防和健康促进作为服务模式的一部分。通过多种途径,广泛动员可利用资源,为发展健康事业服务。通过多部门的协作和社区的参与,对卫生服务项目进行优化选择,把服务重点调整到最需要的地区和最急需的人群。

(3)促进提高个人技能　通过提供政策支持、改变卫生服务方向和开展教育活动促进个人保健技能,帮助人们提高对卫生服务的利用能力,并支持个人和社会的发展。由此可使人们更有效地维护自身健康和生存环境。

(4)促进建设支持性环境　人类与其生存的环境紧密相联。创造安全、舒适、满意、愉快的工作和生活条件,使人们免受疾病的威胁,促使人们提高增进健康的能力及自立强度。环境包括人们的家庭、工作及休息地、当地社区,还包括人们获取健康资源的途径。

(5)促进发展社区能力　社区动员和社区行动是健康促进的基础策略。充分调动社区的力量,利用社区资源,形成灵活体制,增进自我帮助和社会支持,提高解决健康问题的能力,为社区居民提供良好的生活环境和社区卫生服务。

(三)健康教育与健康促进的关系

健康教育与健康促进密不可分。健康教育是健康促进的基础,必须以健康促进战略思想为指导;健康促进框架包含了健康教育,是健康教育在社会环境层面的发展。

1. 健康教育需健康促进的指导和支持　健康教育的工作目标是改善人们的健康

相关行为。由于人类行为极其复杂,又会受到多种因素的影响,紧靠健康信息传播不足以实现这一目标,行为的改善还需要一定的环境条件。健康教育干预也不能仅仅是卫生知识宣传,而必须是一种系统的社会活动。

2. 健康促进需要健康教育来推动和落实　健康促进五个功能领域的活动开展,不能实现,必须依靠健康教育的具体活动,来推动健康促进战略的实施和目标的实现,离开健康教育来谈健康促进,只能是一纸空谈。制定有利健康的公共政策,涉及社会领导群体的行为,调整卫生服务方向涉及卫生系统成员和管理群体的行为,发展社区能力涉及社区领袖和社区成员的行为,创造健康支持环境需要依靠全体社会成员的行为变化。

在实际工作中,有许多工作需要健康教育和健康促进一起来做,才能实现目标。健康促进战略的明确和实施,为健康教育的进步提供了机遇并提出了挑战,而绝非意味着目前健康教育已经可以止步或重新回到卫生宣教阶段。因此,在讨论健康教育与健康促进的概念时,既要高瞻远瞩又要脚踏实地,切不可忘记健康教育的首要任务是通过改善人们的健康相关行为而致力于疾病防治。最终,将侧重立足于公共卫生和医学专业领域的这样一个具体的分支领域,来讨论健康教育的可操作的理论和方法。

第二节　健康教育的目的及主要任务

一、健康教育的社会作用和目的

(一)健康教育的社会作用

1. 健康教育居于初级卫生保健要素之首　1978 年 9 月 6 日至 12 日,来自 134 个国家的代表,同世界卫生组织、联合国儿童基金会建立正式联系的专门机构及非政府组织的 67 名代表,来到苏联哈萨克共和国(现哈萨克斯坦共和国)首府阿拉木图,参加国际初级卫生保健会议,最终形成《阿拉木图宣言》。《阿拉木图宣言》把健康教育列为初级卫生保健八项任务之首,并指出健康教育是所有卫生问题、预防方法及控制措施中最为重要的,是能否实现初级卫生保健任务的关键。1983 年,第 36 届世界卫生大会和世界卫生组织委员会第 68 次会议根据初级卫生保健原则来重新确定健康教育的作用,提出了"初级卫生保健中的健康教育新策略",强调了健康教育是策略而不是工具。为了充分发挥健康教育的作用,应该把健康教育作为联络各部门的桥梁,以协调各部门共同参与初级卫生保健和健康教育活动。

1989 年,第 42 届卫生大会通过了关于健康促进、公共信息和健康教育的决议,在决议中再次强调了《阿拉木图宣言》的重要性;认识到健康教育在促进政策的支持和公共卫生事业的发展、促进各部门间的合作及保证广大群众参与实现"2000 年人人享有卫生保健"目标的作用;充分注意到健康教育对实现卫生目标的重要性;认识到健康教育的教育技术、行为研究及在战略和资源方面的潜力。为此呼吁各会员国:把健康教育和健康促进作为初级卫生保健的基本内容,并列入卫生发展战略,加强各级健康教育机构所需的基础设施和资源。

2. 健康教育是已取得世界公认的卫生保健战略措施 当今发达国家和我国疾病谱、死亡谱发生根本性变化,其死亡的主要死因是慢性病,冠心病、肿瘤、脑卒中已成为这些国家的主要死因,这些疾病多与不良的生活方式、行为习惯、职业和环境因素有关。因此,解决行为和生活方式问题不能期望医药,而只能依靠社会性措施的突破。通过健康教育来促使人们自愿地采纳健康的生活方式与行为,降低致病的危险因素,预防疾病,促进人类健康。实践证明,健康教育能有效地防治心血管疾病和恶性肿瘤等。世界卫生组织总干事中岛宏博士在第 13 届世界健康教育大会开幕式上说:"我代表世界卫生组织向大家保证,健康教育的极端重要性将得到承认。我向大家保证,我们将对这一领域给以优先考虑,其理由是十分充分的,而且也是全世界迫切需要的。"

3. 健康教育是一项低投入、高产出、高效益的保健措施 健康教育作为一项活动,自从有了人类以来就已出现。健康教育是改变人们不良生活方式和行为、减少自身制造的危险性的事业,并且具有投入少、产出多、效益大的优势。正如美国疾病控制中心研究指出,如若美国男性不吸烟、不过量饮酒、合理饮食、经常锻炼,其寿命可望延长 10 年;而美国每年数千亿的投资用于提高临床医疗技术,却难以使全国人口期望寿命增加 1 年。健康教育的实施改变着人的不良行为和习惯,也将会大大降低有关疾病的发病率和死亡率,并减少医疗费用。同时,各国的实践也充分证明了这一点。

4. 健康教育是提高人民群众自我保健意识的重要渠道 自我保健是指人们为了维护和增进健康,为预防、发现和治疗疾病,自己采取的卫生行为以及做出的与健康有关的决定。自我保健包括个人、家庭、邻里、同事、团体和单位开展的以自助为特征(也包括互助)的保健活动。它是保健模式由"依赖型"向"自助型"发展的体现,能发挥自身健康潜能和个人主观能动作用。自我保健只有通过健康教育和健康促进,才能提高居民自我保健的意识和能力,增强其自觉性和主动性,促使人们实行躯体上的自我保护、心理上的自我调节、行为生活方式上的自我控制及人际关系上的自我调整,提高医学文化水平和人口健康素质。

(二)健康教育的目的

健康教育是一项改造社会、改造人的精神面貌的系统工程,它综合使用各种教育手段传播方式,宣传普及卫生保健知识,改变不良行为,预防或减少疾病,增强健康意识及自我保健能力,提高全民族的身心素质和健康水平。具体目的如下:①增强人们的健康,使个人和群体实现健康的目的;②提高和维护健康;③预防非正常死亡、疾病和残疾的发生;④改善人际关系,增强人们的自我保健能力,使其破除迷信,摒弃陋习,养成良好的卫生习惯,倡导文明、健康、科学的生活方式;⑤增强健康理念,从而理解、支持和倡导健康政策、健康环境。

二、健康教育的任务和特点

(一)健康教育的任务

健康教育是卫生保健的基本措施,主要任务如下:

1. 主动争取和有效促进领导及决策层转变观念 从政策、资源上对健康需求和有利于健康的活动给予支持,并制定各项促进健康的政策。健康教育作为全民素质教育的组成部分,已受到我国政府的高度重视。以政府行为和政府干预来支持和推动健康教育工作,是健康教育事业发展的必然趋势。

2.促进个人、家庭和社区对预防疾病、促进健康、提高生活质量的责任感 使人们在面临个人或群体健康相关问题时,能明智、有效地做出选择。通过提高社区自助能力,实现社区资源(人、财、物等)的开发。

3.创造有益于健康的外部环境 健康教育与健康促进必须以广泛的联盟和支持系统为基础,与相关部门协同努力,逐步创建良好的生活及工作环境。把社区、学校、企业等创建成"健康促进社区""健康促进学校""健康促进企业"等。

健康教育的特点有哪些?

4.健康服务的发展 积极推动医疗卫生部门观念和职能的转变,尤其是社区卫生服务中心,使其作用向着提供健康服务的方向发展。

5.在全民中开展健康教育 教育和引领人民群众破除迷信,摒弃陋习,养成良好的生活习惯,提倡文明、健康、科学的生活方式,培养健康的心理素质,提高全民族的健康素质和科学文化水平。

(二)健康教育的特点

1.多学科性和跨学科性 健康教育的理论是从多门学科发展而来的,如医学、社会学、教育学、心理学、行为学、人类学、经济学、管理学等,因此健康教育学具有多学科的特点;从大学科的角度看,健康教育既具有自然科学的特征,也具有社会科学的特征,而且更靠近社会科学,这也是健康教育的学科特点。

2.以行为改变为目标 健康教育的一切内容都是围绕人的行为问题,为此,改变人们不健康的行为,帮助人们建立健康行为是健康教育的工作目标。

3.以传播、教育、干预为手段 健康教育要达到促进健康的目的,首先要实现行为改变的目标,而健康教育主要借助于传播、教育和干预的手段促使人们的行为发生改变。广义上,传播和教育应该包括在干预中,但为了区别信息和知识的传播活动、针对态度和技能的教育活动及针对行为的直接干预(指导、纠正等)活动,将传播、教育和干预并列起来更为明确和全面。

4.注重计划的设计和效果的评价 全面、完整的健康教育项目应该从科学的设计开始。健康教育计划的设计并非是健康教育人员的"闭门造车",而是根据实际情况,通过科学的预测和决策,提出在未来一定时期内所要达到的目标及实现这一目标的方法、途径等。周密的计划是实现目的的行动纲领,是健康教育工作的基础。对健康教育项目的实施过程及效果的评价,也是健康教育工作的一个重要内容,是重要的质量控制手段,是推动健康教育活动继续深入的前奏,应贯穿于健康教育活动的全过程。

第三节 健康教育的原则与方法

一、健康教育的原则

健康教育原则是指健康教育过程中必须遵循的一些基本要求,是健康教育理论的重要组成部分。健康教育原则来自医学、教育学、心理学、人类学、社会学、传播学、经济学、政策学、管理学及其有关学科领域的理论与知识,同时又是健康教育实践经验的概括,它既反映上述众多研究领域的一般规律,又体现了健康教育的特殊规律性。

健康教育既有自然科学的属性,也有社会科学的特点,因而在健康教育实践中应遵循以下原则:

1. 政治性原则　健康教育是社会主义精神文明建设的重要组成部分,在健康教育过程中,一切宣传活动和宣传内容,都要符合党的路线、方针、政策和卫生工作方针、政策,必须有利于社会主义现代化建设。健康教育的内容,应适合我国的国情和群众的需要,能激励群众积极参与改造环境、搞好个人卫生、自觉地消除危害健康的各种主观因素。

2. 科学性原则　健康教育是普及具有严格科学概念和理论体系的卫生科学知识,是提高人们的卫生知识水平、指导人们的卫生实践活动,是建立和维持健康生活方式的过程。因而,它必须具有严格的科学性。健康教育内容的科学、正确、翔实是达到健康教育目的的首要环节。教育的内容必须有科学依据,并注意应用新的科学研究结果,及时摒弃陈旧过时的内容,引用的数据要可靠无误,举例应实事求是。

如向人民群众普及医药卫生知识,要实事求是,准确无误,恰如其分,符合科学原理,避免夸大、缩小、移花接木或本末倒置;对介绍的医疗技术和方法,要讲明利害关系,防止片面性和绝对化;对介绍新的医疗、保健方法和药物,一定要经过实践或检验,并要将此建立在科学鉴定的基础上,避免把苗头说成结果,把假说和推理当作成果;对介绍国外的医学动态和技术,要有所选择,为我所用,不能盲目照抄照搬;向人民普及的科学知识要符合现代医学的发展,应是先进的理论和科技成果。相反,缺乏科学性的教学内容和方法往往起到适得其反的效果。

3. 可行性原则　健康教育必须建立在符合当地的经济、社会、文化及风俗习惯的基础上,否则难以达到预期的目的。改变人的行为和生活方式不能依靠简单说教或个人良好愿望实现。许多不良行为或生活方式受社会习俗、文化背景、经济条件、卫生服务等影响,如居住条件、饮食习惯、工作条件、市场供应、社会规范、环境状况等,因此,健康教育必须考虑到以上的制约因素,以促进健康教育目的的实现。

4. 针对性原则　健康教育对象的年龄、性别、健康状况、个性、嗜好、学习能力等千差万别,对卫生保健知识的需求也不尽相同。因此,在实施健康教育计划之前,应全面评估学习对象的学习需要,了解学习对象需要了解和掌握的知识,并在此基础上制订出有效可行的健康教育计划。在实施健康教育时,除了根据教育目标选择不同的教育策略外,还应根据不同人群的特点,采用不同的教育方法,设计与年龄、性别、爱好、文化背景相适宜的教学活动。如老年人由于记忆力减退,听力、视力也有不同程度降低,所以在教学时应注意加强重复、强化。此外,注意及时收集健康教育的反馈信息,根据反馈及时调整教学目标和方法。

5. 群众性原则　健康教育的对象是广大人民群众,目的是引导人们掌握知识,提高认识,自觉地达到在身体、精神和社会交往等方面的健康状态,这就决定了健康教育的群众性。

健康教育的群众性,主要表现在教育内容和工作方法上。教育的内容要有针对性,主要是简便易行、行之有效的防病治病措施和自我保健的卫生科学知识;尽可能地将深奥的医学、教育学理论变得通俗易懂,使用公众化语言,避免过多地使用医学术语,采用学习者易于接受的教育形式和通俗易懂的语言以保证教学效果。如在讲解健康知识时,对于儿童可使用形象生动的比喻和儿化语言,对于文化层次较低的群体用一些当地的俗语,可以帮助其更好地理解。宣传教育的形式和方法,要为群众喜闻乐见,最好采用形象、具体、直观的媒体,并且有一定的趣味性、吸引力和感染力,容易被群众理解和接受。

6. 启发性原则　健康教育不能靠强制手段,而是通过启发教育,鼓励与肯定行为的改变,让人们理解不健康行为的危害性,形成自觉的健康意识和习惯。为了提高健康教育效果,可采取多种启发教育方式,如用生动的案例,组织同类患者或人群交流经验与教训,其示范和启发作用往往比单纯的说教效果更好。

7. 规律性原则　健康教育要按照不同人群的认知、思维和记忆规律,由简到繁、由浅入深、从具体到抽象地进行。在安排教育活动时,注意每次学习活动应该建立在上一次学习的基础之上,一次的教学内容不宜安排过多,逐渐累积才能达到良好的教育效果。

8. 直观性原则　许多健康知识较为抽象,形象直观的教学是提高教学效果的有效手段。运用现代技术手段,如影像、动画、照片等可以生动的图示和表现教学内容,有利于提高人群的学习兴趣和对知识的理解,也是现代健康教育的标志之一。

9. 合作性原则　在卫生保健服务中要求个人、家庭、社区组织、卫生专业人员、卫生服务机构和政府共同承担健康促进的责任才能成功的实现健康教育的目标。因此,健康教育活动不仅需要教学对象、教学者及其他健康服务者的共同参与,也需要动员社会和家庭等支持系统的参与,如父母、子女、同事、朋友等的支持参与,以帮助学习者达到健康的行为。合作与支持系统运用的越好,健康教育的目标越容易实现。

10. 行政性原则　健康行为并非完全属于个人的责任,政府部门的领导与支持是推动全民健康促进活动最重要的力量,医疗卫生部门的作用也已经不仅仅是提供临床与治疗服务,开展健康教育和健康促进活动也应包含在整个医疗卫生计划内,应有专人、专项经费支持以推动健康教育的开展。

二、健康教育的方法

健康教育方法是一个比较广泛的概念,包括通过影响健康问题的倾向因素、促进因素和强化因素,直接或间接地改变个体行为的各种方法、技术和途径的组合。健康教育常用的方法主要有传播和健康教育干预两个方面。

(一)传播

1. 传播的概念　传播(communication)一词源于拉丁文 communicare,意为"共同分享",是人类普遍存在的一种社会行为,常指人与人之间通过一定的符号进行的信息交流与分享。1988 年出版的我国第一部《新闻学字典》将传播定义为:"传播是一种社会性传递信息的行为,是个人之间,集体之间以及集体与个人之间交换、传递新闻、事实、意见的信息过程。"

2. 传播要素　人类社会的信息传播具有明显的过程性和系统性,这一过程由各个相互联系、相互作用的要素构成,系统的运行也要同时受到内部要素的制约和外部环境的影响。一个基本的传播过程,主要由以下要素构成:

笔记栏

健康教育传播方法中的传播者可以是人吗？

（1）传播者（communicator）　是传播行为的引发者，是传播过程中信息的主动发出者。社会传播过程中，传播者可以是人，也可以是群体或组织。

（2）受传者（audience）　讯息的接受者和反应者，传播者的接受对象。受传者也可以是人、群体或组织。

（3）信息（information）与讯息（message）　一般意义讲，信息泛指人类社会传播的一切内容。讯息是由一组有关联的有完整意义的信息符号所构成的一则具体的信息。讯息是一种信息，通过讯息，可以传受双方发生意义的交换，达到互动的目的。

（4）传播媒介（media）　又称传播渠道，是讯息的载体，也是将传播过程中各种要素互相联系起来的纽带。

（5）传播效果（effect）　是传播对人的行为产生的有效结果。具体讲，受传者在接受信息后，知识、情感、态度、行为等方面发生的变化，通常意味着传播活动在多大程度上实现了传播者的意图或目的。

3. 传播模式　传播模式是指为了研究传播现象，采用简化而具体的图解模式来对复杂的传播结构和传播过程进行描述、解释和分析，以便揭示传播结构内各因素之间的相互关系。而传播结构是指传播关系的总和，包括从传播者一端到受传者一端之间构成的各种关系。

美国著名的社会学家、政治学家哈罗德·拉斯韦尔（H. D. Lasswell）提出了一个传播过程的文字模式："一个描述传播行为的简便方法，就是回答以下 5 个问题：①谁（who）？②说了什么（says what）？③通过什么渠道（through what channel）？④对谁（to who）？⑤取得什么效果（with what effect）？"这就是被誉为传播学研究中经典的拉斯韦尔五因素传播模式，又称"5W"模式，即传播者、信息、媒介、受传者、效果。该模式把繁杂的传播现象用五个部分高度概括，虽不能解释和说明一切传播现象，但抓住了问题的主要方面，是一个完整的传播结构，从而形成了传播学的五大研究领域：控制研究、内容研究、媒介研究、受众研究、效果研究。

4. 传播的分类　人类的传播活动复杂多样，但按照传播的主客体相互关系的不同及其特征，大致分为四种基本类型：

（1）人际传播（inter-personnel communication）　又称人际交流或亲身传播，指人与人之间直接的信息交流。人际传播是个体之间相互沟通、共享信息的最基本传播形式，也是建立人际关系的基础。

（2）自我传播（intra-personnel communication）　又称人的内向传播、人内传播，指个人接受外界信息后，在头脑中进行信息加工处理的心理过程。自我传播是人类进行一切信息交流的必要生物学基础，如独立思考、自言自语等，多为心理活动的描述，属于心理学的研究范畴，是人最基本的传播活动。

（3）大众传播（mass communication）　指职业性信息传播机构和人员通过广播、电视、电影、报刊、书籍等大众传播媒介和特定传播技术手段，向范围广泛、为数众多的社会人群传递信息的过程。大众传播是当今社会最为发达、发展最为迅速的事业和产业。

（4）群体传播（group communication）　又称小组传播，是一小群人面对面的或以互联网为基础的参与交流互动的过程，他们有着共同的目标和观念，并通过信息交流以相互作用的方式达到他们的目标。

（5）组织传播（organizational communication） 是指组织之间、组织内部成员之间的信息交流活动，是有组织有领导进行的一定规模的信息传播。作为现代管理方法，组织传播已经发展成为一个独立的研究领域，即公共关系。

（二）健康教育干预

广义的健康教育干预是一个完整的过程，包括合理设计干预策略和活动、干预活动实施与质量控制、干预效果评估三大阶段；而狭义的健康教育干预侧重于干预活动的实施与质量控制。健康教育干预的主要步骤包括以下几方面：

1. 健康教育项目目的与目标回顾 健康教育干预是在明确健康问题和健康相关行为问题，以及实施健康教育干预的能力基础上开展的有计划、有组织的活动。在设计和明确健康教育干预活动前有必要对健康教育项目的背景情况、项目目的和目标进行回顾，确保项目目标得以实现。

2. 进一步对目标人群细分 健康教育项目的目标人群，即项目的受益者，常在制定项目目标时就已确定，在项目实施时应进一步细分对象人群，包括：目标人群的社会人口学特征、目标人群中包含哪些亚人群、影响各类亚人群的人文因素和自然环境因素。

3. 确定健康教育干预场所 健康教育干预场所指针对项目目标人群的健康教育干预活动的主要场所，也是健康教育干预活动付诸实施的有效途径。干预活动能否得到有效实施，一定程度上取决于场所是否适宜。

4. 建立健康教育协作组织和工作网络 健康教育工作因其社会性、复杂性，必须根据工作需要形成多层次的、多部门参与的协作组织和工作网络，这也是健康教育项目成功与否的关键之一。

5. 将健康教育干预活动整合为实施进度表 在健康教育干预实施前应制作实施进度表，内容包括：工作内容、工作地点、负责人、经费预算、所需传播材料、所需设备物件、特殊要求、备注等。

6. 培训各层次健康教育骨干 健康教育项目能否顺利实施，与是否拥有合格的人员密切相关。健康教育执行过程中，既包括专职健康教育人员，又包括兼职人员和临时聘用的辅助人员，应针对健康教育任务对人员进行培训，促使他们能够具有胜任健康教育任务所需的知识和技能。

7. 制作健康教育传播材料并欲试验 如何选择和制作健康教育传播材料是健康教育执行计划时所面临的一个十分关键的问题。制作材料是一个费时、费钱的过程，应首先考虑在现有材料中寻找适合或基本适合项目的材料，必要时要进行进一步的修改。

8. 健康教育干预的质量控制 健康教育干预的质量控制的核心任务是使干预活动按照计划进度和质量进行，并及时发现运行中所存在的问题，与有关部门沟通、协调，以便妥善解决问题，使项目始终向着目标的实现前进。质量控制内容包括：工作进度监测、干预活动质量监测、项目工作人员能力监测、阶段性效果评估和经费使用监测。质量控制的方法有：纪录与报告、召集例会、现场督导、审计和专项调查。

三、健康教育评价

1. 评价的概念 目前，不同学科领域对评价（evaluation）给出有不同的概念，但都公认评价是客观实际与预期目标进行的比较。因此,比较是健康教育评价的核心。

　　健康教育评价是一个系统地收集、分析、表达资料的过程,它将贯穿于健康教育过程的始终。健康教育评价旨在确定健康教育计划和干预的价值,为健康教育计划的进一步实施和以后项目的决策提供依据。健康教育评价不仅能使我们了解健康教育项目的效果,还能全面监测、控制、保障计划的实施和实施质量,从而成为取得预期效果的关键措施。

　　2.评价的目的　健康教育评价的主要目的包括:①明确健康教育计划的先进性和合理性;②确定健康教育计划的执行情况;③确定健康教育预期目标的实现及持续性;④确定健康教育项目的产出是否有混杂因素的影响及影响程度;⑤向公众和项目资金提供者说明项目结果,扩大项目影响,获取更多支持;⑥总结健康教育项目的成功与不足之处,提出进一步的研究假设。

　　3.影响评价的因素　在健康教育评价过程中,要特别注意防止混杂因素对项目产生的影响。常见的影响评价结果因素有5个。

　　(1)时间因素　又称历史因素,是指在健康教育计划的执行和评价过程中发生的重大的、可能对目标人群产生影响的事件,如与健康相关的公共政策的颁布、重大生活条件的改变、自然灾害或社会灾害等。历史因素不属于干预活动,但却可以对目标人群的行为、健康状况等产生积极或消极的影响,以致加强或减弱健康教育项目本身的效果。

　　(2)测试或观察因素　在评价过程中,测试者本身的态度、工作人员对有关知识和技能的熟练程度、测量工具的有效性和准确性及目标人群的成熟性对评价结果的正确性均有影响。

　　(3)回归因素　由于偶然因素,个别被测试对象的某特征水平过高或过低,在以后又回复到实际水平的现象称为回归因素。研究过程中,回归因素往往不易被识别,可采用重复测量的方法以便减少回归因素对项目效果的影响。

　　(4)选择因素　由于对照组的主要指标特征与干预组的特征不一致,而造成对照组不能有效发挥其作用,这种选择对照组产生的偏差就称为选择偏倚。

健康教育评价时,如果失访为非随机失访会产生什么影响?

　　(5)失访　在健康教育计划执行或评价过程中,目标人群由于各种原因不能被干预或评价称为失访。在科学研究中,对目标人群失访比例没有确切的要求,但比例不能过高(一般不超过10%),同时不能是非随机失访,才不会影响评价结果。因此,应努力减少失访,对应答者和失访者进行结构分析,以便鉴别是否为非随机失访。

问题分析与能力提升

一、选择题

1. 健康教育的核心是　　　　　　　　　　　　　　　　　　　　　　　　(　　)

　　A. 提高人群的健康意识　　　　　　B. 增加人群的健康知识

　　C. 转变人群的态度　　　　　　　　D. 增加人群对改变行为的信心

　　E. 改变人群的健康相关行为

2. 影响健康的社会环境因素不包括　　　　　　　　　　　　　　　　　　(　　)

　　A. 社会经济　　　　　　　　　　　B. 教育

C. 社会网络
D. 职业环境
E. 社会性别

3. 在健康的内涵中,心理的完满状态指的是 （ ）
A. 保持促进健康的生活方式
B. 自尊、达观,有心理适应能力
C. 没有心理痛苦、没有心理失能
D. 能发挥社会功能、得到社会支持
E. 没有社会/家庭摩擦、有归属感

4. 由职业性传播机构进行的传播称为 （ ）
A. 自我传播
B. 人际传播
C. 群体传播
D. 组织传播
E. 大众传播

5. 关于卫生宣传与健康教育关系的表述,不正确的是 （ ）
A. 卫生宣传更强调知识普及,健康教育更注重行为改变
B. 健康教育比卫生宣传更注重循证决策
C. 卫生宣传是有计划、有组织、有评价的活动过程
D. 卫生宣传是健康教育干预活动的重要形式
E. 健康教育是对卫生宣传功能的扩展

6. 首届国际健康促进大会通过的《渥太华宣言》中,健康促进的5个主要活动领域不包括 （ ）
A. 制定促进健康的公共政策
B. 创造支持环境
C. 发展个人技能
D. 开展疾病控制
E. 调整服务方向

7. 人际传播的特点不包括 （ ）
A. 反馈不够及时、不够充分
B. 不需要任何非自然的媒介
C. 交流的双方可以互为传播者和受传者
D. 在一定时限内,传播的速度也比较慢
E. 容易造成信息失真、误传

8. 健康相关行为是指 （ ）
A. 与疾病有关的行为
B. 与健康有关的行为
C. 与健康和疾病有关的行为
D. 促进健康的行为
E. 危害健康的行为

9. 人际交流中,说的技巧不包括 （ ）
A. 发音吐字要清晰
B. 声音不要有高低起伏
C. 适当重复重要的内容
D. 尽量少用专业术语
E. 恰当地运用举例引证

10. 某校控制学生吸烟活动中要求教师和家长也不吸烟,这属于 （ ）
A. 教育策略
B. 政策策略
C. 环境策略
D. 传播策略
E. 行为干预策略

二、问答题
1. 世界卫生组织提出的身心健康的新标准是什么?
2. 世界卫生组织是如何定义"健康"的? 影响健康的因素有哪些?
3. 健康教育与健康促进的区别与联系有哪些?
4. 健康教育的原则与方法有哪些?
5. 如何评价健康教育的效果?

（新乡医学院 席金彦）

参考文献

[1]杨克敌.环境卫生学[M].7版.北京:人民卫生出版社,2013.

[2]朱启星.卫生学[M].8版.北京:人民卫生出版社,2013.

[3]凌文华,孙志伟.预防医学[M].3版.北京:人民卫生出版社,2015.

[4]傅华,段广才,黄国伟.预防医学[M].6版.北京:人民卫生出版社,2013.

[5]沈红兵,齐秀英.流行病学[M].8版.北京:人民卫生出版社,2014.

[6]李鲁.社会医学[M].北京:人民卫生出版社,2012.

[7]段广才.卫生学概论[M].北京:人民卫生出版社,2012.

[8]王建华,袁聚祥,高晓华.预防医学[M].北京:北京大学医学出版社,2013.

[9]段广才.流行病学与医学统计学[M].北京:人民卫生出版社,2012.

[10]詹思延.流行病学[M].7版.北京:人民卫生出版社,2014.

[11]刘晓芳,宿庄.预防医学[M].北京:高等教育出版社,2016.

[12]马骁.健康教育学[M].2版.北京:人民卫生出版社,2016.

[13]卢祖洵,姜润生.社会医学[M].北京:人民卫生出版社,2013.

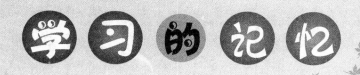

小事拾遗：

_____

_____

_____

_____

_____

_____

_____

学习感想：

_____

_____

_____

_____

_____

_____

　　学习的过程是知识积累的过程，也是提升能力、稳步成长的阶梯，大家的注释、理解汇集成无限的缘分、友情和牵挂，请简单手记这一过程中的某些"小事"，再回首时定会有所发现、有所感悟！

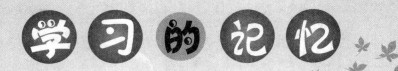

姓名：_____

本人于20____年____月至20____年____月参加了本课程的学习

此处粘贴照片

任课老师：_____ _____   班主任：_____

班长或学生干部：_____ _____ _____

我的教室（请手写同学的名字，标记我的座位以及前后左右相邻同学的座位）